大国医经典医案诠解（病症篇）

肾病

主编　冷伟

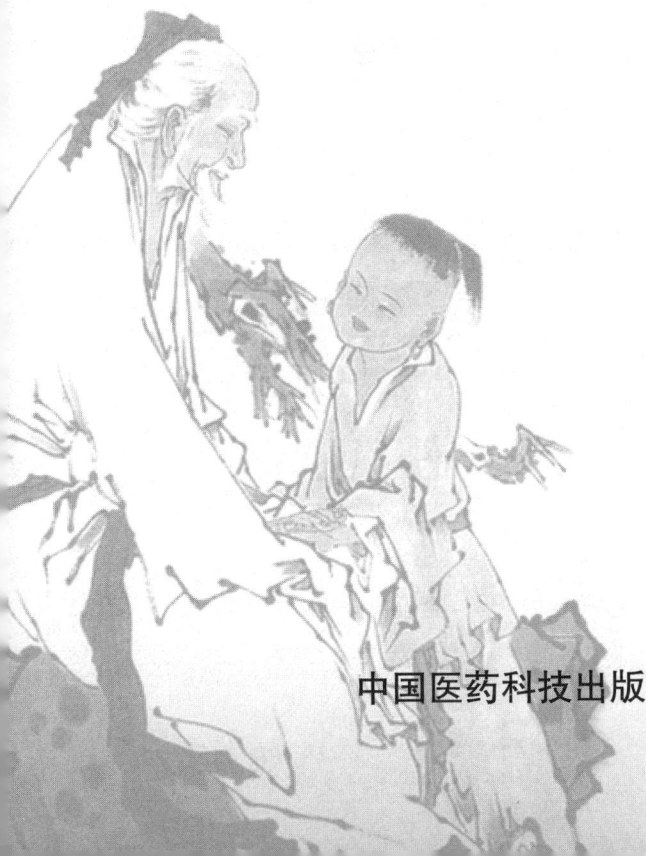

中国医药科技出版社

内容提要

　　本书针对慢性肾小球肾炎、肾病综合征、IgA 肾病、急性肾功能衰竭、慢性肾功能衰竭、多囊肾、紫癜性肾炎、狼疮性肾炎、糖尿病肾病、尿路感染等肾病科常见病、多发病，广泛收集全国省级以上名老中医的典型验案，每案下附以深入分析后得到的体会，有助于提高读者关于肾脏病的中医诊治水平及临证思维能力，并可为进一步开展研究提供思路。本书可供中医、中西医本科生、研究生及肾脏病临床医生参考应用。

图书在版编目（CIP）数据

　　肾病/冷伟主编 . —北京：中国医药科技出版社，2016. 4
　　（大国医经典医案诠解 . 病症篇）
　　ISBN 978 - 7 - 5067 - 8108 - 4

　　Ⅰ. ①肾…　Ⅱ. ①冷…　Ⅲ. ①肾病（中医）- 医案 - 汇编　Ⅳ. ①R256. 5

　　中国版本图书馆 CIP 数据核字（2016）第 007569 号

美术编辑　陈君杞
版式设计　郭小平

出版　　中国医药科技出版社
地址　　北京市海淀区文慧园北路甲 22 号
邮编　　100082
电话　　发行：010 - 62227427　邮购：010 - 62236938
网址　　www. cmstp. com
规格　　710×1000mm $\frac{1}{16}$
印张　　20 $\frac{3}{4}$
字数　　331 千字
版次　　2016 年 4 月第 1 版
印次　　2017 年 5 月第 2 次印刷
印刷　　北京市密东印刷有限公司
经销　　全国各地新华书店
书号　　ISBN 978 - 7 - 5067 - 8108 - 4
定价　　**46. 00 元**

前　言

　　肾为先天之本，是中医藏象学说中的重要一脏，历代医家对由肾藏精和主水的两大功能失调引起的疾病，积累了丰富的临证经验，形成了一套辨证论治的体系。20世纪五六十年代，当代中医参考传统中医诊治水肿、癃闭、关格、淋证等的经验治疗肾病综合征、急慢性肾小球肾炎、急慢性肾衰竭、难治性尿路感染等肾脏疾病的报道逐渐增多。到八九十年代，随着西医对中医药治疗难治性肾脏病独特疗效的认可，中医药治疗肾脏病成为中西医结合的重要方向之一，广大中西医肾脏病工作者开始进行深入的理论研究、实验研究及临床研究。时至今日，中医肾脏病专业日益壮大，已在基础与实验研究方面取得了巨大进展，在临床研究方面也积累了丰富的经验，涌现了许多名医大家，他们治疗肾脏病的水平日益提高，引起了国内外同行的高度关注。

　　中医病案，特别是名医医案，向来被临床医生所重视。近哲章太炎先生指出："中医之成绩，医案最著。欲求前人之经验心得，医案最有线索可寻，循此钻研，事半功倍。"中医治病的特色是理论的科学性与应用的艺术性、理论的原则性与施治的灵活性相结合的产物。因此，多读名家医案，不仅能使学者少走弯路，而且能在医案的体味中深化理论认识，获得真知灼见。肾脏疾病大多为临床上难治疾病，一般疗程慢长、变证繁多，一般医者很难在较短时间内掌握肾病疾病的中医诊治规律，因此更需要借鉴名医的经验，正如清代医家俞震所说："名医能审一病之变与数病之变，而曲折以赴之，操纵于规矩之中，神明于规矩之外，靡不随手而应。"另外随着《循证医学》的理念逐渐为医学界所认可，临床医生开始重视临床研究的结果，但因相关条件及肾脏病特点所限，当前中医肾脏病方面随机对照试验等高级别证据尚不多见，因此当代名医诊治肾脏病的个案报道及临床经验更加弥足珍贵。

　　本书为方便临床实用，以西医病名统领，中医证型为纲，名家医案为目。针对慢性肾小球肾炎、肾病综合征、IgA 肾病、急性肾功能衰竭、慢性肾功能衰竭、多囊肾、紫癜性肾炎、狼疮性肾炎、糖尿病肾病、尿路感染等肾病科常见病、多发病，广泛收集全国省级以上名老中医的典型验案，同时每案下附以诠解，诠解内容为以病案为线索广泛搜集相关医家的学术思想与认识，结合中医理论知识进行深入分析，力图达到以下三个目的：第一，帮助读者准确地解读原始医案，方便临床上遇到类似病证时能恰当地效仿应用，提高治疗效果；第二，理清名家的辨证思路、治法特色、用药特点等内容，帮助读者在临床上处理疑难变异情况时参考应用，提升综合临证能力；第三，适当介绍了名医的辨病论治思想、中西医结合思路，甚至实验研究内容，为读者提供开展科学研究的思路，以求在继承的基础上不断提高，服务于中医肾脏病学的发展。

　　因内容需要，参考引用了一些医家及门人或其他医家所作的"案评"，在此予以致谢，且由于编者水平有限，不当之处，请不吝赐教。

编　者

2016 年 2 月

目 录

慢性肾小球肾炎

一、正虚邪客

岳美中医案

(风水相搏水积表，健脾逐水风自去)

傅某，男性，40岁。患风水证，久而不愈，于1973年6月25日来就诊。

患者主诉，下肢沉重，胫部浮肿，累则足跟痛，汗出恶风。切其脉浮虚而数，视其舌质淡白，有齿痕，认为是"风水"。尿蛋白（＋＋＋＋），红、白细胞（＋）。

西医诊断：慢性肾小球肾炎。

中医辨证：下肢沉重，是寒湿下注；浮肿，为水湿停滞；汗出恶风，是卫气虚、风伤肌腠；脉浮虚数，是患病日久，体虚表虚脉亦虚的现象。

处方：防己黄芪汤。

汉防己18g	生黄芪24g	生白术9g	炙甘草9g
生姜9g	大枣^擘4枚		

水煎服。嘱长期坚持服用之。

复诊：1974年7月3日。患者坚持服前方10个月，检查尿蛋白（＋）。又持续服两个月，蛋白尿基本消失，一切症状痊愈。现惟体力未复，为疏补卫阳、兼利水湿，用黄芪30g、白芍12g、桂枝9g、茯苓24g，以巩固疗效，并恢复健康。

(《岳美中医案选集》)

【诠解】"去风先养血，治湿先健脾"，此为一定之法则。本证乃风与水相乘，不是血虚生风，所以但用治风逐水健脾之品，而不入和血药。方中防己通行十二经，走而不守，领诸药斡旋于周身，使上行下出外宣内达，为治风肿水肿之主药；黄芪生用，能强壮肌理，逐肌表之水，兼治风注皮肤；白术燥湿健脾，与黄芪并用能止汗，合姜、枣调和营卫、补脾胜湿。方中但温运脾阳，而不用温肾之药，因本病乃积湿下注，导致下肢重而浮肿。若肾虚寒重之素体，附子、杜仲亦可加入。

姜春华医案

（内虚风袭为病原，益气清解疗效佳）

王某，女，38岁。科技工作者。

患慢性肾小球肾炎已4年，常因感冒咽痛而出现小便血尿及蛋白尿。上周高热咽痛，尿检：红细胞（＋＋＋＋）、蛋白（＋＋＋）。曾用中西药物治疗。高热已退而转为低热（37.8℃），咽喉仍有红痛，小便化验未见好转，面色萎黄，目胞虚肿，神疲乏力，小溲频数混赤，舌质淡、苔薄黄，脉浮濡而数。

辨证：正虚风邪外客，热毒扰动肾络。

治则：益气清解，透泄肾络。

处方：
黄芪15g	党参15g	白术12g	防风9g
金银花9g	连翘9g	僵蚕9g	蝉蜕6g
六月雪15g	玉米须15g	地丁草15g	茅根30g

7剂。水煎，每日服2次。

二诊：咽痛低热已除，尿检：红细胞少量，蛋白（＋）。

处方：上方去银花、连翘，续进7剂。

三诊：小便常规正常，蛋白消失，余恙亦除。又服14剂后停药，慢性肾小球肾炎半年未发。

（《当代名医临证精华》）

【诠解】 名老中医姜春华治慢性肾小球肾炎的经验是：以中医的内在病原，参考实验室指标，病证结合，揣度邪正，创用新法，巧裁效方。慢性肾小球肾炎可由急性肾小球肾炎迁延而来，常因感染而引发。姜老认为：正气内虚，卫失外护，热毒下遏，伏于肾络，是慢性肾小球肾炎常见的内在病原。正不御外则易招虚邪贼风，邪风之中人，引动肾络蕴伏之热毒，则内外相应，虚实相兼。上有头痛眩晕咽痛，面色㿠白，或目胞浮肿，下有腰府酸痛，尿意频数，小溲短赤而混。凡属此证，姜老创用益气扶正、疏风解毒、透泄肾络之法，祛邪而不伤正，扶正以助祛邪，务使新感表邪从外而透，肾络之热从下而泄。此例组方之妙，在于扶正祛邪、透泄肾络。防风、僵蚕、蝉蜕三味祛风药，与银翘相配，能外达表邪；与六月雪、玉米须、地丁草、茅根相配，能增强清热解毒药对于肾络热毒的透泄作用。透泄一法，原为治温病而设，姜老认为祛风药轻扬别透，还有缓解免疫变态反应的作用，清热药解毒宣泄，能抑制病灶的感染，引申治疗慢性肾小球肾炎，是一条可以探索的途径。方中重用党参、黄芪、白术固护正气，以增强机体抗病能力。慢性肾小球肾炎因感外邪而发，姜老常用此法加减而获效。纵观该病案，姜老治慢性肾小球肾炎以"益气清解，透泄肾络"为法的思路跃然纸上。

刘渡舟医案

（气化不利浊毒蕴，通利三焦降浊阴）

杨某，男，28岁。1995年3月8日初诊。

患者于3年前患慢性肾小球肾炎，常因感冒、劳累而使浮肿、腰痛反复发作，经多方治疗，效果不彰。

症状：近半月来，浮肿加剧，以下肢为甚，小便短少，腰区酸冷，纳差，腹胀，肢软，便溏，时有咽痒、咳嗽，面色晦暗不泽。舌苔厚腻，脉滑略弦。尿检：蛋白（＋＋），红细胞20个/HP，白细胞少许，血红蛋白80g/L；肾功能：血尿素氮19.5mmol/L，肌酐335.5μmol/L，二氧化氮结合力17.1mmol/L。

辨证：三焦邪毒。

治则：溃邪解毒，通利三焦。

处方：荆防肾炎汤（经验方）。

荆芥6g	防风6g	柴胡10g	前胡10g

羌独活各 4g	枳壳 10g	桔梗 10g	半枝莲 30g
白花蛇舌草 15g	生地榆 15g	炒槐花 12g	川芎 6g
茜草 12g	赤芍 10g	茯苓 30g	

水煎服，每天 1 剂。

二诊：服用上方 14 剂后，浮肿明显消退，小便量增多，诸症减轻。肾功能：血尿素氮 14.2mmol/L，肌酐 273.7μmol/L。尿化验：蛋白（＋），红细胞少许。药已中的，再服 21 剂。

三诊：服药后，浮肿尽退，肾功能化验：血尿素氮 6.9mmol/L，肌酐 167.8μmol/L，二氧化氮结合力 24mmol/L，血红蛋白 105g/L。尿检：蛋白（±）。舌淡、苔白微腻，脉软无力。此大邪已退，正气未复之象，以参苓白术散 10 剂将息，诸症皆瘥。

（《刘渡舟医案》）

【诠解】 刘老认为慢性肾小球肾炎病至慢性肾衰阶段，其证常为湿毒壅滞三焦，肺脾肾功能俱损。湿毒壅滞，三焦气化不利，使肺失宣降，"水之标"遏；脾失健运，"水之制"溃；肾失蒸腾，"水之根"摇。表里升降出入之机弛废，邪毒泛滥全身。本证虽有虚候，然亦非正气本虚，实为邪盛伤正使然。与此之时，当行祛邪以扶正之法，以溃败三焦邪毒为主，自拟荆防肾炎汤（荆芥、防风、柴胡、前胡、独活、羌活、桔梗、枳壳、半枝莲、白花蛇舌草、生地榆、槐花、川芎、赤芍、茜草、茯苓）。本方为疏利三焦表里上下升降出入之代表方，可使三焦畅，气血和，表里通，上下达，"大气一转，其气乃散"，"人即安和"（《金匮要略》）。

李济仁医案

（土虚金弱邪入肾，利肺补脾清湿热）

杜某，女，28 岁，银行职员。

初诊：1996 年 6 月 17 日。患者于 1992 年患急性肾小球肾炎，经住院治疗，临床症状消失。近 4 年来，浮肿反复发作，尿蛋白（＋）～（＋＋＋），红细胞

（＋）～（＋＋），时有颗粒管型。屡经中西药治疗，顽固性蛋白尿不能消除。近因劳累过度，复感外邪，症见咽喉疼痛，咳嗽黄痰，畏风怕冷，颜面浮肿，腰膝酸软，神疲乏力，食欲不振，小便短赤。舌质红、苔薄黄，脉濡。血压150/100mmHg。尿检：蛋白（＋＋＋），红细胞（＋），脓细胞（＋），上皮细胞少许，颗粒管型少许。

辨证：风热犯肺，湿热交蒸，脾肾两虚，水液不行。

治则：疏风宣肺，清利湿热，健脾补肾，兼以消肿。

处方：炙麻黄5g　　　杏仁10g　　　双花15g　　　桔梗6g

　　　连翘10g　　　黄芪20g　　　炒白术15g　　　石韦15g

　　　焦三仙（各）15g　鹿衔草15g　　　益母草15g　　　土茯苓15g

　　　赤小豆20g

5剂。

二诊：上药服后，外感诸症悉除，小便清长，浮肿亦消，纳食增进，仍时感腰酸乏力。脉细弦，舌质淡红、苔薄白。血压140/90mmHg。尿检：蛋白（＋＋），上皮细胞少许，余阴性。外邪已除，宜从根本治疗。

处方："蛋白转阴方"加减。

黄芪50g　　　潞党参20g　　　炒白术15g　　　川断15g

诃子肉15g　　　金樱子15g　　　川萆薢20g　　　乌梅炭10g

小叶石韦20g　　　白茅根20g　　　女贞子30g　　　菟丝子15g

土茯苓20g

以上方出入，服药120余剂，并常用水母鸭炖冬虫夏草佐餐，尿蛋白消失。已于1998年生一健康女孩，至今未复发。

（《李济仁医案》）

【诠解】　中医认为脾气散精，灌注一身，脾虚则不能运化水谷精微上输于肺而布运全身，肾气不固，气化蒸腾作用因而减弱，致使精气下泄，出于小便而成蛋白尿。故临床以辨证论治为主，并结合针对这一病理机制的专方专药，是治疗慢性肾小球肾炎蛋白尿的一条重要途径。为此，李老拟定了"蛋白转阴方"，药用12味：黄芪50g，潞党参20g，炒白术15g，川断15g，诃子肉15g，金樱子

15g，川草薢 20g，覆盆子 15g，乌梅炭 15g，石韦 20g，白茅根 20g，旱莲草 15g。方中重用黄芪、党参、白术健脾益气为主药，治其本；辅以川断、金樱子、诃子肉、覆盆子、乌梅炭补肾壮腰、收敛固涩，以防蛋白的大量流失；川草薢、石韦利湿清热，分清秘浊；白茅根、旱莲草凉血止血治其标。全方共奏健脾补肾、收敛固涩之功。临床应用时再结合具体病情化裁治之。

二、湿热互结

岳美中医案

（湿毒内移清阳遏，从金治水清上源）

姬某，男性，45 岁，干部。

现病史：患慢性肾小球肾炎。诊其脉，大而数，视其舌，黄而腻。问其起病原因，在 8 年前患皮肤湿疹，下肢多，鼠蹊部尤多，痒甚，时出时没，没时腰部有不适感，且微痛，久治不愈，尿常规检查：蛋白（＋＋＋＋），红细胞 20～30个，管型，为慢性肾小球肾炎。中西医向以普通之肾炎法为治，历久无效。

中医辨证：湿疹之毒内陷所引起之肾脏病。

处方：因根据病情，投予仲景麻黄连翘赤小豆汤以祛湿毒。

麻黄 6g	连翘 12g	赤小豆 24g	杏仁 9g
甘草 6g	生姜 9g	桑白皮 9g	大枣^擘 4 枚

服 4 剂，未有汗，加麻黄量至 9g，得微汗，服至 10 剂后，湿疹渐减，虽仍出，但出即落屑，而鼠蹊部基本不出，小便见清，易见汗，惟舌中心仍黄，脉数象减而大象依然，改用人参败毒散，服数剂后，湿疹基本消失，虽膝外侧有时出一二颗，搔之即破而消。化验：尿蛋白（＋＋），红细胞 1～15 个。

（《岳美中医案选集》）

【诠解】　仲景《伤寒论》麻黄连翘赤小豆汤中之连翘，系连翘根，今用连翘。梓白皮药店多不备，代以桑白皮。此方原治瘀热在里之发黄证，《类聚方广义》用治疥癣内陷、一身瘙痒、发热喘咳肿满者。今岳老用以移治湿疹内陷慢性肾小球肾炎，取到较好效果，方中麻黄疏通经络肌表之瘀滞，连翘泻经络之积热，赤小豆、桑白皮均能利水消肿，杏仁利肺透表，甘草奠定中州，姜枣调和营卫，以助祛湿排毒。

郭士魁医案

（湿热扰肾阳上亢，祛湿清热兼化瘀）

刘某，女，43岁，干部。

自1976年开始有轻度浮肿、乏力、腰酸，同年10月浮肿加重，查尿发现蛋白（＋＋），症状日益加重。1978年5月因高热、尿蛋白（＋＋＋＋），有红白细胞及管型而在某医院住院2个月。1979年初因浮肿明显、血压高再次住院4个月，好转出院。近2个月来尿少、浮肿，且有头痛头晕。10月4日来门诊检查：血压达230/130mmHg，尿蛋白（＋＋＋＋），头晕头痛，乏力，恶心呕吐，腰酸，大便干结。体检：血压230/110mmHg，面部浮肿，心率92次/分，心律齐、心界向左扩大，肺（－），下肢可凹性浮肿，舌质暗红、苔薄白，脉弦。尿检：尿蛋白（＋＋＋＋），白细胞1~2个，红细胞0~2个。

西医诊断：慢性肾小球肾炎、继发性高血压。

中医诊断：水肿。

治则：清热利湿，平肝活血。

处方：菊花20g　　防己30g　　土茯苓12g　　泽泻20g

车前草20g　　川草薢20g　　大黄6g　　白芍12g

川芎15g　　当归15g　　茺蔚子20g

上方服2剂，大便稀，1日2次，浮肿头晕减轻，尿量增多，血压波动在（170~190）/（100~110）mmHg之间，脉舌同前。仍用上方治疗，因大便较稀去大黄加补肾药金樱子、芡实。服30剂后头晕、头痛除，已无恶心呕吐。除轻度腰酸外，余无不适。浮肿消退，血压（160~170）/100mmHg，尿蛋白（＋＋）~（＋＋＋），于1979年11月15日出院。

（《杂病证治·郭士魁临床经验选集》）

【诠解】　本例为慢性肾小球肾炎伴高血压，中医辨证为湿热内蕴、阴虚阳亢证，故用清热利湿、滋阴平肝法。方用利水渗湿之品，利水肿、蛋白尿，又用菊花平肝潜阳降血压，郭老考虑水肿久治不消，必有水瘀互结，故还加用活血药，如当归、川芎等养血活血，临证每获良效。

刘渡舟医案

（邪滞三焦气血壅，宣表清理通气机）

王某，女，68 岁。1994 年 12 月 3 日初诊。

患慢性肾小球肾炎两年，常因感冒、劳累而发浮肿，腰痛反复发作，多方治疗，迁延不愈。近半月来浮肿加重，以下肢为甚，小便不利，腰部酸冷，纳呆，腹胀，时有咽痒，咳嗽。视其面色灰暗不泽，舌质红、苔厚腻，切其脉滑略弦。尿检：蛋白（＋＋＋），红细胞 20 个，白细胞少许。血检：血尿素氮 9.2mmol/L，血清肌酐 178μmol/L，胆固醇 7.8mmol/L，血红蛋白 80g/L。

辨证：湿热之毒壅滞三焦。经曰："少阳属肾，肾上连肺，故将两脏。"故三焦为病可累及肺脾肾。

治则：通利三焦湿热毒邪。

处方：荆防肾炎汤主之。

荆芥 6g	防风 6g	柴胡 10g	前胡 10g
羌活 4g	独活 4g	枳壳 10g	桔梗 10g
半枝莲 10g	白花蛇舌草 15g	生地榆 15g	炒槐花 12g
川芎 6g	赤芍 10g	茯苓 30g	

服 14 剂，浮肿明显消退，小便量增多，尿检：蛋白（＋），红细胞少许。药已中鹄，继以上方出入，又服 30 余剂，浮肿尽消，二便正常。尿检：蛋白（±），血检：血尿素氮 4.9mmol/L，血清肌酐 85μmol/L，血红蛋白 110g/L。舌淡红、苔薄微腻，脉濡软无力，此大邪已退、正气不复之象。改用参苓白术散 14 剂善后，诸症皆愈。随访数月，未曾复发。

（《刘渡舟临证验案精选》）

【诠解】 慢性肾小球肾炎患者若尿蛋白增多，血尿素氮和血清肌酐升高是肾功能不全的表现，如治疗不及时或治疗不妥，会很快向尿毒症方向转化。刘老认为本案患者虽病情迁延日久，但湿热毒邪壅滞三焦是其明显表现，邪滞三焦，气化不利，致使肺失宣降，脾失健运，肾失蒸腾，肺脾肾功能俱损，机体升降出入功能失调，邪毒泛滥全身，故患者水肿伴咳嗽、纳呆、腹胀、小便短赤、舌红苔黄腻等。治以祛邪扶正、消散三焦湿热毒邪为主，三焦畅通，气血达利，表里通和，上下透达，五脏功能恢复正常，人即安和。刘老运用自拟之荆防肾炎汤治疗，方中巧用对药：荆芥、防风发表透邪，逆流挽舟；羌活、独活出入机体表里；柴胡、前胡疏里透邪，宣畅气机；桔梗、枳壳合用为枳桔散，为升达上下之要药；并以半枝莲、蛇舌草化湿解毒；地榆、槐花凉血止血；川芎、赤芍、茜草、茯苓入血逐瘀，除血中之湿毒。纵观本案的治疗，有三大特点可圈可点。

1. 在辨证上：刘老没有被"久病多虚"的观念所羁绊而胶于补脾肾，而是着眼于临床实际，有是证用是方。

2. 在组方上：荆防肾炎汤集理气、化湿、解毒、凉血、止血、活血于一方，选药精当，治湿避免苦寒，全局考虑但又有主次之分。

3. 在治疗上：刘老灵活运用"风能胜湿"的理论，善用轻灵之风类对药调畅气机，通达表里、上下、内外，故气机一转，则湿邪祛，湿祛则热孤，热孤则毒邪易祛，故有"湿热除而蛋白消"之疗效。

赵绍琴医案

医案 1（肾病亦有虚实论，祛邪通经愈腰痛）

邢某某，女，38 岁。

初诊：腰痛半年有余，经某医院尿常规检查尿蛋白阳性持续不降，确诊为慢性肾小球肾炎。西医建议激素治疗，患者惧而未服。后就诊于某中医，令服六味地黄丸 3 个月。尿蛋白增加为（＋＋），腰痛加剧。诊脉濡滑且数，舌红苔白而润，一身疲乏，夜寐梦多，腰痛不能自支。

辨证：湿邪阻滞，热郁于内。

治则：先用清化湿热方法，兼以和络。

处方：荆芥 6g　　　　防风 6g　　　　白芷 6g　　　　独活 6g

　　　生地榆 10g　　　炒槐花 10g　　　丹参 10g　　　茜草 10g

　　　茅芦根各 10g　　丝瓜络 10g　　　桑枝 10g

7 剂。

二诊：药后腰痛轻减，精神好转，气力有增。尿常规化验：蛋白（+），白细胞 1~2 个。舌红苔白，脉象满数，仍用前法进退。

处方：荆芥 6g　　　　防风 6g　　　　白芷 6g　　　　独活 6g

　　　生地榆 10g　　　炒槐花 10g　　　丹参 10g　　　茜草 10g

　　　茅芦根各 10g　　焦三仙各 10g　　丝瓜络 10g　　　桑枝 10g

　　　水红花子 10g

7 剂。

三诊：腰痛续减，精力日增，每日步行 2~3 小时，不觉疲劳。饮食增加，是为佳象，然则仍需慎食为要，不可恣意进食。继用前法。

处方：荆芥 6g　　　　防风 6g　　　　苏叶 10g　　　白芷 6g

　　　生地榆 10g　　　赤芍 10g　　　丹参 10g　　　茜草 10g

　　　焦三仙各 10g　　茅芦根各 10g　　水红花子 10g

7 剂。

四诊：近因饮食不慎，食牛肉一块，致病情加重，腰痛复作，夜寐不安，尿常规：蛋白（++），颗粒管型 0~2 个。脉象滑数，舌红苔白根厚。再以疏调三焦方法。

处方：荆芥 6g　　　　防风 6g　　　　苏叶 10g　　　独活 10g

　　　生地榆 10g　　　炒槐花 10g　　　丹参 10g　　　茜草 10g

　　　焦三仙各 10g　　水红花子 10g　　大腹皮 10g　　槟榔 10g

　　　大黄 1g

7 剂。

五诊：药后大便畅行，舌苔渐化，脉象濡软，腰痛渐减，夜寐得安，尿常规化验：蛋白（+），颗粒管型消失。病有向愈之望，然饮食寒暖，诸宜小心。

处方：荆芥 6g　　　　防风 6g　　　　白芷 6g　　　　独活 6g

生地榆 10g   炒槐花 10g   茅芦根各 10g   焦三仙各 10g

水红花子 10g   大腹皮 10g   大黄 1g

7剂。

上方续服2周后，尿蛋白转阴。腰痛消失。后以上方为基础加减治疗半年，尿蛋白保持阴性，腰痛未作，精力日增，未再反复。

（《赵绍琴验案精选》）

【诠解】 腰为肾之府。腰痛为慢性肾小球肾病的常见症状。赵老认为把长期慢性腰痛或腰酸看作是肾虚的特征，用补肾的方法治疗，如六味丸、八味丸之类，是一种医学认识上的误区。慢性肾病的腰痛不是肾虚，而是湿郁热阻滞经络，致络脉不通所致，若用补法，必致加重。本例前医就把肾炎当肾虚，用六味地黄丸治疗3个月致病情加重，赵师根据其脉象濡滑而数、舌红苔白而润、夜寐梦多等征象，辨其为湿阻热郁，用疏风化湿、凉血化瘀通络之方，服之7剂，就收到了明显的效果。在其后的治疗过程中始终以此法加减，终于获得痊愈。可见，慢性肾小球肾炎并非肾虚，慢性腰痛也并非全属肾虚。古人虽有"肾主虚"之说，并引申为肾无泻法，但其说不过是从"肾主生殖发育"这一角度去认识的。古人认为，肾藏真阴真阳，为人身先天之本、发育之根，从这个角度认识肾的功能，说肾无实证，只能补不能泻，是可以理解的。但不能把这一理论套用到治疗一切肾病，尤其是西医学所说的慢性肾小球肾炎、慢性肾衰等属于泌尿系统的疾病，其与生殖生长发育等毫无关系，其发病往往与反复感染有关，按照中医的病因与发病的观点，其属于外邪内侵，久留而不去，深入血分，形成血分伏邪，即邪气郁久化热，灼伤络脉，故表现为蛋白尿、血尿等血热妄行之症，或为湿热阻滞经络，当作肾虚补之则犯了实实之戒。凡治肾病者不可不知"此慢性肾病非虚"之论也。

医案 2 （热随湿下伤肾脏，补网之时莫放鱼）

赵某某，男，47岁。

初诊：腰痛时作时止，已有数月，未曾在意。近日单位体检，查出尿蛋白阳性。后复查多次均为（＋＋＋），经某医院肾穿刺，确诊为慢性肾小球肾炎。给予泼尼松治疗，未服。自觉腰痛加剧，并伴明显疲乏无力。患者形体魁伟，较胖，体重90kg，舌红、苔黄厚腻，脉象弦滑有力。唇紫且干，大便干结，小溲黄赤。

辨证：湿热积滞蕴郁胃肠，三焦传导不畅。

治则：先用清化湿热、疏利三焦方法，严格忌食高蛋白及辛辣刺激性食物，以防其增重郁热。

处方：藿香^{后下}10g　　佩兰^{后下}10g　　荆芥6g　　苏叶6g

白芷6g　　独活6g　　生地榆10g　　炒槐花10g

丹参10g　　茜草10g　　焦三仙各10g　　大腹皮10g

槟榔10g　　大黄^{后下}3g

7剂。

二诊：药后大便较畅，舌苔渐化，夜寐较安，仍觉腰痛，尿常规：蛋白减为（＋）。脉仍弦滑，热郁未清，仍用清化方法，饮食寒暖，诸宜小心，坚持走步锻炼，不可松懈。

处方：荆芥6g　　防风6g　　白芷6g　　独活6g

生地榆10g　　炒槐花10g　　丹参10g　　茜草10g

焦三仙各10g　　水红花子10g　　大腹皮10g　　槟榔10g

大黄3g

7剂。

三诊：腰痛渐减，精神体力均有所好转，治疗以来坚持素食，并行锻炼之法，体重已减轻3kg，心中不免忐忑。消去多余脂肪而体力有增，此正求之不得，何忧之有，心、肺、肝、肾皆将得益于此。素食与运动锻炼，为治疗本病不可或缺之手段，亦将并行，不可稍怠。仍用前法进退。

处方：荆芥6g　　防风6g　　白芷6g　　独活6g

生地榆10g　　炒槐花10g　　丹参10g　　茜草10g

赤芍10g　　焦三仙各10g　　水红花子10g　　丝瓜络10g

桑枝10g　　大黄3g

7剂。

四诊：昨日尿常规检验结果，尿蛋白转为阴性。尿沉渣镜检未见异常。腰痛明显减轻，体力续有增强，每日步行 2~3 小时不觉劳累。诊脉弦滑，舌红苔白根厚。郁热日久，仍未尽消，继用清化方法。

处方：荆芥 6g　　防风 6g　　白芷 6g　　独活 6g

　　　　生地榆 10g　　炒槐花 10g　　丹参 10g　　茜草 10g

　　　　赤芍 10g　　焦三仙各 10g　　水红花子 10g　　大黄 3g

7 剂。

五诊：腰痛全止，惟活动太过则有酸意。二便如常，食眠均佳。体重下降甚速，已减至 84kg。尿常规检查阴性。脉象弦滑不数，舌红苔白。湿热积滞渐化。仍宜清化余邪。忌口与锻炼仍不可缺也。

处方：荆芥 6g　　防风 6g　　白芷 6g　　独活 6g

　　　　生地榆 10g　　炒槐花 10g　　丹参 10g　　茜草 10g

　　　　茅芦根各 10g　　焦三仙各 10g　　水红花子 10g　　大黄 3g

7 剂。

后依上方加减治疗半年余，尿蛋白始终保持阴性。患者体重下降至 70kg，较治疗前减轻 20kg。外形看上去较为瘦削，但精神体力都非常好。停药以后，逐渐恢复正常饮食，体重也逐渐回升，肾炎蛋白尿未见复发。

（《赵绍琴临证验案精选》）

【诠解】　本案着重说明了控制饮食对于治疗慢性肾小球肾炎蛋白尿的重要作用。慢性肾小球肾炎的主要病理指标之一是蛋白尿。大量蛋白从尿中流失是治疗中要解决的首要问题。因为大量蛋白流失不仅给患者带来恐慌，而且会造成血浆蛋白降低并由此而诱发水肿。目前，无论西医学还是中医学对于蛋白尿都没有特效的解决办法。虽然如此，西医学对于尿蛋白的辅助治疗措施却十分明确，即鼓励患者进食高蛋白食物，以弥补蛋白的流失，这就是所谓"丢蛋白、补蛋白"的饮食原则。多年来，从医护人员到患者无不遵从这一原则行事。然而临床事实说明，这种大量进食高蛋白食物的方法，不但不能弥补蛋白的流失，相反还会加重蛋白的流失。

赵老从临床中发现这一问题，并采取反其道而行之的方法取得了成功。赵老在20世纪60年代初就在临床中发现大量进食蛋白会加重蛋白尿，而低蛋白饮食则有益于控制蛋白尿。从那时起开始临床研究低蛋白饮食配合中药治疗慢性肾小球肾炎蛋白尿的新方法。经过近10年的经验积累，到70年代初就已经形成了治疗慢性肾小球肾炎蛋白尿的完整方案，这就是以中药凉血化瘀为主，辅以控制饮食和运动锻炼的方法。其中控制饮食的主要方法就是忌食高蛋白食物。包括动物性蛋白和植物性蛋白。后来又将这一方法概括为慢性肾病当忌食蛋白论。忌食蛋白有助于减轻蛋白尿，有助于肾脏的修复，其机制如下：当慢性肾小球肾炎时，肾小球基底膜通透性增加，大分子的蛋白大量通过肾小球基底膜而形成蛋白尿，当大量进食高蛋白食物时，血浆中游离蛋白质增加，通过肾小球基底膜的蛋白剧增，这无疑增加了肾脏的负担，加重了肾小球的损害，阻碍了肾小球的自我修复。相反，减少高蛋白食物的摄入，可有效地减少游离蛋白通过肾小球基底膜的绝对数量，从而大大减轻了肾脏的负担，为肾小球的修复创造了条件，为中药治疗争取到了时机。这就好比一张渔网破损之后，网中之鱼会从渔网的破损处漏掉。要想使网不漏鱼，最好的办法是先补网，把漏洞堵住，才能有效地防止漏鱼。如果不去补网而是采取往网中加鱼的办法，那么无论加多少鱼仍然会漏掉的。补蛋白就好比是添鱼，禁蛋白就是为了先补网，孰是孰非，不是显而易见的吗？本案的治疗就是一个很好的例证，由于患者能够严格地遵守医嘱，恪守禁食高蛋白的规定，配合正确的中药治疗，很快就控制了尿蛋白的流失。虽然治疗期间，体重下降了20kg左右，但得到的是慢性肾小球肾炎的根治。

该例患者是一位高级知识分子，通情达理，虽然在治疗期间一度对体重的不断下降产生过忧虑，但经过晓之以理，就欣然接受了这个治疗方案并坚持到底，终获根治。若信心不足，或忍受不了口味之馋，忌口不严，或中途改弦更张，都不免半途而废，功亏一篑。忌食蛋白是治疗慢性肾小球肾炎、慢性肾衰的法宝之一，故申言之，以备同道指正。

张镜人医案

（湿热相合阻气机，气阴双补调脾肾）

任某某，男，21岁。

初诊日期：1983 年 5 月 16 日。

主诉：发现小便异常伴浮肿 10 个月。

病史：患者于去年 7 月初发现小便色泽变化，呈红茶样。继而见全身轻度浮肿，食欲减退。于 8 月 26 日住某人民医院。入院时查神清，心肺（－），腹软，脾肝未及，无明显移动性浊音，下肢浮肿。尿常规：蛋白（＋＋＋），红细胞 5～6 个/HP，未见管型。结合病史，患者曾出现全身红色皮疹发痒，搔破溃烂化脓。同位素肾图示：两侧肾脏排泄迟缓，分泌段延长。诊断为慢性肾小球肾炎。给予激素抗感染及低盐饮食，症状未获改善。遂自动出院来中医院治疗。

症状：见面部及足胫有浮肿，头晕，口干，腰酸，溲溺量少。舌苔黄腻、质红，脉细滑数。检查尿常规：蛋白（＋＋）。

辨证：脾肾俱虚，气阴两亏，湿热下注，封藏不固。

西医诊断：慢性肾小球肾炎（普通型）。

中医诊断：水肿。

治则：补脾肾而益气阴，清湿热而助封藏。

处方：
生黄芪 15g	炒党参 9g	炒生地 9g	炒山药 9g
赤芍 9g	莲须 3g	芡实 12g	米仁根 30g
大蓟根 30g	石韦 15g	黑大豆 30g	赤苓 9g
泽泻 15g	白芍 9g	猪苓 9g	

随访：上方加减调制 8 个月，症情均平，尿蛋白转阴性，或偶见微量蛋白。随访半年，病情一直稳定。

（《国医大师临床经验实录·张镜人》）

【诠解】 慢性肾小球肾炎是一组由多种原因引起的原发于肾小球的免疫性、炎症性疾病。张老认为本病日久病深，无形之邪热和有形之水湿结合，遏阻三焦，中侵伤脾，下注伤肾，湿愈困则脾愈弱，热愈甚则阴愈耗，脾肾气阴俱虚，导致"升降""开阖"乖常。于是大量蛋白随尿丢失，血浆白蛋白降低；湿浊滞留，引起血胆固醇升高；里热烁阴，络脉受灼，虚阳上扰，引起高血压、血尿。发病年龄多见青壮年，且男性多于女性，多数并非由急性迁延而来。临床特点是病程长，一般呈缓慢进行性，病程中可出现急性发作表现。本病病机错综复杂。

但长期实践体会其主因是脾肾气阴亏虚，湿热停留蕴郁，故以健脾利湿、益肾清热为基本治法，本案正是如此。故以黄芪、党参、生地、山药以健脾益肾，补气养阴；赤白芍凉血和营；米仁根、大蓟根、石韦清热利湿；黑大豆、赤猪苓、泽泻利水渗湿；芡实、莲须固涩封藏，经过数月治疗取得稳定疗效。

何炎燊医案

（肾不主水木火炎，神芎导水法为高）

吴某，男，23 岁。

1959 年夏患水肿，旬余消退，不以为意。1960 年 3 月又肿，来莞治疗。3 月 4 日，突然发热，头重眩晕，水肿更甚，遂于 6 日下午入院。

现病史：其全身浮肿，面目尤甚。自述头痛眩晕，心烦少寐，四肢沉重，寒热往来，大便溏泄，小便涩少。血象：白细胞 12×10^9/L，中性粒细胞 0.58，嗜酸粒细胞 0.21，淋巴细胞 0.21。小便检查：蛋白（＋＋＋），白细胞（＋＋），红细胞（＋＋），颗粒管型（＋＋＋），透明管型（＋＋）。此病甚重，当晚正考虑治法。半夜患者病情恶化，出现高血压及尿毒症证候：头痛甚剧，眩晕，心悸亢进，上气喘急，呕吐腹泻，精神烦躁，时时昏迷，脉弦劲滑数搏指，舌苔黄干，血压升至 180/150mmHg。

辨证：此乃水邪弥漫三焦，经隧窒塞，上攻为眩，犯胃为呕，入肺为喘。而木火上腾，神明受扰，病势甚凶。

处方：急则治其标，仿河间神芎导水丸法，用川芎、薄荷、黄芩、大黄、黄连、黑丑、滑石、木通、车前、茯苓皮大剂投之。

服后大便反不泻而小便量增，神志渐清，头痛锐减。次晨，血压降至 140/110mmHg，惟呼吸仍粗，心烦喜饮。仍用前方去黑丑，加石膏、桑白皮、冬瓜仁。下午微汗自出，二便通畅，觉全身轻快，血压降至正常矣。此时病势已挫，乃改用化肺气以疏水之上源，舒脾气以运化水湿，利小便以排除积涝。

处方：用桑白皮、苦杏仁、茯苓、薏苡仁、滑石、冬瓜皮、大腹皮、陈皮、半夏、厚朴、车前子、枳壳、鸡内金等，出入为方。

10 剂后，浮肿消减一半，始能起床步行，惟四肢酸软，食后腹胀，舌苔白浊，脉来缓软。

处方：又进二陈加鸡内金、藿香、糯稻根、谷芽、春砂仁、厚朴、石斛等 7 剂。

至 3 月 24 日，浮肿已消八九，小便检查：蛋白（＋＋＋），红细胞（＋），白细胞（＋），颗粒管型（＋＋）。病者自觉午后口干咽燥心烦，此湿邪已净，积涝全消。而阴虚之本现也。

处方：乃用六味地黄汤加黄柏、车前子、牛膝、玉竹、天冬、女贞子、牡蛎等出入为方。

小便检查遂日趋好转。服至 20 剂，浮肿完全消失，虚火亦平。尿检：蛋白（＋），红细胞（＋），白细胞（＋），透明管型（＋）。

此后病者已能如常人活动，惟觉腰腿乏力，心悸气怯，脉缓细。即用峻补下焦、填精益髓之品善后，如熟地黄、当归、龟甲、牡蛎、山茱萸、五味子、山药、芡实、杜仲、枸杞子、菟丝子、苁蓉、牛膝等调理至 5 月 2 日，完全恢复健康出院。出院时检查：尿液：蛋白（±），红细胞（－），白细胞（＋），管型微量。酚红排泄试验：2 小时 10 分钟后共 74.5%，血浆蛋白：总蛋白 55.15g/L，纤维蛋白 3.47g/L，白蛋白 32.92g/L，球蛋白 18.76g/L，血压 120/90mmHg。后在门诊调理数月，随访 5 年未复发。

（《何炎燊医案集》）

【诠解】 该例慢性肾小球肾炎用神芎导水汤治疗，近期疗效满意。神芎导水汤近期方书多未载，原方出于刘河间之《宣明论方》，名神芎丸，主治成人、儿童、妇人一切实热证。王肯堂之《证治准绳》收录此方，改名"神芎导水丸"，并可治水邪久渍、二便闭涩等症。近 20 年来，何老推广其用，改丸剂为汤剂，治疗各种泌尿系疾病，如急慢性肾小球肾炎、泌尿系感染、尿路梗死等导致急性肾衰竭者有一定效果。因此等病发病急骤，病程较短，为中医所述"邪虽盛而正尚未虚"者，故预后较好。对慢性肾衰竭之寒热虚实错杂，而标证属实者，用之亦可顿挫病势，赢得时间，再图治本。又，此方之方意，乃取三黄、黑丑荡涤实邪，推陈致新；滑石通调水道；妙在用薄荷疏透卫气、川芎疏通营血，使内外通调，邪无所留。何老又加入大量崩大碗以清热解毒更能增强疗效。张景岳论水肿时曾说："温补而愈者，愈出自然；攻破而愈者，愈出勉强。"治疗慢性肾小球肾炎，若运用温补得当自能提高疗效，故在巩固阶段，何老依张景岳精神用温补之剂而获佳效。

张琪医案

医案 1（湿热毒邪伤肾体，详辨湿热固气阴）

患者，女，38 岁。

初诊日期：2004 年 10 月 12 日。

现病史：反复肉眼血尿 3 年。静脉滴注抗生素及口服清热解毒中药有所缓解，但镜下血尿基本常年存在，在北京朝阳医院肾脏活检诊断为 IgA 肾病、增生硬化型。多方治疗无效，求助于张老。尿常规检查：肉眼血尿，尿蛋白（＋＋），白细胞 10～20 个/HP。血常规检查：白细胞 4.6×10^9/L，中性粒细胞 0.61，淋巴细胞 0.35，血小板 1.63×10^9/L。生化检查：血清肌酐、血尿素氮正常。B 超：双肾大小形态（－），腹部（－）。患者面色晦暗无泽，头晕腰酸，怠倦乏力，畏寒肢冷，食少纳呆；月经量少，黑紫色，有血块，每至经期则腹痛如刺；肉眼血尿，尿血色紫，排尿涩痛不畅；舌质紫暗、苔薄白，脉沉细无力。

辨证：脾肾气虚，瘀血阻滞，血不归经。

治则：健脾益肾，逐瘀通络。

处方：大黄 10g　　桃仁 20g　　小蓟 30g　　白茅根 30g
　　　生地黄 20g　蒲黄 15g　　桂枝 15g　　生晒参 15g
　　　黄芪 30g　　白术 15g　　当归 20g　　山药 20g
　　　菟丝子 15g　泽泻 15g　　茯苓 20g　　怀牛膝 20g

共 35 剂，水煎服，每日 2 次。

二诊：服药后，体力增加明显，腰痛基本消失，肉眼血尿完全消失。尿常规：红细胞＞50 个/HP，尿蛋白（＋），白细胞（－）。舌质紫、苔白，脉沉滑。

处方：改大黄 5g，加赤芍 15g、何首乌 20g。

再服药 30 剂，尿常规：红细胞 20～30 个/HP，尿蛋白（－）。

患者先后服药 150 余剂，尿常规（－），诸症基本消失，除过劳仍觉腰酸外，一切如常人，遂停药观察，随访至今，状态稳定。

（《张琪肾病医案精选》）

【诠解】 本病主要病机为湿热邪毒入侵，正邪交争，正不胜邪，邪毒直入于里，郁结于下焦，损伤络脉所致。阴虚内热，脾肾气虚为本，邪毒瘀阻为标，为本虚标实之证。张老对本病的治疗强调补脾益肾以治本，止血化瘀、凉血补血以治标，实践证明效果理想。张老认为脾肾虚衰在慢性肾病病机演变中起重要作用，但邪气留滞对该病的影响亦不容忽视。就邪气而言，最主要的有水湿、湿热、瘀血，此三者是慢性肾病的主要病理产物。水湿内停、泛滥肌肤的外在表现为水肿，有些患者临床虽无水肿症状，却有头晕头重，四肢困重，舌体胖嫩有齿痕、苔滑润等湿浊内蕴之症。水湿内停常有寒化热化之势，寒化则为寒湿，热化则为湿热。据临床观察，慢性肾病患者以兼夹湿热者更为常见，分析其原因可能在于：一是慢性肾病病程长，湿邪郁久易从热化，而酿成湿热；二是慢性肾病易反复合并上呼吸道感染，其临床表现相当于中医的湿热或热毒为患；三是某些患者久用肾上腺皮质激素，每有助湿化热之弊。一般而言，水湿内停易于辨识，而湿热内蕴极易忽略。而湿热内蕴对肾病的恢复和发展有极重要影响，由于湿热下注往往使肾病缠绵不易恢复，因此临床应细细辨识。《素问·至真要大论》谓："水液浑浊，皆属于热。"所以，尿混浊、黄赤多为湿热所致，苔黄腻、脉滑等亦为湿热之症。尤其慢性肾功能衰竭患者，湿热之邪常影响至脾胃，由于湿热中阻，脾胃升降失常，临床常见胸闷腹胀，身重疲乏，恶心食少，口中秽味，甚至呕吐等，可见湿热为患在慢性肾病发生发展中的重要性。

医案 2（邪热瘀毒阻肾经，清热活血兼滋阴）

李某，女，19 岁。

初诊日期：2001 年 12 月 15 日。

病史：患者系大学学生，据述参加学校义务劳动后，感冒发热恶寒，体温 38.7℃，随之出现肉眼血尿伴有全身酸痛、头痛、咽痛。因两年前曾患过血尿经我院治愈，遂来我院门诊求治。曾用青霉素治疗，肉眼血尿消失，现尿常规：红细胞 50 个/HP 以上，蛋白（＋）。舌尖红，脉象滑数。给予清热止血之品治疗反复不效，动员其做病理检查，经哈医大二院病理检查，结果示"IgA 肾病"。

西医诊断：IgA 肾病。

中医诊断：尿血（邪热内壅，损伤血络）。

治则：清热解毒，活血化瘀。

处方：清热解毒饮加减。

生地黄 20g	玄参 15g	焦栀子 15g	黄芩 15g
金银花 30g	连翘 20g	桃仁 15g	大黄 5g
白茅根 30g	小蓟 30g	侧柏叶 20g	牡丹皮 15g
甘草 15g			

水煎，分 2 次服。

二诊：服药 7 剂后咽痛、全身酸痛明显减轻，尿蛋白（＋），尿红细胞 30～40 个/HP，尿潜血（＋＋＋），舌尖仍红赤，脉滑，大便尚可，小便色深黄。经 4 次复诊服药 40 余剂，有时镜下血尿明显好转，尿红细胞：4～5 个/HP，但不久又出现 30～40 个/HP，起伏不定，腹稍不适，大便每日 1 次不溏，原方加地锦草 30g、荠菜 20g，又经两个月治疗服药 30 余剂，尿红细胞 2～5 个/HP，嘱暂停药观察。2002 年 8 月复查尿常规红细胞阴性，疗效巩固，病情从而缓解。

（《张琪肾病医案精选》）

【诠解】 邪热瘀毒为 IgA 肾病血尿的诱发及加重因素。热邪与尿血的因果关系为历代医家所认可。张琪教授多年来对其不断补充和发展，认为导致溺血的热邪亦有风热、热毒与虚火之分。张琪教授认为 IgA 肾病血尿的邪热来源通过如下途径：邪热由外而来；素体肾虚或气阴两虚，病邪乘虚而入，风热犯肺咽喉肿痛，皮肤疮疡感于热毒之邪，邪热循经伤及肾与膀胱血络；邪热内蕴不除；素有蕴热或饮食失节伤及脾胃，运化失职，湿停化热，湿热毒邪内蕴不除，热迫下焦伤及血络；药源性热邪；久服激素免疫抑制剂或误治久服温补之品，机体免疫功能紊乱，阴阳失衡，助热纵生，与瘀与湿交织，导致邪热的致病特性缠绵难愈。

IgA 肾病血尿的发病中瘀血是病情加重不可忽视的因素，亦是病损加重的指征。出血之症，其出血必留瘀，瘀血不除则血难止。IgA 肾病血尿病程较长，"久病入络"，奠定了血尿瘀血产生的基础理论。

张琪教授多年临床经验发现，诸多止血方法无效的情况下，改用活血止血方药，可取得良好效果，并指出无论实证、虚证，有离经之血必有瘀滞。如唐容川所说："离经之血，虽清血鲜血，亦是瘀血。"在分析病机确定治则时，必须注意瘀血问题，故用大黄、桃仁活血化瘀。本病微观的病理变化是，肾小球系膜增生、硬化、肾小管萎缩及间质纤维化损害等，当属肾脏脉络中邪阻血瘀。辨病、辨证相结合，治宜化瘀通络，以期瘀去而生新，使病损修复，血尿减轻，从根本上达到病情缓解和治愈的目的。因此 IgA 肾病血尿病机中邪热瘀血为标，可诱发和加重病情的进展。

此病例辨证属邪热内壅，损伤血络，迫血妄行外溢。常症见于 IgA 肾病发热咽痛或咽部红赤，扁桃体肿大，五心烦热，大便秘结或黏滞不爽，肉眼血尿或镜下血尿，尿蛋白（＋）或（－），舌尖红、苔薄少津，脉滑数有力。故治以清热凉血化瘀法。方用清热解毒饮。本病属邪热损伤血络，邪热甚则耗伤阴液，故多兼咽痛（慢性咽炎），故用生地黄、黑玄参滋阴清热、利咽清咽，金银花、连翘、焦栀子、黄芩清热解毒；侧柏叶、白茅根、小蓟清热凉血止血；此病日久多夹血瘀，故用大黄、桃仁活血化瘀。全方滋阴利咽、清热解毒、凉血止血、活血化瘀，四法合用相辅相成，适用于 IgA 肾病辨证属于此型者多能取效。

周仲瑛医案

（气阴两虚湿热生，肺肾同治效果彰）

夏某，女，12 岁。

初诊日期：2000 年 6 月 15 日。

现病史：患者于 2000 年 3 月初，因颜面双下肢水肿就诊某医院，确诊为：肾小球肾炎。尿检：蛋白和尿血呈持续状态，蛋白（＋＋＋＋）、尿血（＋＋＋）。来诊时仍用泼尼松 60g/d。查体：神志清楚，颜面及双下肢凹陷性水肿，咽红，乳蛾肿大，满月脸，稍可无痰，双肺呼吸音粗，可闻及散在性湿啰音，尿少，大便日行 2 次。舌质偏红、苔薄黄，脉滑。

辨证：湿热下注，日久伤及气阴，肺肾同病。

治则：养阴益气，清热利湿，佐以利水消肿。

处方：南沙参 12g　北沙参 12g　麦冬 10g　玄参 10g

生地黄 12g　大黄炭 6g　大蓟 15g　石韦 15g

鹿衔草 15g　刘寄奴 20g　黄柏 10g　白茅根 15g

金樱子 15g　雷公藤 5g　生黄芪 15g

7 剂，水煎服，每日 2 次。

二诊：2000 年 6 月 12 日。患者水肿减轻，大便日行 1 次，尿黄量多，微混有泡沫，每日 2000ml，伴口干，舌质红、苔薄黄，脉滑数。尿常规示：蛋白（＋），隐血（＋）。

处方：守上方改生地黄 15g，加知母 10g。

7 剂，水煎服，每日 2 次。

上方再服 7 剂后，7 天复诊 1 次，均在原方基础加减，逐步将泼尼松按每 2 周以 10% 量递减规范使用。复诊时，尿常规、血压均正常。随访 1 年未见复发。

（《周仲瑛肺肾同治治疗肾小球肾炎的经验》）

【诠解】　周老认为，本病属中医"肾劳"范畴。本病患儿年幼，形体未充，本为阴虚阳亢之体，复受下焦湿热煎熬。另在治疗过程中，西药泼尼松之品助阳化热，使内热更甚，阴精更伤，肺肾阴虚日甚，单纯用西药难以奏效。周老所拟之方中，以南沙参、北沙参、麦冬、生地黄、玄参大补阴液，滋养肺肾，以治其本；黄柏、知母清热泻火；石韦、大蓟、白茅根、刘寄奴、益母草、雷公藤清利下焦湿热，凉血止血，以治其标；黄芪益气升清，护正固卫；金樱子、鹿衔草固摄止遗，以辅其功。纵观全方，组方严谨，标本同治，体现了金水相生、肺肾同治是治疗本病的原则。

三、水瘀互结

邹云翔医案

（水瘀互结水肿因，水因气病先调气）

初某，女，30 岁。1956 年 1 月 30 日初诊。

现病史：患者于 1954 年 6 月忽然腰痛发热，脸肿腿肿，小溲甚少，继则腹胀，及全身水肿时，方至某医院治疗。1 月后，浮肿消退停治 1 月，病又复发，全身肿。自 1955 年春节以来于某院治疗，曾放腹水 3 次，肿未消退，其他症状亦未获善。9 月中旬尿检：蛋白（＋＋＋），脓细胞（＋＋），颗粒管型（＋＋＋），尿比重 1.008。血尿素氮 35.28mmol/L，肌酐 136μmol/L。血清总蛋白 61g/L，白蛋白 27g/L，球蛋白 34g/L，球白比值 1：1.25。因疗效较差而出院，至 9 月 30 日到本院门诊治疗。

治疗期间，肿势时增时减，仍无显著进步，病势日趋严重，于 1956 年 1 月 30 日收住本院治疗。入院时患者腹胀难忍，小溲量少（每日 300～400ml），胃纳呆钝，大便难解，两目视力模糊，面色苍白，精神委顿，全身浮肿，头部发际按之亦凹陷难复，腹部膨隆，叩诊有移动性浊音，腹围 85.2cm，血压 130/41mmHg。

患者 16 岁早婚，17 岁月经初来。生二胎，1953 年夏季第二胎产后 10 个月发生本病，产后至今两年半月经未潮。由于患者平时营养欠佳，后天失调，加之早婚、产后喂奶等，体质更差，致第二胎产后病情加剧。此乃脾肾之阳不足，正气虚弱不耐邪侵，适疲劳遇风，遂致全身浮肿。脾土既败，水势泛滥，治疗虽以消肿利水为主，但其正气虚弱，必须标本兼顾，攻补兼施，方能奏效。采用发表利水、补气健脾、温肾助阳、活血化瘀、行气消滞等法治疗 3 月余，周身水肿全消，精神好转，食欲健旺，视力清晰。尿量增至 1200ml/24h，腹围缩小至 68cm，血压稳定 130/40mmHg。尿检结果好转：蛋白（＋＋），颗粒管型少许。患者于 5 月 11 日出院休养。为避免功亏一篑，拟一丸方，俾得在家常服，以竟全功。出院回家后曾来信向邹老感谢，服用丸药，病情稳定。

发表利水：净麻黄（去节）1.5g，川桂枝2.4g，防己6g，浮萍9g，饭赤豆45g，车前子9g，云茯苓45g，开口椒（炒出汗）5g。

补气健脾：生黄芪60g，大白术45g，潞党参15g，白炒参9g，鲜生姜9g，黑大枣（切）7个。

补肾助阳：制附子6g，酒炒杜仲12g，冬虫夏草9g，炙甘草1.5g，枸杞子12g。

活血化瘀：干鲍鱼5g，单桃仁6g，杜红花3g，酒炒怀牛膝9g，参三七1.5g。

行气消滞：香橼皮5g，葶苈子6g，炙鸡内金9g，光杏仁6g，葱白12g。

以上药物共29味，不是每一处方全用，而是相互出入为方，辨证时斟酌使用。

丸方：
炙黄芪120g	炙鸡内金24g	泔制苍术24g	干鲍鱼24g
炒白芍24g	黑丑子6g	茯苓30g	羊睾2对
酒炒川杜仲30g	炙甘草9g	潞党参45g	焦白术45g
川椒目炒5g	制附子30g	白炒参12g	上肉桂9g
全当归24g	福泽泻24g	小茴香6g	陈橘皮12g
香橼皮15g	紫河车1具	血鹿茸5g	川续断15g
潼沙苑12g	酒洗巴戟天18g	金匮肾气丸杵60g	

上药研细末，以黑大枣10枚、阿胶（烊化）30g、饭赤豆45g、青防风12g、汉防己24g、葱白30g、陈葫芦瓢15g，煎浓汤，水泛为丸，每日15g，分2次空腹吞服。

（《邹云翔医案选》）

【诠解】 本案是西医慢性肾脏病水肿，属于中医水气病的一种。人体内水分的运行排泄，主要依靠肺气的通调肃降、肾气的开合调节、脾气的运化转输，其中一脏功能失调，都能导致水不化气，水液潴留而发生水肿，故有"水不离气，气不离水"之说。水、气、血的关系是气行则血行，气滞则血滞，"血不利则为水"。邹老认为：①慢性肾小球肾炎的发生，有的与微循环障碍有关，并提示肾炎是全身性微循环障碍性疾病，其病变不仅限于肾组织，还可见于外周微循环。

从中可知治疗肾炎全身水肿患者，必须分别给予发表利水、活血化瘀、上下分消、表里两解。仅用利水甚至使用穿刺放水的方法，是不能达到消肿的目的。②关于消肿，若不同时采用培本的方法，肿势则易于反复。③肾炎患者的自觉症状消失后，功能的完全恢复还有一个过程，要继续注意摄生保健，才能逐步达到痊愈之目的。

赵绍琴医案

医案 1（血分郁热伤肾络，凉血育阴血尿消）

张某，男，30 岁。1993 年 2 月 4 日初诊。

患者自 1998 年患急性肾小球肾炎，经住院治疗 2 个月痊愈出院。出院后 2 周发现尿赤、腰痛，又去医院检查：尿蛋白（＋＋），尿潜血（＋＋＋），尿红细胞 10～15 个/HP，住院治疗 1 月余，效果不明显，经肾穿刺确诊为 IgA 肾病（系膜增殖型）。以后尿常规化验时好时坏，有时出现肉眼血尿，曾多次住院治疗，均未彻底治愈。由一朋友介绍求赵老治疗。

初诊：心烦梦多，腰痛，尿赤，舌红苔白，脉弦滑且数。尿检验：尿蛋白（＋＋），尿潜血（＋＋），尿红细胞 5～7 个/HP。

辨证：肝经郁热，深入血分，络脉瘀阻。

治则：清泻肝经郁热，凉血通络止血。

处方：柴胡 6g　　黄芩 6g　　川楝子 6g　　荆芥炭 10g

防风 6g　　生地榆 10g　　丹参 10g　　炒槐花 10g

茜草 10g　　茅芦根各 10g　　小蓟 10g　　大黄 1g

水煎服，每天 1 剂，7 剂。

二诊：服药后，睡眠转安，尿赤见轻，尿蛋白（±），尿潜血（＋），尿镜检红细胞消失。按上方继续服用，水煎服，每天 1 剂。

三诊：又服前方 7 剂，尿蛋白转阴，惟腰痛，尿潜血（±），改为活血通络、凉血育阴方法。

处方：荆芥炭 10g　　防风 6g　　赤芍 10g　　丹参 10g

茜草 10g	生地榆 10g	丝瓜络 10g	桑枝 10g
旱莲草 10g	女贞子 10g	小蓟 10g	藕节 10g
茅芦根各 20g	大黄 1g		

水煎服，每天 1 剂，服药 20 剂，腰痛消失，尿化验未见异常，无其他不适。又观察治疗 3 个月，未再反复，病告获愈。

（《赵绍琴临证验案精选》）

【诠解】　血尿是以小便中混有血液为其临床特征。在《内经》中又称为溲血、溺血。但辨证治疗时必须与血淋相鉴别，其主要是区别疼痛的有无，如小便出血时滴沥涩痛或疼痛难忍为血淋，多属膀胱湿热；如小便出血时多无疼痛症状为溺血（或尿血），多属血分郁热。此病案症见心烦梦多、尿赤、舌红、脉弦滑且数等，全是肝胆郁热深入血分之象。因此取柴胡、黄芩、川楝子等清泻肝胆郁热；生地榆、炒槐花、丹参、茜草凉血活血清热；茅芦根、小蓟凉血止血；荆芥炭、防风既能疏调气机，又能止血；大黄凉血活血，推陈致新。初诊 7 剂，症状即显著见轻，又服 7 剂，尿蛋白转阴，惟见腰痛，尿潜血未全消，改用凉血育阴方法仅服药 20 剂，诸症皆去，化验检查亦未见异常。又以此方加减服药 3 个月以巩固疗效，并未再反复。病程达 5 年的 IgA 肾病，共治疗 4 个月而痊愈。

医案 2（湿瘀搏结肾萎缩，凉血疏风转乾坤）

褚某，男，35 岁，中国社科院科研人员。

现病史：1982 年患急性肾小球肾炎，未得根治，尿蛋白经常为（＋＋）～（＋＋＋），因其未至影响工作，故未重视治疗。1992 年初发现血清肌酐为 274μmol/L，血尿素氮 9.2mmol/L，超出正常值不少，又做 B 超检查，结果显示：双肾弥漫性病变，双肾萎缩，右肾缩小更甚：左肾为 9.2cm×4.1cm×3.7cm，右肾为 7.7cm×3.8cm×4.1cm。遂确诊为慢性肾小球肾炎，继发肾功能不全，氮质血症期。于 1992 年 4 月前来就诊。

初诊：尿蛋白（＋＋＋）。症见腰痛，乏力，恶心，纳呆，下肢浮肿，脉象濡滑数，按之有力，舌红苔白且根厚腻。

辨证：热入血分，络脉瘀阻，湿郁不化。

治则：凉血化瘀，疏风化湿。

处方：荆芥、防风、白芷、独活、苏叶、半夏、陈皮、生地榆、赤芍、丹参、茜草、焦三仙、水红花子、茅芦根。

水煎服，每日 1 剂。并嘱其严格控制饮食，坚持进行走路锻炼，每日不少于 3 小时。

二诊：患者服上方 1 周后，湿郁已开，呕恶已除，精神转佳。但尿蛋白未减，余症仍在。遂于上方减去白芷、独活、苏叶、半夏、陈皮，加入小蓟、大腹皮、槟榔等。再服 2 周，自觉诸症皆减，身感有力，尿蛋白已降为（＋＋），血尿素氮降至正常范围，为 5.3mmol/L，血清肌酐降至 203μmol/L，患者喜出望外，信心倍增，后依法治疗坚持 1 年余，尿蛋白维持在（±）~（＋）之间，血尿素氮和血清肌酐维持在正常范围内。最令人惊奇的是复查 B 超发现，患者的双肾均较治疗前明显增大，其左肾为 9.2cm×4.9cm×3.7cm，右肾为 8.2cm×5.3cm×3.7cm。主检大夫对照前后 2 次 B 超结果，感到迷惑不解。因为本来已经萎缩了的肾脏竟又增大了，真令人不可思议。

（《内科疾病名家验案评析·赵绍琴》）

【诠解】 本例为慢性肾小球肾炎长期不愈，发展为慢性肾功能不全，属于氮质血症期，按照西医学的认识，其肾脏的病变将趋向于进行性恶化，并且是不可逆的。然而，经过赵老的精心治疗，加上患者的密切配合下，获得了理想的治疗效果。不但血清肌酐和血尿素氮降到了正常范围，而且原已萎缩了的肾脏也有所增大。这说明在慢性肾功能衰竭阶段，其肾脏病变并非都是不可逆的。中医药辨证论治，配合控制饮食和运动锻炼确实是治疗慢性肾病行之有效的方法。

杜雨茂医案

（反复水肿病急重，辨证准确危转安）

张某，女，32 岁，河南省西峡县某卫生单位职工。1988 年 6 月 15 日初诊。

现病史：神疲乏力 2 年，高度浮肿、蛋白尿半年。患者于 1986 年 6 月自感神疲乏力，失眠。查：白细胞：3.6×10⁹/L，血红蛋白：95g/L。即赴武汉某解放军总院住院治疗，被诊为"红斑狼疮"，服泼尼松 30mg/d，治疗 32 天，症状加重，并见汗多不适，双手震颤无力，要求出院，回本地服中药治疗，病情略有缓解。1987 年 12 月下旬，因骑车劳累后双下肢浮肿，至 1988 年 2 月，浮肿加重，全身水肿，尿蛋白（＋＋），一边卧床休息，一边服中药治疗 2 个月，浮肿减轻。遂赴西安某军医大学附属医院住院治疗，经各项检查后，排除"红斑狼疮"而确诊为"慢性肾小球肾炎"，主要给予地塞米松 20mg/d，治疗 2 个月，病情加剧，尿蛋白升至（＋＋＋＋），抗核抗体阳性，血沉 113mm/h，T_3、T_4 较低，主动要求出院来咸阳求中医治疗。

诊察：全身高度浮肿，以双下肢为著，压陷（＋），腰痛，身困乏力，小便量少，尿常规验：蛋白（＋），血沉 114mm/h，舌红、苔薄白，脉弦缓。

辨证：证属水肿，脾肾气阴两亏，瘀血毒壅结下焦所致。

治则：滋阴益气，解毒化瘀。

处方：生地黄 12g　　　山茱萸 9g　　　牡丹皮 9g　　　猪苓 15g

　　　泽泻 12g　　　　党参 15g　　　　白术 10g　　　黄芪 30g

　　　白茅根 30g　　　益母草 30g　　　石韦 12g　　　连翘 15g

　　　鱼腥草 28g　　　蒲公英 10g　　　丹参 20g

20 剂，每日 1 剂，水煎，分 2 次内服。

二诊：1988 年 7 月 5 日。服上方 20 剂后，水肿减轻，小便畅利，腰痛好转，已不甚疲乏，尿蛋白（＋）。

处方：拟上方去丹参，加菟丝子 12g。每日 1 剂，服法同上。

三诊：1988 年 12 月 1 日。患者连续服上方至今已近 5 个月，症状基本消失，尿蛋白（－），血沉 60mm/h。拟下方以巩固疗效。

处方：生地黄 12g　　　山药 12g　　　山茱萸 9g　　　牡丹皮 10g

　　　云茯苓 15g　　　泽泻 10g　　　　猪苓 15g　　　党参 15g

　　　黄芪 30g　　　　石韦 12g　　　　金钱草 30g　　益母草 30g

　　　菟丝子 12g　　　沙苑子 13g

水煎服。嘱每周服 6 剂，间歇 1 日续服，连服 1 个月。以善后巩固。

（《杜雨茂奇难病临证指要》）

【诠解】 该患者病情反复，缠绵不已，经西医诊疗病反加重，堪为疑难重疾。审其现症，腰痛，身困乏力，高度浮肿，结合患者病史，因久服激素耗伤肾阴，加之水湿日久不去，滞中碍脾，致脾气亏虚，又加重水湿；肾阴不足无力制火，水湿郁久，生热化毒，毒邪久羁。血为之而瘀，"血不利则为水"，造成恶性循环。故治遵滋阴益气、解毒化瘀之法，以六味地黄丸改汤滋补肾阴、开通下元，而山药性涩，用之不利水湿外排，故去之；用党参、白术、黄芪健脾益气，转运脾机。佐以白茅根、益母草、石韦、连翘、鱼腥草、蒲公英清热利湿解毒，使毒邪自小便排出；以丹参合益母草、牡丹皮，活血化瘀，通络利尿，且直入血分，清利热毒。如此标本并治，药应病机，仅服 20 剂，小便即畅利，水肿显消，诸症递减。进而宗上方去丹参加菟丝子，增强益肾之功，守法守方服 120 余剂，水肿消失，尿蛋白转阴，诸症消除而告愈。

何炎燊医案

（中医肾病不治肾，气行水化肾即安）

谢某，女，20 岁。

现病史：1966 年夏日，患皮肤湿疹，两月不愈，后用中草药熏洗 10 多次，湿疹消退。未几，发现面目浮肿，当地卫生院诊断为肾炎，用青霉素及利尿药，半月肿消，以为病愈，未继续治疗。1967 年春，头面四肢又见浮肿，在卫生院治疗 40 天，据说小便转阴，病已向愈，照常出勤农事，相安年余。1968 年又复发，在当地治疗未效，便到处求医，中西药物与民间验方纷投，病时好时坏。至今年夏月，病情日趋严重，遂来本院治疗。

症状：患者本是青年未婚妇女，望之面色苍黄萎悴，却如 30 多岁，全身浮肿，腹部及下肢尤甚，大腿以下按之如泥、凹陷不起，脐以下胀满，皮肉有赤纹，胸脘痞闷，气逆，时有痰嗽，纳少，便窒，小便短赤，口干不渴，夜寐不安。自 1968 年 8 月迄今，已闭经 1 年。六脉皆沉，细涩不匀，舌质暗红不华，边有瘀斑，苔薄黄不燥。询其近年所服中药，皆补脾益肾、温阳行水之品。

检查：血常规：白细胞 $5.2 \times 10^9/L$，杆状 2%，分叶 70%，淋巴细胞 27%，

大单核 1%，红细胞 $2.1\times10^{12}/L$，血红蛋白 68g/L，血沉 22m/h，尿蛋白（＋＋＋），红细胞（＋＋＋），白细胞少许，颗粒管型（＋＋），透明管型（＋＋）。血压 128/82mmHg。

辨证：此乃水与血结之病。《金匮要略》云："少阳脉涩，少阴脉细，男子则小便不利，妇人则经水不通；经水为血，血不利则为水，名曰血分。"仲景有论无方。许学士《续本事方》谓"血分"之病，乃"妇人经水不通，即化黄水，水流四肢，则遍身皆肿，用人参、当归、瞿麦穗、大黄、桂枝、茯苓、葶苈子等为丸治之"。徐灵胎《兰台轨范》有"调荣饮"一方，亦治"血分"之病，谓此病患者"皮肉有赤纹"，而此女下腹部亦有赤纹，似相符合。徐氏所用之"调荣饮"，即是《本事方》去人参，而加川芎、赤芍、元胡、槟榔、陈皮、桑白皮、大腹皮等活血利水之品，施于此证颇宜，遂仿其法，处下方治之。

处方：川芎、当归、赤芍各 12g，桂枝、熟大黄、元胡各 9g，益母草、桑白皮、大腹皮、带皮茯苓、葶苈子、瞿麦、槟榔各 15g，陈皮 3g。

初服 3 剂无变化，第 4 剂后小便量渐多，大便通畅，面目浮肿稍消，腹水及下肢肿势依然。服至第 9 剂，大便溏泄，日 3 次。

第 10 剂于方中去大黄、槟榔，加黄芪 30g、石韦 18g，以化气行水，小便量日多；大便亦转好。此方又服 15 剂，水肿约消一半，舌苔退薄。然胃纳尚差，方中再裁减葶苈、元胡，加白术 15g，鸡内金 9g。肿续消，胃纳渐好，神气亦佳。此方服至 20 剂，患者已入院 45 天，时届深秋，凉风倏至。此女不慎，感受外邪，发热恶寒，头痛，无汗，咳嗽，气逆不渴，面目再现浮肿，舌苔薄，脉仍涩弱，并无浮紧之象，乃用玉屏风散合杏苏散治之。

处方：黄芪 30g，白术、防风、苏叶各 15g，北杏仁 9g，陈皮 3g，前胡、桔梗各 6g。

1 剂微汗出，热退，恶寒罢，2 剂大汗黏衣，面目浮肿全消，下肢肿亦锐减。此时外邪尽解，遂停药 1 天，以观其变，再考虑今后治法。是夜，感觉腰腹隐痛，月经竟来，惟量少色瘀暗，次日即改用下方。

处方：当归 18g　　　赤芍 15g　　　桂枝 9g　　　炙甘草 6g

　　　　生姜 6g　　　　大枣 4 枚　　　熟大黄 9g　　　川芎 9g

益母草 15g

此即当归四逆汤与玉烛散加减，乃温经通阳、活血祛瘀复法也。服两剂，月经量多，5 日乃净。此时水肿已消退八九，用人参养荣汤加减以治本。

处方：桂枝 9g　　黄芪 30g　　党参 24g　　白术 15g

茯苓 15g　　炙甘草 6g　　陈皮 3g　　远志 9g

川芎 12g　　当归 18g　　白芍 18g　　玉竹 24g

此后以此方为基础，随症加减一两味，治疗至年底，已餐加神旺，二便调匀，共住院 108 天出院。出院时检查，血象：白细胞 7.1×10^9/L，分叶 72%，淋巴细胞 28%，红细胞 3.85×10^{12}/L，血红蛋白 110g/L，血沉 16mm/h。尿蛋白（±），红细胞极少，白细胞（−），管型（−）。

出院后两年内，定期来院检查，月经如期，全身情况良好，惟舌边之瘀斑、下腹之赤纹，1 年后始渐消退，又两年已结婚生子。

（《中国百年百名中医临床家丛书·何炎燊》）

【诠解】 慢性肾小球肾炎多本虚标实，或寒热虚实错杂之证。若不精细辨证，只凭化验检查，见其从尿中丧失大量蛋白，且血红蛋白偏低，便谓其虚，径投温补，势必越治越坏，即如此例是也。何老针对病机用活血祛瘀与化气行水两法结合治疗，由来于《兰台轨范》"调荣饮"，至 20 世纪 70 年代，医刊大量报道用活血祛风法治疗肾炎之成效，与古人所见，不谋而合。然近闻有径用活血祛瘀法作为常规者，若遇虚证则犯虚虚之禁矣。此女病情日好之际，忽罹外感，浮肿再现，而两进玉屏风散加味之后，即得畅汗而解。玉屏风散本为表虚汗多而设，此例用之竟获发汗祛邪之效，此中药相向作用（即效应原）之妙。古人谓黄芪无汗能发，有汗能止，诚非虚语。而事有凑巧，此女于汗出肿消之际，闭止逾年之月经复来。有问："玉屏风散是否有通经作用？"曰："其实不然。"患者经治疗 45 天后，水血互结之病理变化被基本解决，而玉屏风散扶元气，助卫阳，开腠理，使营卫流行，津液流布，水邪亦随之而去。气为血帅，气行则血行，于月经之来潮，不无推动作用耳，非真能通经也。善后之方，用人参养荣汤。原方从十全大补汤变化而来。去川芎者，恶其辛窜也，立方之意甚善。何老一向服膺柯琴之论，独于此例则反其道而行之，去熟地之腻，五味子之敛，防其滞气碍脾资湿也，仍用川芎之走窜，以治病之因。加大量玉竹者，取其甘平柔润而不滞，助参、术以滋养中州之气阴，又可制芎、桂、陈、远之刚也。此病自始至终未用任何补肾之药，但得血行水退，邪去正安，则阴平阳秘，肾脏亦受其益，而收较好之远期疗效。于此，可知中医辨证施治、整体调节之义理。

杨霓芝医案

（气即父兮血即母，气血相合根即固）

患者，男，64 岁。

初诊日期：2002 年 8 月 27 日。

现病史：主因"反复双下肢浮肿 2 年余，乏力 3 月"入院。患者于 1999 年 10 月无明显诱因出现双下肢浮肿，曾在当地医院诊断为慢性肾小球肾炎，给予中西医结合治疗后浮肿消退，然每于外感、劳累后症状复发。2002 年 5 月因外感后双下肢浮肿复发，至我院就诊，入院时查血清肌酐值：184.52μmol/L，24 小时尿蛋白定量：2.69g。

西医诊断：慢性肾小球肾炎，慢性肾衰竭失代偿期。

初诊：双下肢浮肿，倦怠乏力，纳眠差，夜尿 2 次/夜，大便 1 次/天，质软。舌质淡暗、苔白腻，脉滑。

辨证：气虚血瘀，痰浊内阻。

治则：益气活血，行气利水。

处方：黄芪18g　　党参20g　　茯苓15g　　白术15g
　　　法半夏15g　　砂仁后下6g　　丹参10g　　桃仁9g
　　　红花9g　　　炙甘草5g

每日 1 剂，水煎服。

服药 5 剂后症状好转，治疗 2 周后复查 24 小时尿蛋白定量为 0.55g，症状基本消失，遂出院转门诊继续治疗，期间多次复查尿蛋白波动在（±）~（＋）。继以益气活血、行气利水治疗。

（《杨霓芝教授运用益气活血法治疗慢性肾脏病的经验》）

【诠解】 气虚血瘀则气机受阻，脏腑气化功能受损，故使水津失布，或聚而成湿，或停而为饮，形成气虚血瘀兼挟水湿等病证。《医砭》云："气、血、水三者，病常相因。"《血证论》指出："血与水本不相离"，"病血者未尝不病水，病水者未尝不病血"，"瘀血化水，亦发水肿"。水饮内停，则气虚血瘀之证难以纠正。所以对这类证候，在益气活血的基础上必须兼顾气、血、水。药用黄芪性甘温，归脾肺两经，有补气升阳、益卫固表、利水消肿的功效；党参性味甘平，能补中益气；茯苓、山药加强益气健脾功效；山萸肉、仙灵脾等补肾益气；桃仁、丹参活血化瘀。方中诸药相配得当，达到扶正不助邪、祛邪不伤正的目的。

四、肺脾两虚

邹云翔医案

（妊娠水肿责脾肺，治法宜宗青主论）

李某，女，28岁。1974年8月初诊。

患者于1972年7月发现颜面四肢浮肿，当时因为怀孕8个月，认为系"胎肿"，故未做检查和治疗。1972年9月分娩后，浮肿加重，经当地医院检查，诊断为"肾炎"。用西药治疗后肿消。但没几天，又复发作，住进某医院治疗，效不好，全身浮肿更甚，下肢呈凹陷性浮肿，腹部肿大，有移动性浊音，尿量极少，体重66kg。尿检：蛋白（＋＋＋），红细胞0~2个/HP，白细胞2~6个/HP，颗粒管型0~2个/HP。血压134/76mmHg。又转入某医院。在住院期间，查血尿素氮41 mmol/L，血沉92mm/h，酚红排泄试验39%（2小时），胆固醇298mmol/L，血红蛋白127g/L，红细胞401×10^9/L。治疗以中药合西药双氢克尿噻等，因疗效仍差，住院142天自动出院。出院前查：尿素氮38 mmol/L，血沉66mm/h，酚红排泄试验40%（2小时），胆固醇333mmol/L，红细胞374×10^9/L，血红蛋白108g/L，体重67.5kg。出院诊断为慢性肾小球肾炎肾病型，出院时带处方如下。

处方：制苍术6g　　川厚朴3g　　广陈皮5g　　大腹皮12g
　　　连皮苓12g　　猪苓9g　　福泽泻9g　　薏苡仁12g

車前草 12g　　　白茅根 15g　　　石韦 9g

二诊：1974 年 8 月 16 日。全身严重浮肿，下肢更甚，按之如泥，腹胀，叩之有移动性浊音，小便甚少而混浊，腰酸，身半以下觉冷，面色无华，纳差，脉沉细，苔薄白、质暗有瘀点。病属脾肾阳虚，兼有血瘀，治当兼顾为是。

处方：生黄芪 15g　　　青防风 5g　　　汉防己 5g　　　炒白术 9g

炒巴戟 9g　　　桑寄生 15g　　　制附片 3g　　　怀牛膝 9g

炒山药 15g　　　杜红花 9g　　　连皮苓 31g　　　生薏苡仁 12g

白茅根 30g

三诊：1974 年 8 月 29 日。药后尿量显著增多，每日在 2000ml 以上，浮肿大部消退，腹已不胀，移动性浊音不明显，惟下肢作胀，腰酸怕冷，纳谷不振，脉仍沉细，苔色薄白，效不更方。

处方：原方制附片改 6g。

四诊：1974 年 9 月 24 日。近来微有外感，尿量有所减少，每日在 1000 ~ 1500ml 之间，下肢作胀，微肿，余状如前。

处方：拟原方加重补气温阳之品。

生黄芪 24g　　　青防风 9g　　　汉防己 9g　　　炒巴戟 9g

制附片 9g　　　怀牛膝 9g　　　杜红花 9g　　　连皮苓 30g

生薏苡仁 12g　　炒白术 9g　　　桑寄生 15g　　　炒山药 15g

白茅根 30g

五诊：1974 年 10 月 23 日。浮肿全退，腰部仍酸，身半以下怕冷，下肢作胀，纳谷不馨，脉沉细，苔薄、舌有少数瘀点。尿检：蛋白（＋＋＋），脓细胞少量，颗粒管型 1 ~ 2 个/HP。方拟化裁前制。

处方：生黄芪 24g　　　桑寄生 15g　　　巴戟天 9g　　　怀牛膝 9g

怀山药 15g　　　青防风 9g　　　桑螵蛸 15g　　　制附片 15g

杜红花 9g　　　生薏苡仁 15g　　汉防己 9g　　　菟丝子 30g

炒独活 5g　　　连皮苓 30g　　　白茅根 30g

六诊：1974 年 11 月 27 日。浮肿未见反复，腰酸怕冷等症状好转，纳谷增多，大便偏干，脉细，苔薄。尿检：蛋白（＋＋），脓细胞少量，颗粒管型 0 ~ 1

个/HP。病情稳定，原方巩固。

处方：原方连皮苓改云茯苓12g。

七诊：1975年8月13日。去年12月去外地，坚持间断服用六诊方。尿检：蛋白（－），上皮细胞少量（－），脓细胞少量，红细胞0～1个/HP，管型（－），腰部稍觉酸痛，并有重着感，尿量昼多夜少，浮肿未反复，易汗，纳谷不馨，苔薄质暗红，脉细。治守原法。

处方：
生黄芪24g	菟丝子30g	青防风9g	汉防己9g
炒白术9g	炒独活5g	桑寄生15g	炒巴戟15g
怀牛膝12g	制附片9g	杜红花9g	怀山药15g
云茯苓15g	生薏苡仁24g	白茅根60g	

1976年8月8日：病者来称，1年来病情稳定，未见反复，每月仍服上方10剂。1978年年初病者调外地工作，告别时云：病情巩固，未曾反复。

（《邹云翔医案选》）

【诠解】《傅青主女科》中说：妊娠浮肿是由气与血两虚，脾与肺失职，所以饮食难消，精微不化，势必致气血下陷，不能升举，而湿邪即乘其所虚之处，积而成浮肿。"治当补其脾之血与肺之气，不必祛湿，而湿自无不去之理。"又说，产后水气一证是由"脾虚不能制水，肾虚不能行水"所致，治之"必以大补气为先"。傅山先生为我们治疗妊娠浮肿和产后水气立出了明确的方案。本例水肿发病于妊娠期间，产后病情加重，其病与胎产有关是毫无疑义的。治病求本，则遵循傅氏之说，从肺、脾、肾论治才是正途。事实证明，不从肺脾肾论治，难奏效。此例水肿，起先两年不退之因，盖出于此。来诊时脾肾阳虚极为显著，久病入血之象也十分清楚，治从温补脾肾、活血化瘀，是为药证相当，所以效果显著。本例治验再次证明治病必须求本、用药必须辨证的道理。

宋文耀医案

（宣肺健脾通水道，阴水为病要通阳）

樊某，男，68岁。1977年初诊。

患者平素嗜烟酒，体胖、咳喘、多痰，但食纳尚佳。1 年前，小便渐渐不利，随之出现全身性浮肿，经当地中西医诊治，均未取效。1 周前，因小便不通，全身高度浮肿而往某医院就诊。尿常规检查：蛋白（＋＋＋），红细胞（＋），白细胞（＋），颗粒管型（＋）。血压 180/120mmHg，叩击痛。西医诊断：慢性肾小球肾炎急性发作。建议住院治疗。经用青霉素 80 万单位/日，维生素 C 1g 加入 50% 葡萄糖 40ml 内静注和双氢克尿噻及利血平等，症状未减。患者家属特邀宋老诊治。

症状：全身凹陷性水肿，下肢尤甚，小便短少，大便数日未行，腹部胀满疼痛、拒按，伴腰痛，肢冷，畏寒，喘促不得卧。近两日阴囊肿大（如葫芦样），渗出黏液冰冷。脉沉滑，舌质淡、苔灰腻。

辨证：脾土虚弱，湿浊弥漫；肺气不宣，浊阴窃踞；命门虚惫，气化失权。

治则：根据"利水非温通不行，除满非苦泻不清，积浊非大将不去"的原则，用健脾宣肺、补肾助阳、疏导湿浊之法。

处方：附片^{久煎}6g　　肉桂 3g　　　干姜 6g　　　厚朴 9g

   枇杷叶 9g　　麻黄 6g　　　知母 9g　　　枳实 6g

   大黄^{后下}5g　　桃仁 6g　　　防己 9g　　　薏苡仁 15g

   炙甘草 3g

姜枣为引，2 剂。

另外，用麝香 0.15g 外敷脐窝。

二诊：家属诉说，服药 1 剂后，患者腹部极度不适，肠鸣腹痛，矢气频作，随后泻下酸臭大便约半盆，腹胀痛大减，全身微汗出，皮肤发痒。二剂去大黄后，小便如注，阴囊出水甚多，随之缩小如常。现患者腹部胀痛已消，心悸、畏寒已除，四肢较温，肿去大半。宋老认为，药证合拍，故上焦之雾得开，中焦之沤得流，下焦之渎得决，阴翳渐消，湿浊渐化，效不更方，当继续温通补利。

处方：附片^{久煎}6g　　肉桂 3g　　　干姜 6g　　厚朴 6g

   知母 9g　　　山茱萸 9g　　麻黄 5g　　山药 20g

   芡实 9g　　　防己 9g　　　炙甘草 3g　　金匮肾气丸^{吞服}9g

姜枣为引，3 剂。

三诊：药证相符，疗效满意。现诸症全消，尿常规未见异常，要求出院。嘱自服金匮肾气丸调理。

四诊：因劳累过度，浮肿又发，伴乏困、纳差，轻度腰痛，舌淡苔薄，脉沉缓。当温肾健脾，驱逐浊阴。

处方：附片^{久煎}6g　　肉桂3g　　　细辛3g　　　干姜6g

知母9g　　　　黄芪15g　　　党参15g　　山药15g

防己9g　　　　薏苡仁15g　　甘草3g　　　金匮肾气丸^{吞服}9g

姜枣为引，5剂。

五诊：除腰痛外，诸症全消。为防复发，还宜温壮脾肾之阳，药用金匮肾气汤加味调理。

处方：附片^{久煎}6g　　肉桂3g　　　山药15g　　　山茱萸9g

熟地9g　　　　泽泻9g　　　云苓9g　　　丹皮3g

杜仲15g　　　牛膝9g　　　菟丝子9g　　黄芪15g

5剂。

(《古今名医临证金鉴·水肿关格·宋文耀》)

【诠解】　对阴水病的治疗，宋老体会，其治疗步骤大体可分为3步。

1. 祛邪：阴水患者，大多患病已久，既有正虚体弱的一面，又有水盛邪实的一面，若水势急性发作，不及时力挽狂澜，势必水气上凌，冲击心肺，而致喘逆、心悸，有顷刻死亡之险。故当及时荡涤浊阴，疏通水道。此时方药一般用消水肾愈汤加苡仁、防己为主。

2. 扶正祛邪：根据患者脾肾不足、久病体弱的特点，在水肿渐退时，佐以扶正药，其目的有：①恐祛邪伤正，正伤不利祛邪。②取扶正祛邪，又不碍祛邪。在煎剂的基础上，一般吞服金匮肾气丸。

3. 扶正：阴水病常常反复发作。其主要因素是患者正气虚弱，当水湿泛滥成灾之时，脾肺肾三者不能砥柱中流，履行其职，故应在水肿退后，缓治其本，集中力量扶正。这样，命门火旺，土堤得固，肺气得肃，足可使水邪退去。

但须注意，切不可固守以上3步，延误病机。宋老在临证中谨守病机，常以消水圣愈汤为基础方，随症加减变化。方药组成：附片（久煎）6g、肉桂3g、细辛

3g、麻黄4.5g、知母9g、甘草3g、生姜9g、大枣3枚。此方是由张仲景麻黄附子细辛汤加知母、肉桂变换而成。该方在温通方面力量较为雄厚，方中除知母一味，均系大辛大热之品，对大阴大寒之证，能获"阴霾速去，寒谷回春"之效。清·陈修园曾在《时方妙用》中介绍了本方对水肿的治疗效果，认为凡"两手脉浮而迟，趺阳脉浮而数"者均可用之，并推为治水第一方。方中附子辛温大热，气味雄烈，走而不守，能引气药入十二经，引血药入血分，引发汗药入腠理，温壮命门之火。肉桂散寒止痛、利水消肿，归肝肾二经，守而不走，与附片相须为用；麻黄辛温，发汗解表，既可平水逆之喘，又可宣肺疏通水道；细辛为足少阴肾经引经药，不但引诸药直达根本，且能与附片、麻黄同用，助阳解表，发散寒邪；姜枣补脾肾之阳，荡涤三焦浊气，驱逐阴霾寒水之功。消水圣愈汤虽然是治疗阴水病的较好方剂，但临床应用时，必须随证加减，方能药证合拍，丝丝入扣。

宋老体会，病在上焦时，除加重麻黄用量（一般不超过6g）外，用桔梗、枇杷叶、杏仁之类宣肺；病在中焦时，用山药、薏苡仁、防己之类健脾利湿；病在下焦时，用鹿角胶、巴戟、沉香之类大补命门。若患者久病不愈或兼见唇紫、面晦、舌暗或紫斑者，当用丹参、五灵脂、益母草、桃仁、香附之类，行气活血；若见胸闷、气短、心悸者，除采用行气活血药外，还当采豁痰开塞之品，如瓜蒌、旋覆花、枳壳、桔梗之类。另外，在消除蛋白尿方面，宋老认为阴水患者浮肿退后，大多数小便常规检查仍有蛋白尿存在，特别对久治不愈而兼见腰酸腰痛者，若不治愈蛋白尿，水肿仍有可能复发。故在消除蛋白尿方面，常常选用黄芪、山药、菟丝子。宋老认为，黄芪能补气、固表、开通水道；山药入脾肺肾三经，能固肾健脾、疗损；菟丝子能补肾壮阳，又能滋阴，温而不燥，补而不腻。临床实践证明，黄芪、山药、菟丝子三者均是能消除蛋白的药物，可恢复肾功能。

五、肺肾两虚

张梦侬医案

（水肿危症妙手医，经方化裁效堪夸）

刘某，男，30岁。

初诊日期：1953 年 4 月 15 日。

主诉：肿胀已经年余。

现病史：1 年前，发生全身浮肿，日见重笃。现一身浮肿，述尿少，时有血尿发生，面目改形，颐垂唇歔，背平脐突，腹膨如鼓，囊肿如匏，下肢肉肿如泥。足跗按之凹陷成坑。

检查：脉象浮弦而数，舌红苔白厚腻。

处方 1：真武汤、麻黄附子细辛汤加味。

麻黄 10g	白术 10g	白芍 10g	陈皮 10g
木通 10g	熟附片 10g	知母 15g	泽泻 15g
炒地肤子 15g	车前草 15g	红饭豆 15g	茯苓 15g
炒麦芽 15g	北细辛 1.8g	桂枝 4.5g	生姜 2 片

处方 2：白扁豆 500g，红饭豆 250g，焦白术、白茯苓、熟附片、泽泻、麻黄、桂枝、炒白芍、炒黄柏、车前子、木通、陈皮各 60g，炒知母、炒地肤子、炒麦芽、甘草、细辛、干姜各 30g，干土鳖、干蝼蛄各 36 个。

用法：先用开水泡药，继用大火煎开，再用慢火熬 2 个小时，2 日 1 剂，分 4 次温服（即头煎药分 2 次服，药渣留汁，再加开水一碗，将药渣翻动搅匀，火上熬开 20 分钟，待冷，盖好，次日早晚再分 2 次热服）。本方服后，如无不良反应，可连续服 5~7 剂（1 个疗程），停药观察 2 周，如病有反复，可按原方续服 1 个疗程，如欲根治，可用治慢性肾小球肾炎合并尿毒症的白扁豆散常服，至愈为度。

二诊：1953 年 5 月 15 日。服上方 15 剂，散药一半，肿胀从头项胸腹消至下肢，神气色脉均佳，饮食倍增，其水全从小便利出，大便正常。现仅膝以下浮肿，胫踝及足跗肿处发亮，仍宗原方。

处方：1. 前方加巴戟天 15g。

2. 白扁豆散续服。

三诊：1953 年 6 月 15 日。续服上方 15 剂，散药一半，肿胀全消，肢体完全恢复原状。惟两眼发赤，羞明作痛。脉象弦数，舌苔正常、舌质红，此因麻黄连续服食，发散过度，引起肝火上升，治宜苦寒泄降、散泻火平肝。

处方：龙胆草、杭菊花、黑豆皮、白芍、生甘草、枯黄芩、苦丁茶、草决明、生地、栀子各 10g，冬桑叶 6g。3 剂。

四诊：1953 年 6 月 20 日。服上药后，目赤全退，一切正常。白扁豆散续服一料，以巩固疗效。

用法：共炒，以白扁豆焦枯为度，研极细末，瓷瓶密贮。每次服 6g，饭前以米汤调服，最好是干嚼，以少量温服水送下，每日 3 次，以 1 剂服完为 2 个疗程，重病可连续服 3 剂；如妇女患本病者，可于本方内加入茺蔚子、泽泻、当归各 60g。

注：20 年后，医者曾见此人仍健康无病，原病亦未再发。

（《中国百年百名中医临床家丛书·张梦侬》）

【诠解】 肾为水脏，所以聚水而为肿，乃因三焦气机不化。《黄帝内经》治水大法有三，即开鬼门、洁净府、去宛陈莝。实即发汗、利小便、通大便，内外排泄分消之意。阅所服诸方，轻如五皮、五苓之利尿，重如牵牛、甘遂、大戟之泻便，结果效均不显，非洁净府、去宛陈莝二法之不应，是由于开鬼门一法之未施。人身汗孔，古名玄府，亦称鬼门，所谓开鬼门，即发汗以泄其水气。经言："上焦不行，下脘不通。"所以利尿、通便而肿不消，是因气机未化，如壶吸盖，上闭不开，下愈不利。兹拟宣清肺气、开泄上焦，使三焦气化运行，则水道自通，肿胀或能随之而消。

在治疗慢性肾小球肾炎重症引起的水肿，张老以为若用轻剂则药力不任，非重剂不能拯其危，故重以"温肾理脾，宣肺通膀胱利三焦，寒温并行，攻补兼施"之剂，仿仲景真武汤、陈修园消水圣愈汤，并结合病机，每方取其精华，盖以治疗兼证之药，综为一剂，取麻黄升太阳以发汗，细辛、附子入少阴以温肾，茯苓、白术、泽泻、木通、地肤子健脾以小便，红饭豆、大麦芽健脾以消积，知母消肿滋肾，白芍敛肝脾之阴，陈皮理气调中，生姜宣肺行水，合而用之，共奏温少阳、开太阳、补火健脾、利水消肿之功，俾使表里之水一齐尽解。

丁光迪医案

（健运脾胃调肺肾，辅用食疗肾疾消）

姚某，男，13 岁，初中学生。

初诊：幼年曾患急性肾小球肾炎，经治而愈，近年又反复，诊为慢性肾小球肾炎急性发作，经治未愈。诊时面目微肿，晨起明显，下午两足肿，咽红燥痒、作干微咳，唇红口干，下午有低热，有时亦不发热，但见两颧泛红，皮肤瘙痒，晚分更甚。常诉头昏无力，小便黄、赤、量少，纳谷不香。舌红、苔薄黄腻，脉细微数而弦。尿检：脓细胞、红细胞、管型、蛋白均有，不严重。

辨证：肺肾两伤，脾胃不和。

治则：养阴清热，健运脾胃。

处方：沙参麦冬汤（自拟方）与六味地黄丸出入。

北沙参 15g	麦冬 15g	蝉蜕 10g	地骨皮 15g
炒生地 10g	怀山药 15g	丹皮 10g	泽泻 10g
茯苓 10g	白术 10g	陈皮 5g	炙桑白皮 15g
炒黄柏 10g	炒谷麦芽各 15g		

7剂。另服煨乌鱼、煨肾汤。

二诊：药后症状明显改善，头面足肿几平，小便增多，低热亦少，咽红干痒亦减，特别吃了煨乌鱼，胃口好。

处方：效议再进，原方去桑白皮、黄柏，7剂。煨乌鱼、煨肾汤继服。

三诊：肿全退，纳食增，咽痒、皮肤痒均减，兴致好，能自己主动做作业了。苔腻已化，脉弦亦减（复查小便，红细胞、蛋白微量）。

处方：效议复入益气固本。前方再去北沙参、泽泻、谷麦芽，加黄芪 15g、炒党参 10g、糯稻根须 20g。10剂，乌鱼、煨肾汤再服。

四诊：诸症均平，改用膏滋药调理巩固。

处方：膏方以六味地黄丸加北沙参、麦冬、蝉蜕、地骨皮、黄芪、党参、白术、陈皮、糯稻根须，饴糖收膏。服完停药，至今已 25 岁，从未反复，身体较壮。

（《肾脏病的治疗及验方·丁光迪》）

【诠解】 慢性肾小球肾炎，临床较多见，而多数病例，病情又很复杂，特别是拖得时间很长，反复亦多，很难一手观察到底，亦很难拘守一法。就一般而言，人们多认为是阳虚阴盛的病情，但这仅是从水病身肿立论的。其实，此病有时并不身肿，呈虚劳证候，有的亦很少见症。因此，其病有见阳虚的，亦有见阴伤的。病至后期，则阴阳气血俱虚，而又正伤邪恋，错杂曲折，往往令人捉襟见肘，穷于应付。再向后发展，就不堪设想。

丁老在临床上认为，该病着重在肺、脾、肾三脏。见阴伤的，侧重肺肾，清水之源，又抓住肾与胃，主以自制的沙参麦冬汤合六味地黄丸，再配用异功散。见阳虚的，侧重脾肾，制水化水，又兼顾肺气，主以黄芪桂枝五物汤合巴戟地黄丸，再配伍保元汤。如果证候参差不齐，再随症加减用药。这亦是就其多数见症约略而言，并参合各地宝贵经验，综合运用。其实，中医的治法很多，只要博采众长，对此病定能打开思路，做出更多成就。例如丁老运用煨乌鱼和煨肾汤两个验方，收到很好效果，无论阴伤阳虚，都可用此见效。煨乌鱼和煨肾汤介绍如下。

煨乌鱼：治水肿。取乌鱼1尾，重500g以下，去肠杂，清水洗，腹中入黑白丑头末10g、川椒1.5g。扎紧泥封，厚一指许，炭火煅裂，去火气，敲开吃鱼肉，每日1尾，连服5～7日。肿退，改用乌药末10g、益智仁6g，纳入鱼腹，煅食如上法，能治蛋白尿。（此方系丁老家传验方，原名消肿鱼）。

煨肾汤：治腰痛。取猪腰子2只，一破两片，去脂膜血筋。每只纳入骨碎补末5g、小茴香3g、砂仁末3g，相合扎紧，加入葱、姜，文火水煨至腰子酥，去药，吃腰子与汤，每日1只，连服10只。配合应用，能增进疗效。

张琪医案

（肾虚于下肺燥热，清上温下天地泰）

王某，男，30岁。

初诊日期：1989年5月29日。

现病史：患慢性肾小球肾炎2年余，今日病情加重，周身水肿，尿少，尿量400ml/24h，腰酸乏力，下肢冷，口干，时有咽痛，舌红苔白，脉滑无力。尿常规：蛋白（＋＋），曾服泼尼松及利尿药，未见疗效。

辨证：肺中燥热，肾阳不足，上热下寒，气化不利。

治则：清上温下利湿。

处方：栝楼瞿麦丸化裁。

天花粉（栝楼根）20g　瞿麦 20g　　附子 15g　　　山药 20g

茯苓 15g　　　　　泽泻 20g　　熟地黄 20g　　黄芪 30g

蒲公英 30g　　　　甘草 15g

共 12 剂，水煎服，每日 2 次。

二诊：1989 年 6 月 14 日。共服上方 12 剂，尿量增至 2000ml/24h，水肿消，余症明显好转，尿蛋白（＋＋），略乏力，纳呆，舌质红，脉滑。

处方：改用健脾益气、利湿热之剂调治。

（《国医大师医案医论医方肾系病症辑要·张琪医案》）

【诠解】 慢性肾病病程较长，病根沉痼，临床表现差异较大，轻者无明显症状，重者可表现高度水肿、高血压、肉眼血尿、大量蛋白尿等，甚则危及生命，其病变范围广，常涉及肺脾肾三焦等不同脏腑，且多经中西医结合治疗，每呈虚实并见、寒热错杂之征。在临床上，慢性肾病蛋白尿的临床辨证论治有一定的难度。张老对此有深入之研究，常从 4 个方面进行治疗。

1. 从气阴两虚着手。方用清心莲子饮加味（黄芪、党参、地骨皮、麦冬、茯苓、柴胡、黄芩、车前子、石莲子、甘草、白花蛇舌草、益母草），达益气养阴、兼清湿热之目的。

2. 从肾气不固着手。方用参芪地黄汤加味（熟地黄、山萸肉、山药、茯苓、牡丹皮、泽泻、肉桂、附子、黄芪、党参、菟丝子、金樱子），达补肾摄精之目的。

3. 从脾胃虚弱着手。活用升阳益胃汤（黄芪、党参、白术、黄连、半夏、陈皮、茯苓、泽泻、防风、羌活、独活、白芍药、生姜、大枣、甘草），达补益脾胃、升阳除湿之目的。

4. 久治不愈者。张老认为多为湿毒内蕴，方用自拟方利湿解毒饮（土茯苓、草薢、白花蛇舌草、萹蓄、竹叶、山药、薏苡仁、滑石、通草、白茅根、益母草、金樱子），达清热利湿解毒之目的，对于长期蛋白尿不消、经他法治疗不效者，用此方后蛋白尿往往可以消失。

观本例患者开始服用益气解毒利湿之品，皆无效，且对肾上腺皮质激素不甚敏感。虽屡用利尿剂，但浮肿不消或稍减而复作。综合脉症，张琪教授辨证认为应属肺热脾虚肾寒、寒热错杂之证，遂以栝楼瞿麦丸化裁加味改为花粉瞿麦汤施治。用天花粉清上热以使肺气下降、水道通调，附子温肾阳而助气化，熟地益肾温补而不燥，黄芪等补脾气助健运，泽泻通淋使水湿下行。诸药合用，寒温并施，集清上、温下、补中于一体，使肺脾肾功能协调，故能在错综复杂的病机中而取效。栝楼瞿麦丸有清上之燥热、温下之虚寒、助气化而利小便之功效。《金匮要略》云："小便不利者，有水气，其人若渴，栝楼瞿麦主之。"慢性肾小球肾炎、肾病综合征等多病程长，缠绵难愈，或屡用肾上腺皮质激素，每见寒热错杂、水湿留恋、尿蛋白难消，常见上热下寒而表现周身浮肿、尿少、腰酸痛、口干渴、咽干或痛、畏寒肢冷、四肢困重、大便不实、舌质红、苔白干、脉沉或滑等症。若只温里则助热，纯清热则寒益增，必寒温并用方能切合病机。栝楼瞿麦丸用栝楼根（天花粉）清肺热生津，山药、茯苓健脾利湿，瞿麦通淋使水湿下行，附子温肾阳以助气化开阖之力。张琪教授常以此方化裁，治疗慢性肾病属上热下寒之病机者，确有较好疗效。

六、脾肾两虚

邹云翔医案

医案1（隐匿肾炎责脾肾，水土合德本自安）

范某，男，34岁。1975年9月25日初诊。

1975年3月，因轻度浮肿、腰酸乏力而就诊。尿检：蛋白（＋＋），红细胞（＋＋＋），颗粒管型少许。某医院诊断为慢性肾小球肾炎，经治半年未愈，于9月25日至邹老处诊治。腰痛耳鸣，精神不振，肢体懈怠，大便稀溏，颜面、四肢轻度浮肿，脉细，苔白、舌质淡。血压正常。尿检：蛋白（＋＋），红细胞1~4个/HP，颗粒管型少。

辨证：肾虚脾弱。

治则：补肾健脾，化瘀渗利。

处方：酒炒杜仲 18g　　生苡仁 15g　　炒防风 9g　　　　白茅根 60g

　　　功劳叶 24g　　　制苍术 9g　　　炒潞党参 12g　　　干荷叶 9g

　　　杜红花 9g　　　　血余炭^包 9g

二诊：1975 年 10 月 6 日。精神好转，体力增加，耳鸣已止，腰酸痛轻减，惟大便仍不成形，脉细，苔白，乃火不生土。尿检：蛋白微量，红细胞少，脓细胞少，上皮细胞少。宗原法加温阳益肾之品。

处方：补骨脂 5g　　　全鹿丸^包 9g　　功劳叶 24g　　　制苍术 9g

　　　炒潞党参 12g　　干荷叶 9g　　　血余炭^包 9g　　杜红花 9g

　　　酒炒杜仲 18g　　生苡仁 15g　　炒防风 9g　　　白茅根 60g

三诊：1975 年 10 月 14 日。药合病机，腰酸痛已不著，体力转佳，大便尚未完全调实，晨起或午睡后眼睑微肿，尿检蛋白极微。原法再进。

处方：补骨脂 5g　　　全鹿丸^包 9g　　功劳叶 24g　　　制苍术 9g

　　　炒潞党参 12g　　干荷叶 9g　　　血余炭^包 9g　　杜红花 9g

　　　酒炒杜仲 18g　　生苡仁 15g　　炒防风 9g　　　白茅根 60g

上方服至 11 月 6 日，病情稳定，无自觉症状，尿检蛋白一直巩固在痕迹至极微而停止服药。

（《邹云翔医案选》）

【诠解】　此例系慢性肾小球肾炎隐匿型，病情虽轻，然治不辨证，执死方而治活病，终获效。赵彦晖于《存存斋医话》中说："执死方以治活病，强题就我，人命其何堪哉，故先哲有言曰：检谱对弈弈必败，拘方治病病必殆。"这段话是颇有道理的。本例慢性肾小球肾炎，腰痛耳鸣，乃属肾虚；便溏乏力，乃属脾虚；颜面四肢浮肿，乃因脾虚不能制水而反克，肾虚水无所主而妄行。病属肾虚脾弱，昭然若揭。故投以温养脾肾，佐以渗利和络之剂，病情始得稳定。

医案 2（寒湿困脾清阳陷，温肾健脾精微固）

倪某，女，27 岁。1969 年 6 月 9 日初诊。

现病史：常觉腰酸乏力，1969 年年初出现浮肿而就医。尿检不正常，某医院诊断为慢性肾小球肾炎。经治疗浮肿虽消，但尿检结果未好转，转来邹老处诊

治。神疲乏力，脘痛纳少，恶心欲吐，口多涎，脉细，苔白腻。尿检：蛋白持续
（＋＋＋），并有红细胞及颗粒管型。

辨证：寒湿蕴中，脾运不健。

治则：健脾温中，化湿助运。

处方：炒潞党参9g　炒山药9g　　云茯苓9g　　焦苡仁9g

　　　炒川椒9g　　淡干姜2.4g　法半夏6g　　陈广皮6g

　　　炒当归9g　　炒白芍9g　　炙内金3g　　焦六曲9g

　　　小红枣切5g

服上药尚合适，脘痛减轻。守方治疗至8月份，脘痛止，纳谷增，精神好
转。再以原方略加出入，继续治疗至次年5月份，身体渐复，尿蛋白微量。

（《邹云翔医案选》）

【诠解】　此例患者临床症状表现为中虚寒湿型胃脘痛，但就病史及尿检结
果分析，可知为慢性肾小球肾炎。邹老平时治病，非常重视辨证，注意整体功能
的调整。他认为此例乃脾虚寒湿内蕴累及肾脏，其治应抓主要矛盾治其脾胃，脾
运得健，则胃病可复，用健脾化湿、温中助运法治疗。脘痛止，胃纳增，脾胃功
能健旺，水谷精微源远流长以调养先天，促使肾气渐复。固摄正常，病休乃得以
恢复。

刘惠民医案

（水湿内聚阳不足，脾胃双补兼理肺）

张某，男，37岁。1965年2月19日初诊。

病史：去年12月28日发现两下肢紫斑，伴有腹部绞痛，便血，31日面部出
现浮肿。当时诊断为过敏性紫癜，急性肾小球肾炎。经用激素治疗，紫癜消退，
腹痛、便血停止。

今年1月发现全身浮肿，并伴有腹水、胸水，用激素、双氢克尿噻及中药治
疗，小便量约每日900ml，自觉全身无力，腹胀，平卧则气喘，手常抽筋，食欲
尚可。验血：尿素氮14.59mmol/L，胆固醇10.52mmol/L。尿常规检查：小便

浑，红细胞满布视野，白细胞 7～10 个/HP，颗粒管型 0～3 个/HP，蛋白（+++）。血压 150/100mmHg。诊断为慢性肾病型肾炎。检查：面色黧黄，全身浮肿明显，舌苔白根部较厚，脉虚弱而迟。

辨证：脾肾两虚，水湿内聚，肝阳不足，肺气失宣。

治则：补肾健脾，利湿行水，佐以宣肺平肝。

处方：生黄芪 15g　生白术 15g　山药 18g　汉防己 12g
车前子^{布包}12g　生滑石^{布包}12g　枸杞子 16g　麻黄 6g
炒杏仁 9g　茯苓皮 12g　生石膏^{先煎}15g　草果仁 12g
仙鹤草 12g　川楝子 9g　金钱草 18g　天麻 12g
钩藤^{后下}12g

水煎 2 遍，分 2 次温服。三七 1.5g、琥珀 0.9g，共研细粉，分 2 次冲服。

另用鲫鱼 1 条，约半斤重，去鳞及内脏内装红茶 18g、砂仁 16g、鲜橘皮 1 个，清水煮熟加白糖 50g、米醋适量，吃鱼喝汤，作 1 日量。

二诊：1965 年 3 月 26 日。服上方 6 剂、鲫鱼 6 条，小便量大增。每日 2000～3000ml，浮肿全消，腹水及胸水亦消退，食欲增进，精神好转，平卧气喘及肢挛等症已除，近日右胁微痛，大便略干，舌苔白，脉弦细。守原方意加减。

三诊：1965 年 3 月 30 日。服上方 3 剂，食欲好转，胁痛消失，尿量每日约 1600～1800ml。腰部不适，大便仍干，舌苔薄白，脉弦细。

处方：生黄芪 18g　生白术 16g　益母草 12g　海金沙^{布包}12g
生枸杞 15g　当归 15g　肉苁蓉 16g　鸡内金 12g
生地 12g　仙鹤草 15g　茜草根 15g　金钱草 18g
砂仁^{后下}6g　桑寄生 15g　草薢 9g　海浮石 12g

水煎，服法同前。三七 1.5g、琥珀 0.6g，共研细粉，分 2 次冲服。

四诊：1965 年 4 月 5 日。服药 3 剂，大便已畅，精神很好，体力增加，腰仍不适，舌苔白，脉虚弱。

处方：原方去金钱草，加党参 9g、菟丝子 24g 继服。煎服法同前。

另用：白术 12g　苍术 4.5g　陈皮 9g　清半夏 9g
茯苓 9g　厚朴 6g　炮姜 6g　熟附子 4.5g

狗脊 15g　　　丹皮 6g　　　　　金钱草 12g

水煎，服法同前。人参 3g 研细粉，分 2 次冲服。

以上两方，交替服用，每天服用 1 剂。

五诊：1965 年 4 月 19 日。药后食欲增加，体力恢复，腰痛减轻，大便稍干，血压（120～130）/（80～85）mmHg，舌苔薄白，脉同前。

处方：

黄芪方加鸡内金 9g、狗脊 15g、桃仁 4.5g、骨碎补 12g、炒莱菔子 9g，生地改熟地。白术方继服，服法同前。

另用鲫鱼汤，即鲫鱼 1 条，去鳞及内脏，用苍术 24g、白术 24g、青盐 36g，放鱼腹中，焙干，研细粉装瓶。吃饭时服少许代盐用。亦可用海参 250g（去内脏），干燥，研细粉。每次服 6g，每日 3 次。

随访：1965 年 5 月 22 日。病情一直稳定。精神、食欲均好，未再出现浮肿。嘱服前方，以巩固疗效。

（《刘惠民医案》）

【诠解】　慢性肾小球肾炎，是一种常见的以浮肿、蛋白尿或管型尿、高血压为主要表现的肾脏疾病，晚期多出现不同程度的肾功能损害。目前认为本病的原因可能与机体的变态反应有关，且由于自身免疫因素而致。病情缠绵，顽固难愈。刘老认为，由于本病病情缠绵，多为脾肾两虚，虚实互见，故治疗也多采用脾肾双补、固本为主、标本同治、汗利兼施的原则。

1. 发汗消肿：对水气泛滥、腰以上肿者，常用此法解表发汗利水，以越婢加术汤、麻黄汤为主加减。对于胃阳已虚者，宜助卫气，用防己黄芪汤益气固表，或与上方合用之，以扶正祛邪。

2. 利尿消肿：对水湿内聚、腰以下肿者，多用此法利尿消肿，以五苓散合五皮饮加减。若并见下焦湿热壅滞、小便短赤者，常加海金沙、萹蓄、瞿麦、草薢、金钱草等。

3. 健脾补肾：对于脾阳不振、运化无力、脾虚水聚者，多以温运脾阳、健脾化湿，以实脾饮、参苓白术散加减。若肾气虚弱，以致膀胱气化不利、水湿内盛者，则温补肾阳，"益火之源，以消阴翳"。药用巴戟天、杜仲、菟丝子等，温肾助阳。若兼见肾阴不足者，用女贞子、熟地、枸杞子、山茱萸等，滋补肾阴，调整肾经水火。

4. 对于水肿甚者，常配以鲫鱼汤，以健脾宽中、利尿消肿。

以上诸方，在病程各期，多交替或同时采用，常按症之轻重，有所侧重，在水肿期不单用汗、利法，在消肿后尤重健脾补肾，对消除尿蛋白、改善肾功能及巩固疗效极为重要。正如张景岳指出："温补所以气化，气化而愈者，愈出自然，消伐所以逐邪，逐邪而暂愈者，愈由勉强。"本例全身水肿明显，中医辨证主要为肾脾两虚、肺气失宣，故用补肾健脾、利尿消肿、发汗消肿和鲫鱼方后获效。

岳美中医案

（气虚邪侵肾为病，分期治疗效堪夸）

李某，女性，31 岁，干部。于 1973 年 8 月 25 日来诊。

初诊：患慢性肾小球肾炎已两年之久，经常汗出恶风，有低烧，腰酸腿软。检查：尿蛋白（+），红、白细胞少许。切其脉数大，舌淡白。

辨证：气虚表不固。

处方：《金匮要略》防己黄芪汤。

黄芪 15g	防己 12g	白术 9g	炙甘草 9g
生姜 9g	大枣[擘] 4 枚		

14 剂，水煎服。

嘱长期服玉米须，每日用干者 60g 洗净，煎水代茶。约不间断地服用 6 个月，以增强肾功能。

二诊：1973 年 9 月 20 日。脉转滑，有齿痕，汗已止，不恶风。尿检查同前。

处方：于前方加茯苓 9g，服 14 剂。

三诊：1973 年 10 月 16 日。右脉仍滑，感觉周身舒适，经行有血块，腹微痛，胃纳睡眠稍差。检查：尿蛋白微量，白细胞偶见。

处方：《金匮要略》当归芍药散作汤用以调理经血。

当归 9g	川芎 6g	白芍 18g	泽泻 18g

白术 9g   云苓 9g

10 剂，水煎服。

四诊：1973 年 11 月 5 日。脉现虚数，舌白，喉微痛，失眠。尿检查：蛋白（＋），管型 2 个。脾肾因久病俱虚，肾脉循喉咙，故喉微痛，脉虚舌白，是脾精不足。已经治疗两个月，而蛋白尿不退，时而出现管型，应考虑从根本着手，作长期打算。

处方：采用芡实合剂。

芡实 30g	白术 12g	茯苓 12g	怀山药 15g
菟丝子 24g	金樱子 24g	黄精 24g	百合 18g
枇杷叶 9g	党参 9g		

用水 3 碗半煎成 1 碗，分 2 次服。每日 1 剂，嘱先服 14 剂。

五诊：1973 年 11 月 23 日。脉仍虚，左关弦，舌白、齿痕。月经正常。尿检查：蛋白微量，红细胞 1~2 个，白细胞 2~3 个。

处方：前方加山楂肉 9g，侧重消除蛋白尿。

此后在 1974 年 1 月至 8 月，一直坚持服芡实合剂，逐步好转，恢复健康。中间有时仍出现喉痛，原方加牛蒡子、连翘即治愈；有时出现睡眠不好，加酸枣仁、合欢皮、夜交藤，随时取到效验。

至 1975 年 2 月 16 日来我处，见其精神饱满，面色红润。已上半天班。

（《岳美中医案选集》）

【诠解】 岳美中先生认为慢性肾小球肾炎治疗时要守方，认为本病虽多虚，但不可概以虚治。他认为临床上肾炎的发病可分为 3 个阶段，即初期、中期、末期，治疗也应该分期论治。肾炎初期治疗的目的是"祛邪即可以扶正"。中期的治法是"祛邪兼以扶正"。根据辨证施治，岳老常选用猪苓汤清补兼施、清利下焦；内托生肌汤补虚消瘀，利湿清热；防己黄芪汤祛风逐水健脾；实脾饮治身重懒食，肢体浮肿，口中不渴，二便不实者。末期以"扶正即所以祛邪"为主。如《医宗必读》所言本病末期"苟涉虚者，温补脾肾，渐次康复"。常用自拟方芡实合剂，由党参、白术、茯苓、芡实、菟丝子、山药、百合、黄精、金樱子、枇杷叶组成，为岳老治疗脾肾俱虚型蛋白尿的经验方。本方白术、茯苓益气健脾利水，促进运化，能使水气不得内停，芡实、菟丝子、怀山药脾肾双补，配合参、术、苓，阴阳两伤均可治；百合、黄精、金樱子入肺、脾、肾三经，补其不足，功力较强；尤妙在枇杷叶，清热入肺，能肃降肺气，使水道通利，下输膀胱。

玉米须为禾本科玉蜀黍的花柱和花头，因花柱呈丝状，故名"玉米须"。性味：甘、淡、平。可祛湿清热、利水通淋，用于肾炎水肿、热淋、石淋等证，配方用量：15~30g。岳老认为常服本药有利于慢性肾小球肾炎的治疗。具体服法为：先储备干燥玉米须12kg，用时，取玉米须60g洗净，煎汤代茶，作1日量，渴即饮之，不拘次数，勿饮其他饮料，到临睡时若饮不完，次晓即倾去，再煎新汤饮之。要逐日坚持，切勿间断，间断则效果差。饮到3个月时，做检查，观察病情的趋向，若见效果，再继续服3个月，则可痊愈。但仍须避风寒以防感冒，节劳累以速康复。

盛国荣医案

医案1（脾肾两虚病相传，健脾补肾兼利水）

陈某，女，21岁。于1956年10月23日入院。

患者于20天前患过感冒，有咳嗽鼻塞、咽喉疼痛，检查发现扁桃体肿大及潮红，曾口服青霉素片而愈。5天前发现脸部及下肢浮肿，尿检发现蛋白（++），血压145/85mmHg，曾服过维生素，浮肿未见消退，血压继续上升至160/100 mmHg。入院时血压上升至170/100mmHg，除感觉呼吸气促、口微干、头晕外，余无特殊病史。既往史：7年前，曾患过浮肿1次，经过1星期左右渐消退；10年前患过疟疾；18岁结婚，1954年育一男孩，爱人健在。无慢性病及其他病史。体检：体温36.5℃，脉搏84次/分，呼吸26次/分，血压210/116 mmHg，发育尚好，营养中等，神志清醒，面色苍白，眼睑浮肿，两下肢浮肿，手压之凹陷，口不渴，小便短，食欲不振，大便正常，月经不规则，咽喉轻度充血，扁桃体肿大。实验室检查：血红蛋白90g/L，红细胞3.2×10^{12}/L，白细胞13.5×10^9/L，中性粒细胞81%，嗜酸粒细胞2%，淋巴细胞8%，血沉20mm/h。生化检查：肌酐 132.6μmol/L，胆固醇 6.46mmol/L，总蛋白 74g/L，41g/L，球蛋白 33g/L，尿检：蛋白（＋＋），糖（＋＋），白细胞（＋），颗粒管型（＋），尿比重1.014，酚红试验：2 小时排出 52％，尿素氮 17.5mmol/L。

西医诊断：慢性肾小球肾炎。

中医辨证：脾肾失守，阳气衰弱，水气泛滥。

治则：益肾补脾，辅以通化水气，用"二苓汤"加减。

处方：泽泻 12g　　　茯苓 12g　　　　车前子 9g　　　　　白术 9g

　　　大腹皮 9g　　商陆 6g

另口服琥珀粉 3g，日服 3 次，配合济生肾气丸及知柏八味丸，交替服用。

2 周后，体重减轻 4kg，食欲转佳，以低盐试食，调理 3 个月，血压降至 100/80mmHg，精神良好，尿中蛋白消失，肾功能亦恢复正常，已照常工作，经过 2 年来的观察，一切正常。

（《肾脏病的治疗及验方·盛国荣》）

【诠解】　本例患者 7 年前曾患浮肿，本次在感冒 2 周后，复发浮肿，尿检结果有蛋白、颗粒管型等，故西医诊断为"慢性肾小球肾炎"。中医根据面肢浮肿、尿少、口不渴、纳差等症诊断为"水肿"，属脾肾功能失职，乃脾失运化、肾不主水所致，治以健脾益肾利水。方用白术、茯苓健脾利水渗湿，泽泻、车前子利水，大腹皮行气利水，商陆逐水，琥珀粉化瘀利水（该药冲服有效，入煎剂不溶于水），集众利水之法于一炉，相辅相成，加配济生肾气丸及知柏八味丸之益肾及调整肾的阴阳，促进了气化功能的恢复，才取得了相当好的效果，浮肿等诸症悉除。

医案 2（脾肾亏损水妄行，药食并用取佳效）

阮某，男，38 岁，渔民。1957 年就诊。

主诉：全身浮肿 6 个月，头痛、恶心、眼花 3 周。患者于 6 周前开始鼻塞、喉痛，连续 3 天，有规则地恶寒发热，汗出，曾服奎宁而愈，愈后眼睑浮肿，由脸部波及全身，伴有腰酸、头眩、关节酸痛，小便量少如浓茶，食欲不振，疲乏无力，大便正常。6 年前曾患过疟疾，4 年前患过胃痛、吐酸水，爱人健在。体检：体温 36.8℃，脉搏 78 次/分，呼吸 20 次/分，血压 115/80mmHg，发育正常，营养不良，有贫血外观，眼睑浮肿，下肢水肿更显，手指压之凹陷，良久复原，舌苔白滑，口不渴，心肺正常，肝脾未触及，腹围 85cm。实验室检查：血红蛋白 96g/L，红细胞 3.4×10^{12}/L，白细胞 6.4×10^9/L，中性粒细胞 60%，嗜酸粒细胞 7%，淋巴细胞 33%，血沉 85mm/h，胆固醇 14.74mmol/L，总蛋白 48g/L，白蛋白 18.4g/L，球蛋白 29.6g/L，肌酐 70.72μmol/L，酚红试验：2 小时排出 38%。尿检：蛋白（＋＋），管型（＋），上皮细胞（＋），白细胞（＋），比重 1.005。X 线透视心肺无病变。

西医诊断：慢性肾小球肾炎。

中医辨证：脾肾亏损，不能制水，故水妄行泛溢皮肤。

治则：益肾健脾利水。

处方：茯苓 12g　　白术 12g　　　　车前子 9g　　　　枇杷叶 30g

　　　　商陆 9g　　黄芪 12g　　　　山药 12g

另交替配服济生肾气丸、五苓散。

服药 4 周，体重由 58kg 降至 52kg，腹围由 85cm 缩为 77cm，尿量每天由 450ml 增至 1.56L，精神转佳，胃纳增进。调治 2 个月，尿检：蛋白（＋），上皮细胞微量，白细胞 0～1 个，其他无异常。继续用猪小肚（去油，盐水洗净），以山药 15g、薏苡仁 15g、茯苓 15g、莲子 9g，合炖代点心服，先试吃低盐及轻劳动 1 个月，无变化，再服药 1 个月，尿检蛋白消失，已参加体力劳动，一切正常。

（《肾脏病的治疗及验方·盛国荣》）

【诠解】　本例患者就诊时已全身浮肿 6 个月，6 周前因感冒而症状加重，伴见恶心、嗳气、乏力、口不渴，是为脾气虚，失于运化水湿之能；腰酸、关节痛、眼花、尿少由肾气虚引起，脾肾两虚，则水湿停留，泛溢肌肤而为浮肿，故舌苔白滑。治当双补脾肾，以促气化，气行则水行。方用茯苓、白术、黄芪、山药健脾促进运化；枇杷叶帮助降肺气，以通调水道；车前、商陆加强制水之能；再用济生肾气丸补肾而主利水，五苓散温阳健脾利水，药能对证，则浮肿日退。山药、薏苡仁、茯苓、莲子，名曰四神，与猪小肚（猪膀胱）皆药膳佳品，味美而易被患者接受，具有补脾益气、利水湿之效。

姜春华医案

医案 1（脾失运化肾失藏，扶阳化气固精微）

周某，男，45 岁，干部。

患者 10 年前于干校劳动时疲劳复渍水湿，渐有浮肿，后小便血尿、蛋白尿而诊断为急性肾小球肾炎。虽经治疗但因失于调养，浮肿始终未退尽。1982 年 4 月疲劳后出现全身浮肿，腰酸乏力，尿蛋白（＋＋＋＋），诊断为慢性肾小球肾炎肾病型而住院治疗，曾用激素、免疫抑制剂、利尿剂而疗效不显，请姜老会诊。实验室检查：尿蛋白（＋＋＋＋），颗粒管型（－），24 小时尿蛋白总量 8.65g，血浆总蛋白 40.8g/L，白蛋白 16.8g/L，总胆固醇 8.65mmol/L。症见面色㿠白，全身水肿，两下肢按之没指，形寒畏冷纳呆，大便溏薄，苔白滑舌质胖嫩，脉沉细。

辨证：脾肾阳虚，水湿泛滥，精微失于转输，渗漏于下。

治则：健脾温肾，通阳利水。

处方：红参^{另煎代茶}6g　黄芪 30g　炮附片^{先煎}12g　桂枝 6g

　　　白术 9g　　茯苓 15g　　仙茅 9g　　仙灵脾 9g

　　　巴戟天 12g　白芍 9g　　胡芦巴 6g　车前子^包15g

　　　生姜 3g

14 剂。

二诊：服上方后浮肿明显消退，胃纳大振，小便增多，形寒、便溏好转，尿蛋白下降到（＋），颗粒管型消失，24 小时尿蛋白总量下降到 0.63g，血浆总蛋白与白蛋白上升。

处方：原方去车前子加山药 9g、陈皮 6g，续服 21 剂。

三诊：浮肿全退，舌转淡红，脉细濡，症状基本消失。尿蛋白（－），24 小时尿蛋白总量 0.15g，血浆总蛋白与白蛋白、总胆固醇均在正常范围内。患者康复出院，随带金匮肾气丸、复方胎盘片常服以善其后。随访 1 年未复发。

（《姜春华教授治疗慢性肾小球肾炎的经验》）

【诠解】　姜老指出，慢性肾小球肾炎肾病型患者因大量蛋白尿的丢失，血浆蛋白过低，血浆胶体渗透压迅速下降，可出现严重水肿，常表现为脾肾阳虚型的症候。患者水肿反复或良久不退，多系脾肾阳虚、气不化水之候。盖肾为水脏，藏一身之精，乃命火发源之地，五脏之阳非此不能发；脾为阴土，乃后天之本，赖肾阳以煦动，输布水谷精微，五脏精气非其不能奉养。若内伤劳倦，外感寒湿，损及脾肾之阳，则水湿泛滥，精微下泄，浮肿而面白肢冷，尿少而蛋白渗漏。姜老治此证，提倡重用温阳益气，鼓舞脾运，复壮肾阳，蒸腾气化，通利水道，传精微转输而不致下漏，水得气化而浮肿渐退。此亦即景岳"温补即所以化气，气化而全愈者，愈出自然"之谓。根据姜老用药经验，主要以实脾饮与真武汤合用较为合拍，回阳通阳的附子、桂枝剂量要重，需选用红参再加仙茅、仙灵脾、巴戟天、胡芦巴等以增强温补之力。此例患者服药后肾阳蒸腾，脾阳得运，精微转输，胃纳大振，体内血浆蛋白及白蛋白增加，尿蛋白显著减少，加上小便通利，促使浮肿迅速消退。

医案2（脾肾亏虚精微失，运脾固精治得法）

任某，男，46岁，教师。

慢性肾小球肾炎史8年余，小便化验蛋白尿经常在（＋）～（－）之间，无高血压及浮肿，也无血尿。但见形体消瘦，面色萎黄，腰酸膝软，时有遗精滑精，纳食不馨，大便不实，气短神疲，舌淡红，脉细濡。此乃脾肾气精两虚，固摄无权，仿虚劳之例论治。

处方：党参12g　白术12g　升麻3g　益智仁9g
补骨脂9g　菟丝子9g　枸杞子9g　熟地9g
山萸肉9g　金樱子9g　潼蒺藜9g　龙骨先煎15g

14剂。

另用黑大豆丸（黑大豆120g、山药60g、黄芪60g、苍术60g，共研细末，炼蜜为丸）早晚各服1次，每次10g，开水吞服。

二诊：上方服用半月，腰酸遗精滑精已愈，纳食渐馨，大便转实，小便尿蛋白2次阴性，患者甚喜。续予原方7剂。嗣后，停煎药常服黑大豆丸，至今2年，尿蛋白保持阴性。

（《姜春华教授治疗慢性肾小球肾炎的经验》）

【诠解】 慢性肾小球肾炎的各种类型都会出现蛋白尿，而尿蛋白又以白蛋白为主。姜老认为，白蛋白是人体的精微物质，属于精气的一部分。精气赖脾之升以转输，肾之固以封藏。尿蛋白长期流失不止，与脾肾气虚、固摄无权有关。其病机是脾气虚陷，清气不升，清浊互混，精微下注，或肾气亏损，阴阳两虚，封藏失职，精气漏泄。姜老临床治疗以持续性蛋白尿为主要表现的慢性肾小球肾炎，有2条经验：①健脾摄精，重在益气升提。②补肾固精，务须阴阳互调。此方用党参、白术、升麻益气升清、健脾摄精，熟地、萸肉、枸杞子滋肾中之阴，潼蒺藜、菟丝子、补骨脂、益智仁补肾中之阳，龙骨、金樱子涩漏固脱、收敛精微。另有黑大豆丸系姜老治蛋白尿秘方。方中黄芪、山药、苍术同用，能升益脾气、分清利浊，使脾气散精遵循常度，不致漏泄下渗。最妙在黑大豆一味主药，谢利恒曾曰："此物色黑属水，为肾之壳，入肾之功最多。"姜老指出，黑大豆含丰富的蛋白质及其他营养物质，既能补充肾炎患者体内因蛋白尿而丢失的蛋白质，又能滋水补肾、固涩肾精。此药宜研末或入丸吞服，如入汤煎，其效大逊。姜老临床中常用黑大豆丸配入辨证复方中治疗肾病蛋白尿，每获良效，稳定后再常服黑大豆丸，以资巩固。

张镜人医案

（补益脾肾重气阴，扶正祛邪数法兼）

高某某，男，41岁。

初诊日期：1988年3月9日。

主诉：腰酸、浮肿、蛋白尿5个月。

病史：患者于1987年10月起腰酸，伴夜尿增多，至12月份尿频尿急明显。当地医院查尿常规；蛋白（＋），红细胞（＋＋）。曾给予吡哌酸、先锋Ⅳ号等治疗无效。转市某医院，拟诊"肾小球肾炎"住院1个月，曾做肾穿刺示：肾小球局灶性硬化。因症情控制不满意而来中医门诊。目前仍腰部酸楚，下肢浮肿，夜寐梦多。舌苔薄黄少润，脉细。检查：血压160/104mmHg，尿常规：蛋白（＋＋），红细胞10～15个/HP，白细胞0～1个/HP。

辨证：脾肾气阴两虚，湿热下注。

西医诊断：慢性肾小球肾炎。

中医诊断：水肿。

治则：健脾补气，益肾养阴，兼清湿热。

处方：炒白术9g　　炒山药9g　　扁豆衣9g　　炒生地12g

　　　莲须3g　　　芡实12g　　　米仁根30g　　石韦15g

　　　大蓟根30g　　女贞子9g　　旱莲草30g　　贯众炭9g

　　　荠菜花30g　　赤白芍各9g　炒川断15g　　香谷芽12g

二诊：1988年5月4日。浮肿已见轻减，腰脊酸楚好转，脉细，舌苔薄黄腻。尿常规：蛋白（+），红细胞3~4个/HP，白细胞0~1个/HP。仍守前法。

处方：上方去贯众炭、荠菜花，加杜仲9g。

三诊：1988年9月21日。尿常规：蛋白（+），红细胞2~3个/HP，白细胞0~1个/HP。诸症均平，脉细，苔薄腻，前法续进。

处方：炒白术9g　　炙黄芪9g　　炒山药9g　　炒生地12g

　　　莲须3g　　　芡实12g　　　米仁根30g　　石韦15g

　　　大蓟根30g　　贯众炭9g　　荠菜花30g　　炒川断15g

　　　仙鹤草30g　　杜仲9g

本案患者一直单纯用中药治疗，症情比较稳定。药后自觉体质增强，不易感冒，正常参加工作，尿检有少许蛋白，或少许红细胞，随访4年，无明显波动，肾功能一直正常。

（《国医大师临床经验实录·张镜人》）

【诠解】 慢性肾小球肾炎当益肾健脾并重，扶正祛邪兼顾，而扶正主要在气、阴，祛邪主要在湿、热、瘀。关于扶正方面，根据本病病机先是脾肾气阴亏虚损，进而营血亏耗甚则阴损及阳。张老认为从益气和营着手，温补刚燥，助长邪热，重遏气阴；滋腻柔润，有碍脾胃，更长湿浊，故均应审慎，而可选用补而不腻的生晒参、冬虫夏草，配合黄芪、怀山药、当归、枸杞子、白术、白芍等品。若阴虚明显加女贞子、旱莲草；兼见阳虚则稍佐巴戟天、淫羊藿同进。

关于泄浊祛邪，张老认为应从两方面着手。一是祛湿化痰，泄利浊邪。二是配合通腑导泻、清热解毒、活血化瘀诸法。盖饮食不化精微，转为水湿，凝聚成痰，瘀滞成浊，转而成为尿毒，故祛湿化痰、升清泄浊是泄浊的基本常法。可选用苍术、蚕沙、半夏、陈皮之类。浊邪不能从小溲外泄，所以泄浊的另一通道是通腑导泻，以求替代，以求出路。大黄既清热除湿，活血化瘀，又导泻泄浊，故常列为首选。但导滞宜慎，诛伐太过，虚体难支，所以这只是泄浊的变法。又由于浊邪易于热化，或与湿热胶着。久病入络，瘀滞更甚，故泄浊之法常合清热解毒、活血化瘀等数法兼用，疗效更佳。

临床上部分病例尿检一直有明显的血尿，尿血之因可有阴虚有热、气虚不摄等方面。但此例患者以肾虚阴亏、虚火灼络所致，故拟方时对此患者宜侧重益肾清热、和络止血。方中仙鹤草、干藕、贯众炭乃安络止血之意。不过尿血较其他部位出血，单纯以止血法难以获效，所以重要的是从根本上图治。

邓铁涛医案

（治疗肾病先调脾，清阳升举肾精固）

黎某，男，22 岁。

初诊日期：1980 年 3 月 16 日。

现病史：几个月前眼睑部浮肿两次，均未治疗而自然消退。今年 2 月 3 日后，眼睑、头部出现水肿，渐渐蔓延至全身而住院。西医诊断为慢性肾小球肾炎急性发作，经用激素、利尿药与五苓散、五皮饮等治疗，水肿在 1 周内消退，而后隔日服泼尼松 80mg（16 片），共 50 余天，其中加服环磷酰胺半月多，但蛋白尿持续，逐渐出现激素副作用，全身毛细血管扩张而发红，脸上长满痤疮，两颞有搏动性头痛，服安眠药始能入睡，但易惊醒，易兴奋激惹，头发脱落。

诊见：尿蛋白（＋＋＋＋），眠差易惊，头发脱落，食欲一般，大便正常，小便稍少、色淡黄，口微苦，不渴，舌边尖略红、有齿印、苔灰黄浊腻，脉弦滑，左关尤甚，重按无力。

处方：黄芪 15g　　　玉米须 30g　　　怀山药 30g　　　茯苓皮 15g
　　　生薏苡仁 30g

每日 1 剂，水煎服，连续服用。

服上方 1 周后，尿蛋白（＋＋）；2 周后，尿蛋白（＋）；第 4 周末，尿蛋白（－）。以后连续服用 3 周，尿蛋白都是阴性。嘱其以后仍服用此方药，酌加龟甲，以图巩固（治疗期间仍每天服泼尼松 80mg，曾因预防感冒注射过丙种球蛋白 1 支）。

（《中国百年百名中医临床家丛书·邓铁涛》）

【诠解】 邓老主张慢性肾小球肾炎分为脾虚湿阻，脾肾阳虚，肝肾阴虚和脾肾衰败、蒙蔽心窍 4 个证型。但是脾虚是本病的共性，治疗过程中应时时注意调补脾气，保持脾气的健运，这是愈病不可忽视的关键环节。邓老认为该病在发病过程中早期主要表现为脾虚湿中；若病情进一步发展则导致脾肾阳虚或脾肾衰败；即使是肝肾阴虚，也与脾虚气血生化之源不足相关。是故邓老强调肾病要治脾。治疗慢性肾小球肾炎的基本方是参苓白术散加减。对于经过治疗患者症状基本消失，惟尿蛋白长期不除者，主张不仅要固肾，关键还要健脾利湿，自拟消蛋白饮加减：黄芪 30g、龟甲 30g、怀山药 15g、苡仁 30g、玉米须 30g。该医案中邓老重用黄芪、怀山药益气健脾；薏苡仁、茯苓皮利尿消肿而不伤正；玉米须甘淡渗湿，功专利水渗湿消肿且益肾固蛋白，全方补脾益肾以图恢复脾肾功能。蛋白尿为慢性疾病，获效当守方不变，服药 7 周蛋白尿消失。

朱良春医案

（脾肾两虚水无主，温运阳气兼祛邪）

王某，男，50 岁，工人。1978 年 2 月 3 日初诊。

患者于 1971 年在某医院诊断为慢性肾小球肾炎，迁延日久，迭治未愈，来我院就诊时面色萎黄而浮，食后脘胀，大便溏薄，入暮足肿，神疲肢乏，口干尿少，易于感冒，苔薄、舌淡尖红，脉象细软，肾功能检查：二氧化碳结合力 23 mmol/L，血尿素氮 51mmol/L，肌酐 270μmol/L。肾图提示：肾功能呈极度损害，整个排泄图形呈水平线；小便常规：蛋白尿（＋＋＋），白细胞少许，红细胞少许。

治则：温补脾肾，清利泄浊，徐图效机。

处方：熟附子 9g　　肉桂^{后下}3g　　怀山药 30g　　潞党参 12g

　　　补骨脂 10g　　桑寄生 30g　　六月雪 30g　　玉米须 30g

　　　益母草^{煎汤代水煎药}90g

二诊：上方加减服用 1 年后，尿蛋白（＋＋），肾图提示：肾功能重度受损，排泄图形呈曲线，但未见明显顶峰。因患者面浮全消，口干，小便如常，精神亦振，但舌体胖、舌尖偏红、舌苔薄腻，脉象小弦，故辨证为肾精不固、湿热未尽。拟方益肾固摄，兼利下焦。

处方：生黄芪 30g　　补骨脂 10g　　怀山药 30g　　益智仁 12g

　　　金樱子 12g　　芡实 12g　　　鹿角霜 12g　　六月雪 30g

　　　菝葜 15g

连服上方半年，肾图右侧分泌时间正常，但排泄段延缓。肾功能复查：二氧化碳结合力 20mmol/L，血尿素氮 32mmol/L，肌酐 290μmol/L。小便常规：蛋白少许。患者面色转为红润，精神较佳，已能从事轻工种，病情缓解稳定。

（《中国百年百名中医临床家丛书·朱良春》）

【诠解】 慢性肾小球肾炎由于病程长、变证多，很难有一确切的中医病名以代表，朱老认为《素问》之"肾风"较切合，尿毒症阶段则与"肾厥""关格"相一致。慢性肾小球肾炎的致病因素较为复杂，脾肾两虚为发病的关键所在，风寒湿热为其诱因，脏腑、气血、三焦气化功能失调乃为发病的病理基础。朱老认为黄芪、淫羊藿、附子是关键性的药物，除舌质红绛、湿热炽盛者外，均应选作主药。附子、淫羊藿不仅可以温肾，而且还有肾上腺皮质激素样作用；黄芪益气培本，促进血液循环，兼能利水均有助于肾功能的恢复。其他则随证用药，因证制宜。如石韦有消除肾小球炎症病变、抑制过亢的卫气的作用，近代研究显示有抑制免疫反应的功能。尿蛋白在（＋＋）~（＋＋＋）之间者可加重其用量至 30~60g，配合仙鹤草、益母草，对消除尿蛋白有较佳之效。

本例患者慢性肾小球肾炎迁延日久，缠绵不愈，脾肾阳虚，肾气不固，湿热羁留以致精微外泄，出现蛋白尿。对于此类患者朱老均采用补泻皆施之法，使邪去而正不伤，方中用附子、肉桂温补肾阳，怀山药、补骨脂补益肾气，益母草凉血止血，玉米须补肾固精。全方攻补并用，缓图收工。

何炎燊医案

（宗于古法灵活变，最忌蛮补免留邪）

吴某，男，13 岁，香港学生。1987 年 6 月 6 日来莞就诊。

其母云：此子已患肾炎年余，西医谓此病难治。原其姐患慢性肾小球肾炎发展至肾衰，已做肾移植术。医据其家族史，故有难治之说。最初用大量激素冲击疗法，浮肿消退，小便正常，减药后则病情反复，而体质日差，常患感冒，则病情加重。当地中医曾施用寒热攻补诸法，无一效。病孩懒言少动，神气甚疲，肌肤苍白不泽，面目轻度浮肿，纳谷不馨，时作干呕，大便溏滞，小溲黄短，夹泡沫如肥皂泡状，脉濡缓，两寸略浮，舌质淡红不华、苔白滑、根部厚。化验检查（摘要）：血红蛋白 91g/L，血尿素氮 8.2mmol/L，血清肌酐 145μmol/L。尿蛋白（＋＋＋），红细胞（＋＋），颗粒管型（＋）。

辨证：脉症合参，病属脾肾两虚。

处方：目下形浮溺短，纳差便溏，水湿弥漫，不宜骤补，先予健脾展气行水。

处方：黄芪石韦汤合五苓散加减（停用一切西药）。

黄芪 20g	石韦 20g	白术 15g	扁豆 15g
猪苓 15g	泽泻 15g	带皮苓 25g	桂枝 7.5g
半夏 10g	苏叶 10g	陈皮 5g	

7 剂，水煎服，日 1 剂。

二诊：因停用激素，面目浮肿，小便仍短。

处方：前方桂枝改为肉桂 2g，以蒸动膀胱气化，加麻黄 7.5g，以宣肺行水。7 剂。

三诊：小便量增，浮肿减半，大便成形，胃纳仍差，小便化验检查无进展。

处方：前方去麻黄，加怀山药 20g、大枣 15g，增强健脾之力。10 剂。

四诊：前方服至第 6 剂，病情日好，昨日当风受凉，恶寒发热，无汗，面目浮肿，尿少，家人忧虑，急来诊治，脉浮缓，舌白不渴。

处方：人参败毒散以解外邪。

党参 15g	柴胡 10g	前胡 10g	羌活 10g
独活 10g	带皮苓 25g	炙甘草 5g	川芎 7.5g
枳壳 10g	桔梗 10g	生姜 3 片	大枣 2 枚

嘱服两剂，视病情如何再商。

两日后，其母亲电话告知："服 1 剂寒热罢，服 2 剂诸恙悉退。"乃嘱其接服第三诊之方。15 剂。

五诊：病家因故未暇及时来诊，已服第三诊方 20 剂。此时病孩神色颇佳，浮肿全消，小便量多，泡沫少，胃纳亦稍振。化验检查（摘要）：血红蛋白102g/L，血尿素氮、血清肌酐皆正常，尿蛋白（＋＋），红细胞（＋），管型（－）。

处方：改用参苓白术散加减健脾固肾，合玉屏风散防治感冒。

党参 20g	带皮苓 30g	白术 15g	扁豆 15g
怀山药 20g	苡仁 20g	砂仁 5g	陈皮 5g
芡实 20g	莲肉 15g	黄芪 20g	防风 10g

嘱其每周服药二三剂，如无时邪外袭，湿热内伤，可常服不辍。

1988 年春节，病家来莞探访，病孩已康强胜昔，血红蛋白升至 121g/L，惟尿中仍有蛋白（±）、红细胞 1 ~ 3 个，其母问可复学否，何老应之曰："可，惟不可过劳耳。"此后停用汤药，拟善后之法。

处方：

1. 每日服六味地黄丸 2 次，每次 6g。

2. 每周服食"消蛋白粥"1 ~ 2 次：黄芪 20g、怀山药 20g、芡实 20g、白果肉 15 枚，白米适量，熬粥食。此后小便检查一直阴性，发育良好，至今 9 年，已长大结婚矣。

（《中国百年百名中医临床家丛书·何炎燊》）

【诠解】 此例有家族史之慢性肾小球肾炎，迁延年余，用激素已无效应，故医云难治，而纯用中药治疗，却获得远期疗效。常见医家治疗慢性肾小球肾炎日久不愈者，多说病位在肾，尤其用激素者，多见肾阴亏损，且有"久病入络，必多夹瘀"之说。然而，此例则始终病位在脾，又无夹瘀脉症，故不为成说所拘。按中医传统理论，辨证施治获效。初诊所用之黄芪石韦汤，乃何老从《金匮要略》防己黄芪汤化裁而来者，防己苦寒，损脾伤肾，故易以石韦之清淡，既能利水又不伐正，多年试之颇效。停用激素，则尿量少，水肿甚，按中医藏象学说，方中加入肉桂、麻黄消肿利尿之效更显。"膀胱者，州都之官，津液藏焉，气化则能出矣。"肉桂蒸动命火，其化气之力远胜桂枝；而肺为水之上源，麻黄宣降肺气，气降则水行矣。大势既平，方中始加固肾之品，而选用莲肉、芡实者，是脾肾兼顾之法，而避柔腻之品，以防碍脾资湿也。善后之法，常服六味地黄丸，乃考虑患者之先天因素，乃增强体质，防止复发之计。纵览何老治疗儿童慢性肾小球肾炎之医案，可归纳为如下两条思路：①实证最多，治宜展气通津、祛风泄热。小儿肾病常因外感六淫邪毒和饮食所伤，若非迁延日久，则以实证为多，治疗大法是展气通津、祛风泄热。②久病体虚忌蛮补，活血化瘀勿伤正。小儿稚阳未充，稚阴未长，初病属实，病久成虚。然小儿久病体虚者，最忌蛮补，以免留邪。

叶景华医案

（脾肾两亏风邪袭，祛风活血病易瘥）

王某，女，40岁。2008年5月15日就诊。

主诉：双下肢浮肿伴泡沫尿1年余。

现病史：患者1年前在无明显诱因下出现双下肢重度浮肿，泡沫尿明显，就诊于本市医院肾内科，诊断为"膜性肾病"。予泼尼松12mg治疗，一度曾有改善，后泼尼松改为7mg。后因不慎受寒而致外感，症情反复，浮肿又剧，大量泡沫尿，予环磷酰胺（CTX）冲击治疗，症状缓解不明显，双下肢浮肿日渐加重，尤在外感后加重明显，平时以素食为主，大便每日3次，质稀不成形，咽（+）。

实验室检查：病理膜性肾病。血压110/90mmHg，24小时尿蛋白定量5173mg。身肿腰以下为甚，按之凹陷不易恢复，大便质稀不成形，神倦肢冷，平时容易感冒。舌质淡红、边有齿痕，脉沉细。

治则：温运脾阳，利水化瘀化湿。

处方：炮附子 6g　　　炙桂枝 10g　　　炒白术 15g　　　生甘草 4g

　　　白花蛇舌草 30g　山豆根 10g　　　黄柏 10g　　　　虎杖 30g

　　　猪苓 15g　　　　徐长卿 15g　　　黄芪 30g　　　　金雀根 30g

　　　炙僵蚕 15g　　　卫茅 30g　　　　青皮 10g　　　　陈皮 10g

日 1 剂，水煎，分 2 次服。

二诊：患者药后双下肢浮肿，好转不明显，自觉神疲乏力足软，小便量不多，纳食尚可，大便日行 2~3 次，咽干，咽（+），苔薄腻、质淡红，脉细数。

治则：益气温阳健脾，化湿利尿。

处方：黄芪 30g　　　　白术 30g　　　　桂枝 10g　　　　熟附子 6g

　　　半夏 10g　　　　陈皮 10g　　　　枳壳 10g　　　　泽兰 30g

　　　金雀根 30g　　　黄柏 10g　　　　虎杖 30g　　　　车前子 30g

　　　丹参 30g　　　　猪苓 15g　　　　楮实子 15g　　　甘草 4g

水煎服，日行 2 次。

三诊：药后浮肿稍有消退，小便不多，纳食尚可，大便 3 次，面色㿠白，舌质淡、苔薄腻，脉沉细。血压 105/70mmHg。

治则：益气温阳健脾，化湿利水。

处方：熟附块 15g　　　肉桂 3g　　　　桂枝 10g　　　　黄芪 30g

　　　白术 30g　　　　干姜 3g　　　　猪苓 30g　　　　半夏 10g

　　　卫茅 30g　　　　砂仁 3g　　　　虎杖 30g　　　　泽兰 30g

　　　车前子 30g　　　炙僵蚕 30g　　　青陈皮各 10g　　党参 15g

　　　当归 10g

水煎服，日行 2 次。

四诊：浮肿明显消退，小便量每日 2000ml 以上，自觉全身轻松，精神可，纳食可，大便日行 1~2 次，血压 130/80mmHg，口干欲饮，苔薄、质淡红。

治则：温阳益气，滋阴益肾。

处方：熟附块 15g　　　肉桂 2g　　　　桂枝 10g　　　　炙僵蚕 10g

　　　干姜 3g　　　　补骨脂 10g　　　卫茅 30g　　　　鹿角胶 10g

　　　金雀根 30g　　　虎杖 30g　　　　白术 30g　　　　黄芪 30g

| 党参 15g | 当归 10g | 川芎 10g | 青陈皮各 10g |

| 炙龟甲 30g | 甘草 4g | 砂仁 5g |

水煎服，日行 2 次。

（《叶景华辨证中重用虎杖验案》）

【诠解】 叶老认为慢性肾小球肾炎在脾肾两亏的基础上，与感受风邪和湿热邪亦密切相关，而风邪在病变中起着重要作用。古人对此有一定的认识，如《素问·评热论》中有"肾风"之名。高士宗谓："病生在肾，水因风动故名肾风。"因风致病，其主要症状是水肿，因此风邪是一个不可忽视的病因。一部分病例腰部疼痛明显，持续不缓解，考虑为风邪入络，应用活血祛风之剂有一定的疗效，在慢性肾小球肾炎病程中，部分病例反复感受外邪而使浮肿反复增剧，尿液情况更差，亦与风邪有关。祛风药具有祛风除湿、通经络之功，部分祛风药并有利水作用。药理研究证明祛风药有可能有抑制抗体或清除抗原的作用，这对慢性肾小球肾炎是完全适用的。叶老多年来将祛风药与益肾清利活血之剂配合应用，对慢性肾小球肾炎有较好疗效。故治疗慢性肾小球肾炎当先以活血为主，可改善肾血流量，继而达到治疗的效果，这也体现了中医"治病必求于本"的治疗原则。

吕仁和医案

（脾肾亏损风邪入，扶正祛邪分期治）

于某，男，56 岁。2006 年 1 月 20 日就诊。

主诉：腰酸疲乏 2 年余。患者两年前无明显诱因出现腰酸症状，曾在西医综合医院诊断为隐匿性肾炎，给予中成药治疗，疗效不明显，经人介绍求诊于吕仁和教授。就诊时见腰腿酸痛，神疲乏力，劳累后尤甚，食少，时咽痛，睡眠、二便尚可。查：咽红，舌质暗、舌尖略红、苔薄黄略腻，脉象细弦。测血压 130/80mmHg。实验室检查：尿常规蛋白（＋＋），血清肌酐 128μmol/L。

西医诊断：隐匿性肾炎。

中医诊断：肾风（脾肾两虚，热毒癖滞）。

治则：健脾补肾，清热解毒，利湿化癥。

处方：生黄芪15g　当归12g　枸杞子10g　菟丝子20g

续断10g　桑寄生10g　牛膝10g　甘草6g

芡实10g　金樱子10g　板蓝根15g　金银花20g

黄芩10g　连翘20g　倒叩草30g　白花蛇舌草30g

猪苓30g　茵陈30g

14剂，每日1剂。水煎服。医嘱：适寒温，戒过劳。

二诊：2006年2月19日。服药后，疲乏症状好转，腰痛减，复查尿蛋白（＋），效不更方，30剂。

三诊：2006年4月15日。病情平稳，复查尿蛋白转阴，血清肌酐96μmol/L。嘱继续服中药治疗。

（《吕仁和教授治疗隐匿性肾小球肾炎经验》）

【诠解】　吕仁和教授在对隐匿性肾小球肾炎的诊治中，先按中医病机理论分为："虚损""虚劳""虚衰"三期论治，并提出中医的病理假说：早期（虚损期）的病理为"微型癥瘕"，中期（虚劳期）的病理为"微小中型癥瘕"，晚期（虚衰期）的病理为"微小大型癥瘕"，并指出早期可望康复，中期可望延缓，晚期可望维持。

1. 早期（虚损期）。他认为，隐匿性肾小球肾炎的病因首先是各种原因导致肾元亏虚，其次是感受风湿热邪气所致，其中尤以风邪为其余外邪治病的先导。故在本期的治疗中，吕老强调以祛风、散风、灭风为主。吕老此期选方多用四妙丸、三仁汤加清热解毒、祛风化湿的药物。此期常用黄柏、薏苡仁、苍术、川牛膝、当归、川芎、荆芥、防风、蝉蜕、银花、连翘、白花蛇舌草、猪苓等药物。

2. 中期（虚劳期）。此期的病理为"微小中型癥瘕"，中期可望延缓。此期为隐匿性肾小球肾炎的中期，患者可仍无临床表现，或仅表现为偶有疲乏无力、腰腿酸软等，实验室检查除尿检中有潜血和（或）蛋白外，肾功能可稍有减退，此期治疗强调保护肾脏，通活冲任督带诸脉。此期选方多用二至丸合水陆二仙胶、六味地黄丸、左归丸、右归丸加活血化瘀的药物。此期常用旱莲草、女贞子、熟地、山药、枸杞子、川牛膝、山萸肉、泽泻、茯苓、丹参、桃仁、红花、水蛭、地龙、蜈蚣等药物。

3. 晚期（虚衰期）。此期的病理为"微小大型癥瘕"，并指出晚期可望维持。此期为隐匿性肾小球肾炎的晚期，患者一般肾功能均有中到重度的损害，并且随着病情进展，五脏虚损俱现，而五脏之中，尤以心脏为重。因此，此期除保护肾脏功能外，还要重点保护心脏，故用药多在虚劳基础上加用太子参、五味子、麦冬、丹参、车前子、泽泻、泽兰等具有益气养阴、活血利水功用的药物。

杨霓芝医案

（本虚标实邪留滞，扶正祛湿兼化瘀）

患者，女，25 岁，职员。2007 年 12 月初诊。

患者 2 个月来无明显诱因出现颜面及双下肢浮肿，伴有小便减少，曾在某院查尿常规：蛋白（＋＋＋）。诊为"慢性肾小球肾炎"，口服雷公藤等药物治疗，病情反复，为求进一步治疗，来本院就诊。现症：患者神清，精神疲倦，面色萎黄，少气乏力，颜面及双下肢中度浮肿，双侧腰部隐痛，劳累后尤甚，胃纳差，口干苦，小便黄，大便干，舌淡暗、边有齿痕、苔黄腻，脉沉细。查体：神志清楚，面色萎黄浮肿，营养较差，应答合理，双下肢中度浮肿，余无异常。尿常规示：蛋白（＋＋＋），24 小时尿蛋白定量为 2.8g。血生化：血尿素氮 8.7mmol/L，肌酐 176μmol/L。

西医诊断：慢性肾小球肾炎。

中医诊断：水肿（脾肾气虚，湿热瘀阻）。

治则：以"急则治其标"原则，治以益气利水消肿。

处方：西药以呋塞米 20mg，2 次/天，口服 1 周。中药以四君子汤合五苓散加减。

黄芪 15g	白术 15g	茯苓 12g	党参 15g
猪苓 12g	泽泻 12g	车前子 18g	茵陈 15g
桃仁 10g	泽兰 12g	生甘草 6g	

每日 1 剂，水煎服。同时给予益肾灵 1 包，3 次/天；通脉口服液 1 支，2 次/

天。并嘱患者平时注意避风寒，防止过度劳累，低盐饮食，控制饮水量。

二诊：治疗 2 周后，患者精神有所好转，颜面及双下肢浮肿明显减轻，双侧腰部隐痛，胃纳差，食后腹胀，稍有口干口苦，二便已调，舌淡暗、苔黄白腻，脉沉细。复查尿常规：蛋白（＋＋）。考虑患者水湿较重，应加强健脾利水之力。

处方：在原方基础上，加用薏苡仁 12g、大腹皮 10g、鱼腥草 15g、白花蛇舌草 15g，中成药用法守前。

三诊：治疗 4 周后，患者精神可，无颜面及双下肢浮肿，但仍有双侧腰部隐痛，胃纳明显改善，少许口干，二便调，舌暗红、苔薄白，脉细。复查尿常规：蛋白（＋）；24 小时尿蛋白定量为 1.8g。血生化：血尿素氮 6.5mmol/L；肌酐 155μmol/L。考虑患者目前以肾阴虚兼瘀为主，改用二至丸合六味地黄汤、桃红四物汤加减。

处方：女贞子 15g　　墨旱莲 15g　　山药 15g　　山茱萸 15g

　　　　茯苓 12g　　　干地黄 12g　　桃仁 10g　　红花 6g

　　　　赤芍 12g　　　丹参 12g　　　甘草 3g

中成药守前。

治疗 6 周后，患者精神佳，无颜面及双下肢浮肿，双侧腰部隐痛明显减轻，纳可，二便调，舌淡红、苔薄白，脉细。复查尿常规：蛋白（－），24 小时尿蛋白 0.6g。血尿素氮、肌酐均正常。续用中药汤剂及中成药调理，坚持门诊治疗 1 年，患者无明显不适，各项检查无异常，病情稳定，未见复发。

（《杨霓芝治疗慢性肾小球肾炎经验介绍》）

【诠解】　慢性肾小球肾炎病程长，在病机上多表现为本虚标实、虚实夹杂。其正虚主要有肺、脾、肾虚的不同，而以脾肾不足为关键，脾虚是慢性肾小球肾炎发病及病机演变的重要环节，肾虚是慢性肾小球肾炎演变与转归的必然结果。正如《素问·至真要大论》云："诸湿肿满，皆属于脾。"《金匮要略》曰："水之为病，其脉沉小，属少阴。"另外，脾肾亏虚，精微下注，则致尿浊；脾气亏虚，失却运化，水湿内停，湿邪郁久化热，湿热伤络，或脾肾亏虚，失其摄纳之职，则可见尿血。杨教授临证以补益脾肾为法，临床多选用四君子汤、肾气丸加减。若仅以气虚为主，常选太子参、党参、黄芪、山药、白术、薏苡仁、茯苓、泽泻等；并嘱咐患者劳逸有度，以免造成脏腑虚损更甚。湿热是慢性肾小球肾炎发病的一个重要因素。慢性肾小球肾炎多表现为水肿，《诸病源候论》所载"身体虚肿，喘息上气，小便黄涩"即是因虚致水，水湿郁而化热的湿热之证。瘀血是慢性肾小球肾炎的主要发病因素，贯穿于整个慢性肾小球肾炎的病程中，只是程度不同。一方面因虚致瘀，气为血帅，气行则血行，气虚则血滞，气血推行不利，血络必有瘀阻，正如《读医随笔·虚实补泻论》说："叶天士谓久病必治络，其所谓病久气血推行不利，血络之中，必有瘀凝，故致病气缠延不去，疏其血络则病气可尽也。"若气虚日久阳虚，则见寒从内生，寒凝血脉而涩滞不畅；另一方面，湿浊、湿热阻遏气机，妨碍血行，也会导致瘀血，或湿热伤络，迫血外出，亦造成瘀血。

临床上，杨教授常选用当归补血汤合桃红四物汤加减。方中黄芪益气健脾，杜仲、桑寄生、黄精、女贞子、墨旱莲补肾养阴，桃仁、红花、赤芍、当归、三七活血化瘀。另外，慢性肾小球肾炎患者多伴有高凝状态，可加重肾脏损害。研究表明，中药在改善血流变方面有极大的优势，不仅疗效确切，而且不良反应少，可长期使用。杨教授临证常选用的药物有：丹参、三七、桃仁、红花、毛冬青、当归等，均获得很好的治疗效果。另外，研究还表明，大黄、冬虫夏草、黄芪、丹参等可抑制肾小球系膜细胞和系膜基质增生，改善患者体内高凝状态，清除自由基，防止钙超载，减轻肾脏损害等。脾肾气化不及，升清降浊的功能受到破坏，不能及时运化水液、浊毒、瘀血等病理产物，于是造成因虚致实、虚中夹实、以虚为本、以实为标的复杂状态。其中毒邪是慢性肾衰竭病程中的重要病理因素之一，毒邪表现有热毒、瘀毒、浊毒、溺毒等形式，毒邪蕴结于肾，可使病情反复或加重，甚至危及生命。因此，脾肾不足、浊毒癖阻是慢性肾衰竭的主要病理基础。故此，对于此类患者，在内服益气活血方药的基础上，综合运用结肠透析、药浴、沐足等疗法以祛除体内浊毒。

陈以平医案

（脾肾两虚毒为病，固本涤毒复肾功）

贺某，男，22岁。2006年9月25日初诊。

主诉：反复双下肢浮肿伴泡沫尿 4 年。

现病史：患者 4 年前无明显诱因发现双下肢浮肿，尿常规多次查尿蛋白阳性，分别于 2003 年 1 月和 2004 年 7 月在南京某三甲医院两次肾活检示：继发性膜性肾病（考虑重金属中毒）。4 年来间断予泼尼松、雷公藤多苷、环孢霉素和 FK506 治疗，尿蛋白定量波动在 6.8 ~ 3.9g/24h，血浆白蛋白 31.3g/L，血清肌酐 135μmol/L。刻下：双下肢明显浮肿，伴乏力，足背肌肉疼痛作胀，口淡无味，稍有恶心，夜尿 2 ~ 4 次，见泡沫尿。舌质淡、边有齿痕、舌苔薄白，脉细。查体：血压 130/80 mmHg，神清，精神可，心肺腹无异常，双下肢轻度浮肿。实验室检查：尿常规：蛋白（＋＋＋），潜血（＋＋），肾功能：血清肌酐 153μmol/L，血尿素氮 13.3mmol/L，尿酸 369μmol/L，血浆白蛋白 31.3g/L，24 小时尿量 1850ml，尿蛋白定量 6.11g。

西医诊断：慢性肾小球肾炎。

中医诊断：水肿。

辨证：脾肾两虚，水湿内聚。

治则：补脾益肾，清利水湿。

处方：

白花蛇舌草 30g	半枝莲 30g	苍术 15g	白术 15g
猪苓 30g	茯苓 30g	苡仁 30g	山药 30g
白鲜皮 30g	黄芪 30g	当归 15g	党参 30g
丹参 30g	白鲜皮 30g	狗脊 30g	黄精 20g
淫羊藿 15g	巴戟天 15g		

日 1 剂，水煎取汁 300ml，分早晚 2 次温服。同时服用黑料豆粉、清热膜肾冲剂、活血通脉胶囊口服。

二诊：2006 年 12 月 26 日。患者浮肿减轻，乏力减，24 小时尿蛋白定量 2.43g，血清肌酐 131μmol／L，血浆白蛋白 37.6g／L。

处方：予上方加黄柏 15g，蒲公英 15g，僵蚕 12g，地龙 12g，土茯苓 30g，菝葜 15g，积雪草 30g，穿山甲 6g，鬼箭羽 15g。

日 1 剂，水煎取汁 300 ml，分早晚 2 次温服。

三诊：2007 年 10 月 16 日。24 小时尿蛋白定量 1.8g，血清肌酐 97.5μmol／

L，血浆白蛋白 41.6g/L。

处方：予上方减地龙、土茯苓、穿山甲、黄柏加葛根 15g、鸡血藤 15g、莲子肉 20g、山药 30g。

日 1 剂，水煎取汁 300 ml，分早晚 2 次温服。

四诊：2008 年 1 月 21 日。尿常规：蛋白（＋），潜血（＋），24 小时尿蛋白定量 0.6g，血清肌酐 106.5μmol /L，血浆白蛋白 45.7g / L。续服上方。

（《陈以平教授辨治马兜铃酸肾病的临床验案》）

【诠解】 该患者为青年男性，就诊时即发现血清肌酐增高伴蛋白尿，追问病史，患者曾经在某蓄电池厂工作 1 年多，有接触金属铅的历史，外院肾活检提示继发性膜性肾病。初诊陈师以常用补脾益肾加清热化湿之品投石问路，复诊病情有好转迹象，陈师认为其久病既有重金属中毒，毒邪是阻碍其疾病向愈的关键，遂投以黄柏、蒲公英去热毒，僵蚕、地龙去风毒，土茯苓、菝葜除湿解毒，积雪草、穿山甲、鬼箭羽等祛瘀解毒。三诊尿蛋白定量明显下降，血白蛋白上升，中病即止，减解毒之品加葛根、鸡血藤、莲子肉、山药等活血健脾的药物收功，使病情完全缓解。本例是陈师大胆尝试"解毒攻毒"治疗疑难重症的典范之作。

七、肾阳亏损

施今墨医案

（脾肾相关病相连，湿去热除阳复安）

马某，女，46 岁。

现病史：去年 8 月间曾患肾炎，经县医院治疗，肿消出院。返家后，经常发现颜面及两足浮肿，腰酸胀，头晕心悸，胸闷不思欲、大小便均不畅，周身无力，睡眠不宁。在乡间虽服中药及偏方，迄未见好。舌苔白腻，脉沉弦。辨证立法，前患肾炎，虽经治疗好转尚未彻底痊愈，以致病邪稽留遂成慢性疾患。肾阳不充、心阳亦损，浮肿、心悸、头晕、腰酸之症见命门火衰，导致脾运不健，故有胸闷不食，四肢倦怠无力，拟温肾阳强心、健脾行水治之。

处方：嫩桂枝 6g　　　淡附片 5g　　　川续断 10g　　　川杜仲 10g

　　　赤茯苓 12g　　　赤小豆 20g　　　野于术 5g　　　　淡猪苓 10g

　　　炒远志 10g　　　姜厚朴 5g　　　　冬葵子 12g　　　冬瓜子 12g

　　　旱莲草 10g　　　车前草 10g　　　炙草梢 3g　　　　金匮肾气丸^{包煎}20g

二诊：服药 4 剂，诸症均有所减轻。病程已久，非数剂即能显效。

处方：前方桂枝加至 10g，增黄芪 25g，再服 6 剂来诊。

三诊：服药 6 剂，浮肿消，小便增多，心悸腰酸，均见好转，睡眠尚好，食欲稍强，惟二便仍不通畅。

处方：川桂枝 10g　　　北柴胡 8g　　　杭白芍 10g　　　野于术 6g

　　　淡猪苓 10g　　　赤小豆 12g　　　冬葵子 15g　　　炒枳实 5g

　　　赤茯苓 12g　　　冬瓜子 15g　　　车前草 10g　　　旱莲草 10g

　　　风化硝 6g　　　全瓜蒌 25g　　　怀牛膝 6g　　　　白通草 5g

　　　炒皂角子 10g　　炙草梢 3g　　　金匮肾气丸^{包煎}20g

四诊：前方仍服 6 剂，大小便均通畅，食欲增强，精神健旺，未见浮肿，但觉腰酸，近日返乡希予常方。

处方：每日早服滋肾丸 10g，晚服金匮肾气丸 10g。

（《施今墨临床经验选集》）

【诠解】 慢性肾小球肾炎来源有两方面：第一是由急性肾小球肾炎长期不愈发展而来；其二就是由于身体虚劳，感受外邪而成。慢性肾小球肾炎在临床上其证候多属虚寒证，施老临床上习惯用金匮肾气丸、济生肾气丸加减，阳虚为主用补骨脂、巴戟天、川椒、肉桂等补阳药，阴虚为主用山萸肉、枸杞子、菟丝子、熟地、五味子等补阴药。施老强调，肾炎有发热之症状时，不光一味着眼于清热，仍需辨虚实，分用以苦寒或甘寒之药治之。慢性肾小球肾炎之发热，施老体会重用白茅根奇效甚佳。对于慢性肾小球肾炎尿中蛋白，可用小量云南白药，或用不去细皮花生米，每早煮熟一两，不加盐，连汤服，亦有重用附子或重用白茅根之治验。慢性肾小球肾炎，久久未愈，常致心脏亦受影响，按中医理论言之，君相相资，肾病及心必助命火，相火则旺脾运亦健，浮肿当消除，故治慢性肾小球肾炎往往以金匮肾气丸收功。

邹云翔医案

医案1（土不制水成腹水，温阳利水法不移）

刘某，男，26岁。

患者于3月前行阑尾切除术，术前进行尿常规检查，发现有蛋白。术后不久，全身浮肿，有腹水（曾放过腹水）。诊时一身尽肿，按之凹陷不易恢复，腹部膨隆，尿量甚少，大便溏薄，肢冷畏寒，苔白、质淡。尿检：蛋白（+++）。血压120/90mmHg，腹围85.5cm，体重54kg。

辨证：阳虚阴盛之证。

治则：温阳利水。

处方：制附子45g 云茯苓45g 川椒目5g 川桂皮5g
      巴戟天5g 砂仁^{后下}5g 蔻仁^{后下}3g 生姜9g
      苡仁9g 陈广皮9g 绵茵陈30g 商陆9g
      制茅术4g 肉桂粉^吞2.4g

因附子大剂量运用，需久煎150分钟，去其毒性而存温阳之效。

药后尿量逐渐增多，以上方加减，服用月余而浮肿（包括腹水）渐消。肿退后，以上方为基础，制成温肾运脾、调养气血之成药，先后调治而愈。

（《邹云翔医案选》）

【诠解】 本例原系隐匿性肾炎，因没有明显水肿等症状出现，未能引起注意。行阑尾切除术后，病情加重，全身浮肿等临床表现亦日趋明显。以症状分析，一派阳虚阴盛之象。肾阳不足，命门火衰，不能温养肢体，故肢冷畏寒；脾阳不振，运化无权，则大便溏薄；脾肾两阳皆虚，脾失运化而不能制水，肾失蒸化而不能排水，水液泛滥发为浮肿。阳虚与阴盛是本证矛盾的两个方面，阳虚导致阴盛，阴盛则愈使阳虚，然阳虚是阴盛之根本，是矛盾的主要方面，阴盛是该证之标象，是矛盾的次要方面。因此，阳虚得复，阴盛之象必随之而除。拟方重用温阳之品亦即此理，法效王太仆"益火之源，以消阴翳"之意也。

医案 2（外感风热中焦寒，风热一除水路通）

周某，男，23 岁，已婚，农民。

患者于 1959 年 5 月初发现两眼睑微肿，乏力，小便黄少，继则面足皆肿。6 月上旬，浮肿遍及全身。尿检：蛋白（+），脓细胞 3～6 个，红细胞 0～1 个，颗粒管型 1～3 个，血尿素氮 24.59mmol/L，肌酐 300.56μmol/L。某医院诊断为急性肾小球肾炎，使用抗生素及利尿剂，后又用中药温阳行水和单方等，效皆不著，浮肿有增无减。同年 9 月来宁请邹老诊治。当时，全身浮肿。腹部及下肢为甚，按之没指。腹部有移动性浊音，腹围 90cm，溲少，每日 200～300ml。气短不能平卧，纳少；口渴喜热饮，脉沉细，苔薄白、舌尖红。尿检：蛋白（+++），红细胞 1～2 个，脓细胞 14～20 个，颗粒管型 1～3 个，血尿素氮 15.8mmol/L，肌酐 353.6μmol/L。

辨证：肾阳不足，膀胱气化失常，三焦决渎无权，致水湿泛滥，子病及母，上凌肺金，故而气短不能平卧。

处方：方用温阳行水、苦降宣肺无效，又予温阳逐水、攻补兼施亦无效。

二诊：1959 年 9 月 30 日起，转用宣肺利尿法，小便略见增多，每日在 400～700ml 之间，浮肿如故。至 10 月 19 日，患者新感外邪，头昏，鼻塞，喉痛，微咳，脉细小而数，舌红苔薄。

治则：外感风热，急则治标，予以辛凉平剂治之。

处方：冬桑叶 6g　　　苏薄荷 2.4g　　　白蒺藜 9g　　　　金银花 9g

　　　　净连翘 9g　　　大贝母 9g　　　　玉桔梗 2.4g　　　生甘草 2.4g

药后小便量明显增多，当天尿量达 1000ml。10 月 20 日于原方中加牛蒡子 9g、光杏仁 9g、大腹皮 9g，小便量继续增加，每日在 1500ml 以上，头面部浮肿逐渐消退，外感亦解。复觉胸胁作痛，X 线胸透，示两侧胸腔积液。22 日方去银翘，加入通络逐水之品。

处方：旋覆花[包] 9g　　桑白皮 9g　　　葶苈子 9g　　　　牛蒡子 9g

　　　　玉桔梗 3g　　　大贝母 12g　　　光杏仁 9g　　　　丝瓜络 9g

　　　　通草 2.4g　　　生甘草 3g　　　　控涎丹[分吞] 3g

此方连服 6 剂，小便量每日在 1000ml 以上；大便正常，至 10 月 28 日浮肿完全消退。X线胸透复查示胸腔积液已吸收，腹围也缩至 72cm，体重由 64.5kg 减至 50kg。血尿素氮 10.35mmol/L，肌酐 114.92μmol/L，尿检结果亦好转。水肿完全消退后，予服养肺健脾益肾之剂 2 月许，症状完全消失，尿检基本正常，临床治愈。

（《邹云翔医案选》）

【诠解】 本例严重水肿，使用温阳行水、温阳逐水和宣肺利水等法皆难取效，而于并发外感时；使用辛凉平剂，水肿得到迅速消退，肾功能亦随之恢复正常，终获临床治愈。从本例治验中，我们有如下几点体会。

1. 本例辨证属肾阳不足，使用温阳法，"益火之源以消阴翳"是正确的。然水肿未退，可能与以下原因有关：一是温阳药用量不足，或守方时间短；二是肺气阻遏不宣，温阳的同时未能顾及于此。

2. 气短不能平卧乃肺气阻遏失宣之征象，因此在使用宣肺利水法后，尿量有所增加。但此时又未能顾及温阳；是故水肿难以退尽。

3. 10 月 19 日前采用温阳宣肺法，虽未能消尽水肿，但为治疗本病奠定了基础。故在 10 月 19 日并发外感时，治以因势利导，展肺气，开鬼门；上窍启而下窍利，小便畅解，水肿尽消，由此阳气来复，阴翳消散。

4. 本例在浮肿显著消退过程中，并发悬饮，以控涎丹对症治疗 1 周，取得满意效果。控涎丹善祛皮里膜外之痰水，并有温肺利气功，宜于早晨空腹时服，从小量酌加为好。服后如有腹痛不适或泄泻太甚者，可急服大枣汤，以扶正气。

丁光迪医案
（阳虚阴盛脾肾伤，食物疗法效堪夸）

张某，男，32 岁。

患者患慢性肾小球肾炎已年余，经治尚少改善。最近检查：贫血；尿化验：蛋白（+++），管型亦多；血压稍偏高。现症见：面肢浮肿，身肿，时减时剧，面色少华，形寒疲乏，腰膝酸软，纳呆乏味，白天小便少，舌淡胖、苔薄白，脉细、按之弦。

辨证：阳虚阴盛，脾肾两伤。

治则：温阳化水，益气养血，图本顾标。

处方：黄芪桂枝五物汤合济生肾气丸加减。

黄芪 30g	桂枝 10g	炒白芍 10g	炒熟地 10g
巴戟天 15g	淡苁蓉 10g	炒山药 20g	砂仁^{后下}4g
泽泻 15g	茯苓 10g	白术 10g	牛膝 10g
炒车前子^{包煎}15g	陈皮 5g		

10 剂，水煎服，每天 1 剂。另服煨乌鱼、猪肾。

二诊：服药后小便增多，肿势亦减，形寒已解，胃纳转香。惟大便次数较多，可能与润药有关。化验尿：蛋白（＋），颗粒管型亦减少。

处方：原方去牛膝、车前子，加山萸肉 10g、炒党参 15g、生姜 3 片、大枣 5 个。

10 剂，水煎服，每天 1 剂。

三诊：身肿消退，腰膝步履轻健，精神亦振。

处方：原方再去泽泻，加炙杜仲 10g，桂枝、肉桂各 5g（后下）。

10 剂，水煎服，每天 1 剂。停服煨乌鱼。

四诊：肿退身健，面色转泽，舌色深泛红，苔亦化，脉见细滑。已能参加轻微活动。化验复查：贫血有改善，血压正常，尿检有少量蛋白、管型。时值冬令，改服膏滋调理巩固，方从黄芪桂枝五物汤、巴苁地黄汤、保元汤三方相合，去甘草，加砂仁、白术、莲子、炒杜仲，熬膏服，至春临床症状向愈。

（《中国百年百名中医临床家丛书·丁光迪》）

【诠解】 治疗此类病症，丁老常配用两张验方：①煨乌鱼。乌鱼 1 尾，重约 500g 以下，去肠杂，不落水，腹中入黑白丑头末 10g、川椒 1.5g，扎紧泥封，厚一指许，炭火煅裂，去火气，敲开吃鱼肉。每天 1 尾，连服 5～7 日。肿退，改用乌药末 10g、益智仁 6g，纳入鱼腹，煅食如上法，能治蛋白尿。②煨肾汤。取猪腰子 2 只，一破两片，去脂膜血筋。每只纳入骨碎补末 5g、小茴香 3g、砂仁 3g，相合扎紧，加入葱姜，文火煨至腰子熟，去药，吃腰子与汤。每天 1 只，连服 10 只。配合应用，以加强温阳化气之功，临床证实能增进疗效。

何任医案

（水为阴邪易伤阳，利水通阳经自行）

楼某，女，25 岁。

初诊日期：1963 年 12 月 13 日。

现病史：1963 年 3 月患肾炎至今，水肿不退，腰酸楚，月事至今未行，舌尖绛、苔微白，脉浮。

处方：干地黄 12g　　茯苓 12g　　山药 12g　　车前子 9g
　　　牛膝 6g　　　防己 6g　　　生黄芪 6g　　苍术 9g
　　　桂枝木 6g　　大腹皮 12g　　泽泻 6g　　　牡丹皮 4.5g

3 剂。

二诊：1964 年 1 月 18 日。药后月经已行，水肿不明显，腰仍有酸楚，纳差。

处方：干地黄 12g　　茯苓 12g　　山药 12g　　车前子 9g
　　　牛膝 6g　　　防己 6g　　　黄芪 6g　　　苍术 8g
　　　桂枝木 8g　　生麦芽 30g　　泽泻 6g　　　牡丹皮 6g
　　　砂仁 3g

5 剂。

三诊：1964 年 9 月 16 日。纳欠展，溲黄量少，时作腰酸，头晕心悸，大便较坚，苔薄白。

处方：干地黄 12g　　赤茯苓 9g　　白茯苓 9g　　山药 9g
　　　车前子 9g　　生麦芽 30g　　牡丹皮 6g　　山茱萸 8g
　　　黄柏 6g　　　当归 6g　　　杜仲 12g　　　泽泻 6g

5 剂。

（《国医大师医案医论医方肾系病症辑要·何任》）

【诠解】 西医学对水肿的认识有心源性水肿、肾源性水肿、肝源性水肿及营养不良性水肿之分。按肾源性水肿而言，应当先分虚实，虚则多责之脾肾，实则多责之肺。古人虽有"去宛陈莝""开鬼门""洁净府"之论，但临床当以阴阳为纲，而阴阳两者也可以互相转化，不可不察，见此类证型，常以益肾为主，以济生肾气丸为基本方，加入治标消肿药，如陈葫芦壳、瓜蒌、冬瓜皮等，能起益肾利尿消肿效果，且无不良反应。

本病水肿腰酸，月经不行，由病水而影响月经。前人有"先水肿而后经断者为水分，先经断而后肿胀者为血分"之说。据其脉浮、苔白，乃肾虚阳不运，水气不化，用补脾益肾、通阳利水法，水去气行，脾肾功能正常，则冲脉亦调，故不用理血药，而月经自行也。

邓铁涛医案

（真武温阳行水法，果属阳虚当须用）

吴某，女，17 岁，学生。

因患慢性肾小球肾炎全身浮肿，久不消退，兼心包积液，于某医院治疗，屡服真武汤疗效不理想，而于 1961 年秋邀会诊。时症见面色白，全身浮肿，头面尤甚，心悸气短，小便短少，舌淡胖、苔白，脉沉细尺弱。

辨证：肾虚水肿。

处方：

| 白术 15g | 白芍 12g | 茯苓皮 30g | 炙附子 10g |
| 生姜 4 片 | 麻黄 10g | 杏仁 10g | 桑白皮 15g |

每日 1 剂。

服上方后，汗出尿多，水肿消退。加减为法，经治疗 20 天后水肿消退，心包积液消失，惟小便检查尿蛋白阳性。病未彻底治愈，患者未继续来诊，其后情况不详。

（《中国百年百名中医临床家丛书·邓铁涛》）

【诠解】 急慢性肾小球肾炎出现水肿均属中医学"水肿"范畴，但"水肿"不仅指肾炎，还包括其他原因引起的水肿。一般来说，原有心脏病，以后逐渐出现下肢水肿、腹水，并有心悸、气促、咳嗽等，则多属心脏引起的水肿；若头面眼睑先出现水肿渐至全身水肿，则多属肾病水肿；若长期营养不良或久病后逐渐出现水肿者，则多属营养不良性水肿。水肿的原因是多方面的，归纳起来是因肺脾肾功能障碍，致肺不通调水道下输膀胱，脾不运化水湿，肾不化气行水而形成水肿。

本案患者以头面浮肿为甚，且兼有心包积液，证属肾阳虚弱、水湿凝聚，发为浮肿。邓老方中附子温阳利水，麻黄、北杏仁、生姜温散宣肺，桑白皮、茯苓皮利水而不伤正，白术健脾，白芍可制附子之温燥，全方共奏宣肺利水、温补肾阳之功。

朱良春医案

（脾肾阳虚水湿停，温阳活血水肿愈）

陈某，男，28岁，工人。1983年8月12日初诊。

1978年起病，经治后曾一度好转，今年初又复发，住某附院治疗数月，诊为慢性肾小球肾炎肾病型，氮质血症。患者卧床不起，周身浮肿，按之窅而不起，面肿如斗，面色润白，形寒怯冷，如坐水中，神疲纳呆，泛泛欲呕，小便短小，每日仅200~300ml。苔白质淡胖，脉象沉细。肾功能检查：血尿素氮16.7mmol/L，肌酐1043μmol/L，白蛋白与球蛋白比例3.0:1.3，血红蛋白70g/L。尿检：蛋白（+++），脓细胞（+）。

辨证：脾肾阳虚、水湿潴留、气虚血瘀之候，颇虑浊阴上干，而生厥变。

治则：温阳利水，益气化瘀。

处方：补肾益气化瘀汤去石韦加六月雪、熟地，另嘱取蟋蟀20g、沉香10g，共研极细末，分作10包，每服1包，1日2次。

生黄芪30g	全当归10g	川芎10g	红花10g
仙灵脾15g	川续断10g	怀牛膝10g	熟附子10g
益母草煎汤代水煎药90~120g		六月雪20g	

服上方后，尿量略增，泛呕渐止。浮肿显消，自觉颇适。守原方出入，共服48剂，浮肿全消，活动犹如常人，面色红润。但不思米饭，每以面食及菜肴为主，经予健脾益气之品调治，已思米饭。继以膏剂缓图巩固之。

（《中国百年百名中医临床家丛书·朱良春》）

【诠解】 本例患者久病肾阳亏虚，故见形寒怯冷，神疲纳呆，兼夹气虚血瘀，朱老用自拟"补肾益气化瘀汤"，药物组成如下：生黄芪30g，丹参30g，地龙 10g，全当归 10g，川芎 10g，红花 10g，川断 10g，怀牛膝 10g，淫羊藿 15g，石韦 20g，益母草 90~100g（煎汤代水）。方中重用黄芪，以其能充养元气，实表固卫，促进全身血液循环，增强机体免疫力，且又兼利水之功；配以淫羊藿温肾；地龙、丹参、当归、川芎、红花活血化瘀，推陈致新。经实验证明，活血化瘀药有抑制肾小球纤维化，抑制细胞及体液免疫的作用；续断、怀牛膝益肾壮腰膝；考虑肾病日久，必有湿热逗留，故加石韦；用大量益母草有明显的活血利水作用。全方以补气益肾为主，化瘀祛邪为辅，如此则肾气得充，气旺血行，瘀阻得以消除，而肾病自愈。

沈自尹医案

（肾气益衰邪易侵，固表益胃兼化瘀）

邹某，男，31 岁，已婚。

初诊日期：1998 年 3 月 12 日。

主诉：反复尿蛋白伴有高血压 1 年余，服泼尼松 5 个月。

现病史：患者 1997 年 1 月体检发现尿蛋白（＋），血压 120/90mmHg，于 1997 年 10 月住上海中山医院做肾穿刺，病理报告：14 个肾小球，2 个玻璃样变，大部分肾小球系膜基质轻度增生，伴系膜细胞轻度增生，少部分肾小球大致正常，肾小管少量再生及扩张，有蛋白管型，间质少量炎症细胞浸润。免疫荧光检查：IgA（＋）、IgM（±）、C_3（－）、HbS（－），肾功能正常。曾用盐酸贝那普利、双嘧达莫、泼尼松治疗，血压基本控制在正常范围，但仍有尿蛋白（＋）~（＋＋），目前服泼尼松 20mg/d，纳、寐、二便可，易感冒，面色灰暗，唇甲青紫，苔薄质暗、舌下静脉曲张，脉细。

辨证：肾气虚损，卫表不固，血瘀内阻。

治则：补肾益气固表，活血化瘀固涩。

处方：玉屏风散合益肾汤加减。

| 生黄芪 50g | 白术 10g | 防风 10g | 仙灵脾 15g |
| 枸杞子 10g | 丹参 30g | 芡实 15g | 益母草 30g |

| 川芎 10g | 当归 10g | 赤芍 10g | 六月雪 30g |
| 茯苓 10g | 车前子 15g | | |

二诊：1998 年 3 月 26 日。服药 2 周后感腰酸，尿红细胞 7~8 个，尿蛋白（＋），面色仍灰暗，唇甲青紫，苔薄质暗、舌下静脉曲张，脉细。

辨证：肾气虚，瘀血内阻，瘀血不祛，新血不生。

治则：补益肾气，祛瘀止血。

处方：玉屏风散合六味地黄丸加减。

生黄芪 50g	白术 10g	防风 10g	仙灵脾 10g
枸杞子 10g	六月雪 30g	生地 15g	山茱萸肉 10g
山药 10g	丹皮 15g	茯苓 10g	芡实 15g
茜草 15g			

三诊：1998 年 5 月 15 日。连服 1 个月药后尿蛋白（－），红细胞（－）。无不适，苔薄质暗滞，脉细。上方合度，仍按原方调之。

泼尼松减量原则：10mg/d→7.5mg/d→2.5mg/d，每 2 周递减 1 次。

四诊：1998 年 7 月 24 日。面色灰暗已退且转为红润，腰酸明显改善，已戒除泼尼松 1 周，尿蛋白未见异常，一般情况好，苔薄质淡红，脉细弦。续上方调治。半年后随访未见异常。

（《沈自尹治疗局灶性肾炎（IgA 型肾病）》）

【诠解】 局灶性肾炎（IgA 型肾病）是一组非弥漫性肾小球炎症，病变常局限于肾小球的一部，有时仅波及部分肾小球，以蛋白尿、血尿为临床特征。目前西医尚无理想药物，对激素也不敏感。本案诊断明确为局灶节段性肾炎（IgA 型肾病），因反复蛋白尿用泼尼松治疗无效求诊。沈老认为肾小球系膜基质增生，或系膜细胞增生，往往有纤维化病理变化趋势，当从血瘀辨之。临诊见患者面色灰暗、唇甲青紫、苔薄质暗、舌下静脉曲张症候，符合血瘀证诊断。又因长期服用激素干扰 HPAT 轴功能致免疫功能低下，反复感冒，为此采用补肾益气固表、活血化瘀，选玉屏风散合益肾汤加减。初诊患者肾虚不显虽也从补肾益气着手，但补肾气力量不够，又因活血化瘀力大、肾气不足显现，故药后出现腰酸、血尿征象，改用六味地黄丸，同时选祛瘀止血方法，病情得到有效控制，随后递减激素剂量，使患者激素戒除成功，半年后随访未见异常。

王占玺医案

（慢性肾炎愈后复，祛湿温下效果佳）

刘某，女性，48 岁。1978 年 1 月 16 日初诊。

自 1964 年有泌尿系感染，1967 年 7 月确诊"慢性肾小球肾炎"，浮肿，尿蛋白曾高达（＋＋＋＋），服泼尼松未效。经吾应用中药真武汤、防己黄芪汤、麻黄连翘赤小豆汤等加减治疗 1 年水肿消失，尿蛋白阴转而治愈。10 年后于 1977 年 10 月 14 日又发，蛋白尿达（＋＋）～（＋＋＋），表现了脾肾俱虚型的临床症状，又经用芡实合剂服用 3 个月而获临床治愈。1978 年 1 月初因受寒感冒又犯病，住北京市某医院。治疗过程中手足发冷，恶心两周不能进食，并经常呕吐食物及黏液，大便干，于 1978 年 1 月 16 日来门诊就医。舌苔黄腻稍干，脉象细弱，腰及下肢明显浮肿，血压 150/100mmHg，急处以小半夏加茯苓汤合大黄附子汤加减。

处方：半夏 25g   茯苓 25g   生姜 3 片   甘草 3g

        大黄 10g   附片 10g   橘红 6g   杏仁 10g

        太子参 30g

3 剂。

嘱其归后急煎，当日服下 1 剂。服 3 剂后其爱人来诉：上方服下 1 剂后即觉肠鸣、大便稍稀，每天 1 次，恶心呕吐明显减轻，服用 3 剂后恶心呕吐消失，头晕消失。尿量增加，并稍能进食，舌脉同前，腿肿渐消，但腰部仍有浮肿。又与前方加广木香 10g、白豆蔻 6g，加减服用 80 余剂，至 5 月 16 日尿蛋白转为阴性，浮肿消失。至 7 月 6 日复查尿蛋白仍为阴性，但右侧腰部稍痛，舌苔薄白，脉象细弱，予济生肾气汤加减。

处方：生地 15g   生山药 15g   丹皮 10g   茯苓 12g

        泽泻 10g   附片 12g   牛膝 10g

        车前子^{包煎}10g   橘红 3g

隔日煎服 1 剂,嘱再服 30 剂为之善后。于 1980 年 2 月 4 日约来复查,患者一般情况尚好,除体力稍差之外无任何不适,自 1978 年 7 月愈后尿蛋白未再出现。

(《内科疾病名家验案评析·王占玺》)

【诠解】 王老治疗李某肾阳虚,不能化气行水,膀胱气化失常,开阖不利,水液内停,且肾阳虚不能温养脾土,脾肾俱虚。肾虚水泛,上逆于肺,则肺气不降,失其通调水道之职使肾气更虚而加重水肿,釜底抽薪为治疗本病的根本大法,以真武汤温阳化气,运转水湿。为防余寇未尽,再以双补脾肾之剂,除其余邪,扶其正气。该病案以大黄附子汤温阳散瘀、泻结行滞,并配合大剂量半夏、茯苓以止呕利湿,疗效甚佳。

八、肾阴亏损

姜春华医案

(因虚致瘀阻肾络,扶正化瘀清虚热)

瞿某,女,25 岁,营业员。

慢性肾小球肾炎 5 年,经常出现血尿和蛋白尿,但以血尿为甚。曾用西药治疗无效,后看中医曾服六味地黄丸与小蓟饮子等滋阴凉血药,一度血尿好转,以后又复发,再用原法却无效,反而小便不畅。刻诊尿常规见红细胞(+++)、尿蛋白(+),形体消瘦,面色略黑,口干燥渴但欲漱口而不欲饮水,眩晕腰酸,身发紫癜,舌质暗红边有瘀点,脉弦细而涩。此非六味丸与小蓟饮子之过,乃阴虚瘀热、肾络阻滞之故,滋阴凉血有余,化瘀活血不足。

治则:滋养肾阴,清热化瘀。

处方:生熟地各 12g　　旱莲草 15g　　首乌 9g　　黄柏 9g
　　　大小蓟各 15g　　赤芍 9g　　　丹皮 6g　　桃仁 9g
　　　当归 9g　　　　红花 4.5g　　鳖甲 15g　　牛膝 15g
　　　生甘草 6g　　　益母草 12g

7 剂。

二诊：服上方后诸症好转，尿常规：红细胞（＋），尿蛋白（－），小便通畅。原方去丹皮续进14剂，后小便常规阴性，随访1年血尿未见复发。

（《姜春华教授治疗慢性肾小球肾炎的经验》）

【诠解】　姜老认为，活血化瘀对治疗慢性肾小球肾炎有一定意义，实验已证明活血化瘀药物有改善肾血供应、增强肾小管排泄功能的作用，并对肾小球纤维化有一定抑制作用。但慢性肾小球肾炎病程较久，血瘀证多有兼夹，因此用活血化瘀应以中医辨证为主。如此例既有阴虚、瘀热的双重病理，所以取《兰室秘藏》通幽汤为主以育阴化病，加首乌、旱莲草滋养肾水、益阴扶正；鳖甲、丹皮、赤芍、牛膝、益母草相配，善通下焦阴络之结，清理离经脉外之瘀，凉血活血，推陈致新；黄柏、大小蓟清热泻火，凉血止血。姜老认为，活血化瘀治疗慢性肾小球肾炎有一定意义，实验已证明活血化瘀药物有改善肾血供应，增强肾小管排泄功能的作用，并对肾小球纤维化有一定抑制作用。

何炎燊医案

医案1（阴虚内热兼湿邪，大忌温补慎饮食）

吴某，男，12岁，香港学生。

1989年初患肾炎，家人鉴于其堂姐肾移植及堂兄慢性肾小球肾炎久未治愈，十分焦急，日日中西医药并进，西医用泼尼松，以致面目浮肿，中医见其肿，说是寒湿，用胃苓汤及防风、羌活等药，又惑于肾病宜补之说，常用鲍鱼、鱼膘胶煮猪腰子等强之食，病遂缠绵不愈。1989年知其堂兄病愈，乃专程来莞就医。

初诊：2月15日。病孩面目浮肿而红，疲乏，并诉时有头晕目花，肌肉酸楚，烦躁咽干，口秽喷人，不思饮食，溺黄短，大便两日一行，溏滞肛热。诊其脉弦滑细数，舌红苔黄腻浊。血压142/88mmHg，化验检查（摘要）：血尿素氮7.8mmol/L，血清肌酐140mmol/L，尿蛋白（＋＋＋），红细胞（＋＋＋），白细胞（＋）。询之，现每日服祛风燥湿中药及泼尼松30mg，据病史及脉症合参，乃肾阴虚而湿热郁结之候，宜以清化湿热为主，兼顾肾阴。

处方：生地20g　　　怀山药20g　　　茯苓皮肉各半30g　　　丹皮15g

泽泻 15g	白花蛇舌草 30g	崩大碗 30g	黄芩 12g
滑石 20g	茅根 30g	冬瓜皮 20g	山楂 20g
麦芽 25g			

每日 1 剂，连用 7 天。并嘱：从即日起，激素减半，每日 15mg，摒绝一切补品，饮食清淡。

二诊：家人因故未能及时来莞，见服药有效，已连服 12 剂，病孩面肿消退一半，胃纳较好，夜睡颇安，大便成形，每日一行，小便量多，色黄稍淡，舌苔退薄，而口干、头晕、目花依然，此时湿热已去七八，转方以清养肾阴为主，祛湿清热为辅（未做化验检查）。

处方：生地 25g	山萸肉 15g	怀山药 20g	茯苓 20g
泽泻 15g	丹皮 15g	龟甲 25g	知母 12g
天冬 12g	茅根 30g	白果肉 15 枚	川草薢 20g
冬瓜皮 20g			

连服 15 剂，激素再减至每日 7.5mg。

三诊：面肿消退七八，面赤转黄，眠食均好，精神稍振，舌苔退薄大半，脉弦细略数，小便不黄，量多。化验检查：血尿素氮 6.2mmol/L，血清肌酐 128mmol/L，尿蛋白（＋），红细胞 3～4 个，白细胞（－）。血压 120/70mmHg。此时邪已去，正虚稍复，转方以补肾阴为主（激素每两日 5mg，1 周后停用）。

处方：生熟地各 12g	山萸肉 15g	怀山药 20g	茯苓 15g
丹皮 15g	泽泻 l5g	龟甲 25g	女贞子 15g
旱莲草 15g	芡实 20g		

每周服 3 剂。

另处补脾阴方：

太子参 15g	北沙参 10g	怀山药 15g	扁豆 15g
陈皮 2g	石斛 10g	谷芽 20g	茯苓 15g

每周服 1～2 剂。

另：如小便黄，稍觉内热，可暂用下方一二天：

六一散 20g	茅根 30g	冬瓜皮 20g	苡仁 20g

南豆花 10g　　　　川萆薢 15g

此后每月来莞 1 次，仍用前法间歇服用，小便一直转阴，至今 8 年未复发，已长大成人矣。

（《中国百年百名中医临床家丛书·何炎燊》）

【诠解】 此病本不重，因误治而迁延，以致肾功能损害。医见其面目浮肿而连用祛风燥湿之药，辛温助火劫阴，其误一也。畏虚蛮补，多食温补腻滞之品，助火生湿，郁结难解，其误二也。故初诊治以清化湿热为主，又用六味地黄汤去山萸肉之温以兼顾被燥药所劫伤之阴。预计 1 周后可转方，而患者服至 12 剂，虽得显效，但阴虚之症（头晕、目花、神疲）不减，不宜再用寒凉，故改用六味地黄合大补阴丸以滋潜肾阴，以天冬易黄柏，避其苦寒，仍兼茅根、白果、萆薢、冬瓜皮之清淡。至于善后之法，则三方鼎立。其一，以补肾阴为主，因鉴于其有家族史之遗传因素，故须顾护先天。其二，恐滋阴之药久服困脾，故间服补脾之剂，以扶持后天。其三，慢性肾小球肾炎多虚中有实，故又预立一清化之剂，以防患于未然。此例立法周到，故远期效果良好。总之，慢性肾小球肾炎病程长，易反复，医者处方用药要步步小心，而病家饮食起居须恪遵医嘱，又为愈病之关键也。

医案 2（雷龙火盛血妄行，水盛龙潜血自宁）

冯某，男，6 岁，香港人。

1993 年春突然血尿如注，九龙某医院检查（包括肾组织活检）确诊为 IgA 肾病，医谓无特效疗法，今后可能发展为肾衰竭云云，此后遍服凉血止血、活血补血中药，病情日重，反致纳呆、神倦、尿少、面目微肿。6 月 5 日来求何老诊治。尿检：红细胞（＋＋＋＋），106 个，蛋白（＋＋），白细胞少许。诊其脉浮数（96 次/分）而不沉涩，舌红无瘀斑、苔薄黄。虽见血尿而病不在血分，即用展气、通津、泄热之剂。

处方：枇杷叶 10g　　北杏仁 10g　　栀子皮 10g　　黄芩 10g
　　　茯苓皮 15g　　茅根 30g　　　滑石 20g　　　苡仁 20g
　　　冬瓜皮 20g　　车前子 10g　　玉米须 10g　　陈皮 5g

此方服 7 剂，胃纳、精神转好，小便虽赤而通畅量多，红细胞（＋＋＋），蛋白少许，效不更方，嘱其再服半月。7 月中旬来诊，舌苔退薄过半，脉数亦减（88 次/分）。尿检：红细胞 46 个。此时内热已戢，前方去栀子、黄芩，加北沙参 15g、麦冬 10g，嘱其间日 1 剂。

11 月初来诊：云上方每周服二三剂，浮肿全消，脉亦不数（80 次/分），尿检红细胞 5～10 个之间，前方再加太子参 15g、怀山药 15g。

1994 年秋，小孩健康胜昔，已入学读书。尿检：红细胞偶见 0～2 个，若活动过多，可见 3～5 个，乃定一丸方如下：

龟甲 200g，生地、熟地、天冬、麦冬、元参、茅根各 150g，知母、黄柏、丹皮、泽泻、女贞子、旱莲草、石斛各 100g。水煎两次，去渣，文火熬稠，再入下药：

西洋参、北沙参、怀山药、茯苓、苡仁、六一散各 200g，萸肉、芡实、车前子各 120g，共为细末，与药液和匀，捣成软糕状，为小丸，或制成药片，每服 6g，早晚各一服。

此方汇集人参固本丸、六味地黄丸、大补阴丸、二至丸等滋阴补肾之剂，再加清凉淡渗之药而成，有滋而不腻、补而不燥、清而不寒之妙，病孩常服，以巩固疗效。

1994 年春，病孩随家人定居美国，小便持续阴性，再经当地医院全面检查，谓病已痊愈。远期疗效，尚待追踪。

（《中国百年百名中医临床家丛书·何炎燊》）

【诠解】 IgA 肾病，昔云少见，现已成为常见病之一。以前谓本病预后良好，亦被学者长期观察结果所否定，有部分患者可发展成慢性肾衰竭。由于病因尚未完全明了，故目前尚无有效疗法，近年学者多认为，IgA 肾病与过敏性紫癜是同一种情况而有不同之临床表现。由此可知此病属于变态反应一类，即中医之阴阳失其平衡所致，故徒用凉血、止血、补血之药不效也。本例以血尿、脉数为主，《易经》有"龙战于野，其血玄黄"之论，故其根本乃雷龙火盛、迫血妄行使然。大法以滋阴降火为主，然初诊之际，又出现类似肾炎之浮肿及蛋白尿，IgA 尿蛋白不超过（＋），浮肿亦少见，可能乃过用凉血补血药，助火资湿所致，故用枇杷叶煎即效，而最后之丸方，乃正本清源正治之法，常服不辍，庶可获得远期疗效也。

九、寒热错杂

邹云翔医案

（脾肾俱虚成尿毒，药酒调理脾肝肾）

赵某，男，38 岁。1966 年 9 月 16 日初诊。

患者于 1958 年因浮肿乏力，尿检异常，被某医院诊断为慢性肾小球肾炎，经治疗病情稳定。1966 年 5 月下旬，恶寒头痛，气短乏力，眼睑浮肿，腹胀便稀，日行五六次，无脓血及黏液，继则呕吐，而于 5 月 25 日住入某医院。经检查，腹部有移动性浊音，尿检：蛋白（＋＋），脓细胞 0～1 个/HP，颗粒管型 0～3 个/HP，尿浓缩稀释试验夜尿总量 1400ml，比重 1.009，血尿素氮 51.8mmol/L，二氧化碳结合力 14.7mmol/L，血钾 4.28mmol/L，钠 102.6mmol/L，氯化物 106mmol/L。诊断为慢性肾小球肾炎、早期尿毒症。经西医治疗，病情有所好转，于 1966 年 7 月 1 日出院。9 月 16 日，由单位医务室医师陪扶求诊。症见头昏乏力，腰府酸痛，苔色淡嫩，脉象细弦。血压 170/100mmHg，尿检仍有蛋白、管型、红细胞、白细胞等。

辨证：属肾劳，气血不足，肝肾两虚，治当兼顾。

处方：潼沙苑 9g　　　　白蒺藜 9g　　　枸杞子 12g　　　煅磁石[先煎]18g

怀牛膝 5g　　　　西当归 9g　　　绵黄芪 9g　　　潞党参 9g

炒红花 5g　　　　金狗脊 9g　　　核桃肉 9g　　　炒菟丝子 12g

南沙参 9g　　　　海蛤壳[先煎]9g

药后精神好转，至 10 月，尿常规检查蛋白阴性。时觉腹胀，吃凉性食物后腹胀明显，甚则腹泻。系脾肾阳虚之征，以原方加胡芦巴、紫河车、佛手片后腹胀减轻，然头昏腰酸仍作。1967 年 4 月加服药酒方：

制狗脊 15g　　　炒巴戟天 15g　　怀牛膝 15g　　　川断肉 15g

西当归 24g　　　麦门冬 12g　　　潞党参 15g　　　大熟地 9g

杜红花 9g　　　　小红枣^{切开}7 个　　　陈橘皮 9g　　　　生薏苡仁 9g

用优质黄酒 1.25kg，浸 1 周后服用。

服药酒后头昏好转，但停药后即发。配合煎剂持续服用。

1967 年 5 月中旬起，又纳少，便稀不能成形，矢气频转，从扶脾升阳、芳香化湿法治疗。

处方：午时茶 3g　炒山药 12g　　　炒扁豆 12g　　　炒党参 9g

云茯苓 9g　焦六曲 9g　　　干荷叶 9g　　　藿香正气丸^{吞服}5g

药后胃纳好转，大便成形。又继服补益肝肾原方。于 1967 年上班，参加工厂轻工作。1969 年 8 月复查血尿素氮 27.4mmol/L，二氧化碳结合力 24.2mmol/L。1970 年起参加重体力劳动。

1971 年 6 月 23 日：因工作忙累，致腰酸头昏，口干便难，肢麻抽搐。尿检：蛋白（＋＋），红细胞（＋＋＋）。脉细缓。血压 110/90mmHg。仍宗补益肝脾肾法，服用汤剂、药酒。

处方：炙黄芪 18g　　潞党参 18g　　　枸杞子 15g　　川石斛 12g

功劳叶 15g　　怀牛膝 9g　　　活磁石^{先煎}9g　　佛手片 9g

杭白芍 12g　　炒山药 12g

二至丸^{包煎}9g

药酒方：制狗脊 18g　　巴戟天 18g　　制首乌 30g　　枸杞子 46g

大熟地 24g　　潞党参 30g　　潼沙苑 30g　　怀牛膝 30g

川断肉 30g　　杭白芍 15g　　炒川连 9g　　黑玄参 24g

肉桂心 0.9g　　炒杜仲 24g　　西当归 18g　　黄酒 1.5kg

浸 1 周后服用。

上药服至 1971 年 7 月初，头晕、肢麻、抽搐等症均好转，服至 7 月底，尿常规检查蛋白阴性，肾病已达临床治愈。症情稳定而停服中药。1977 年 8 月，患者来本院复查，自觉无不适感，体力充沛，已能参加重体力劳动，可长期不服任何药物。观其面色红润，复查血尿素氮 6.4mmol/L，肌酐正常，二氧化碳结合力 22.8mmol/L，血浆白蛋白 46g/L，球蛋白 30g/L，胆固醇 6.6mmol/L。

（《邹云翔医案选》）

【诠解】 本例肾劳，气血阴阳俱虚，脾肾功能衰退，木失涵养，肝阳上亢，故用气血双补、阴阳平调、健脾益肾以养肝木。必须坚持长期用药，方能获得如此效果。临床常用药酒方治疗肾功能不全，大多有效。肾功能不全，症见血脉不和，肾络不通，邪气蕴结，腰府酸痛，血压升高者，用调补之剂，和血通络之品，黄酒浸渍，去渣取汁服用，其效较之丸散膏丹为佳。盖酒能行药性之滞，通邪气之结，逐隧道之涩，和血脉之龚。药酒尚有能长久保存、服用方便、患者易于接受等优点。药酒制法有两种：①将药料浸渍酒内，密封，经过相当时期（夏天 1 周，冬季适当延长），去滓应用。②将药料浸酒中，置瓦罐中隔水加热，至酒沸腾，然后连滓入缸内，趁热密封，静置相当时期，去滓澄清，收贮备用。

姜春华医案

医案 1（阳虚虚热象并存，阴阳互求宗景岳）

商某某，男，57 岁。1976 年 5 月 23 日初诊。

患慢性肾小球肾炎已 7 年。经常浮肿，近日加甚，腰酸痛，足冷，小溲赤而频数，舌质红，脉细数。尿检：红细胞（＋＋），蛋白（＋＋），有颗粒管型。

辨证：肾元不固，阴精下渗，阴阳两虚，气化不利而虚火反动。

治则：滋肾清火与暖肾强腰并用，阴阳互调。

处方：

生地 9g	玄参 9g	黄柏 9g	枸杞子 9g
黑大豆 30g	杜仲 9g	狗脊 9g	川断 9g
仙茅 15g	黄芪 30g	大红袍 15g	红梅梢 15g
六月雪 15g	鹿衔草 15g		

每日 1 剂，水煎服。

以此方加减服用 1 个月，浮肿退，诸症平，复检尿液红细胞、蛋白阴性，颗粒管型消失，随访 1 年未复发。

（《姜春华治疗慢性肾小球肾炎的经验》）

【诠解】 肾藏真阴，又寓真阳，为水火之源，阴阳之根。治肾之要，重在阴阳互调，水火共济，所以张景岳说："善补阳者，必于阴中求阳，则阳得阴助而生化无穷；善补阴者，必于阳中求阴，则阴得阳升而泉源不竭。"并创立左归九以补肾阴，右归丸以补肾阳。姜老认为，肾者主蛰，受五脏六腑之精而藏之，五脏之病，穷必及肾，故肾病以精亏为特征，以补为主；又肾主水液，职司开阖，蒸腾气化，分清泌浊，又主二便，故治肾不宜峻补，必须静中有动，动中寓静，补中有泻，从调节阴阳着手，重在恢复肾本身的生理功能。调节肾阴肾阳，当取景岳"阴中求阳，阳中求阴"之说，但不拘泥于左归、右归之方。

此例慢性肾小球肾炎阴阳两损，故既有浮肿、腰酸、足冷阳虚之证，又有口干升火、溲赤舌红等虚热之象。姜老用生地、玄参、黄柏、枸杞、黑大豆滋肾清热；用杜仲、狗脊、川断、仙茅、黄芪暖肾强腰，滋水暖肾，配合有度；大红袍、红梅梢、六月雪、鹿衔草是姜老治疗慢性肾小球肾炎的常用药，有强壮补肾、调整阴阳、改善肾小管血液循环、保护肾脏功能的作用，体现了姜老辨证论治与为病寻药结合的用药法度。是方不用滋腻填补，也不用辛热壮阳，崇尚阴阳互求，水火相济，补中有动，温中有清，调节肾脏的自身功能，稳妥收效，堪称妙法。

医案 2（脾虚肾亏下焦热，补胃健脾降蛋白）

廖某，男，18 岁。1971 年 4 月 17 日初诊。

患慢性肾小球肾炎已 2 年。眼睑及面部虚浮，呈满月脸（服激素的副作用），现少腹及胫跗俱肿，腰酸，下午两颧潮红，小溲短赤，舌微红，脉细数。尿检：蛋白（＋＋）～（＋＋＋），有颗粒管型，红细胞（＋＋）。

辨证：阴虚下焦蓄热。

处方：猪苓汤加生地黄方。

生地黄 45g	猪苓 9g	茯苓 12g	泽泻 12g
滑石 24g	阿胶^{烊化}12g		

生地黄 45g　　猪苓 9g　　茯苓 12g　　泽泻 12g

滑石 24g　　阿胶[烊化]12g

7 剂，每日 1 剂，水煎服。

二诊：服上方后症状好转。尿检：蛋白（＋），尚有颗粒管型，红细胞（＋）。续原方 7 剂。另服黑大豆丸（姜老所创治疗慢性肾小球肾炎验方）每次 10g，早晚各 1 次，开水吞服。

三诊：复查尿常规正常。续服黑大豆丸 2 个月痊愈，随访半年未复发。

(《姜春华治疗慢性肾小球肾炎的经验》)

【诠解】 慢性肾小球肾炎的各种类型都会出现蛋白尿，而尿蛋白又以白蛋白为主。姜老认为，白蛋白是人体的精微物质，属于精气的一部分，精气赖脾之升以转输，肾之固以封藏。尿蛋白长期流失不止，其病机是脾气虚陷，清气不升，清浊互混，精微下注；或肾阴亏损，封藏失职，精微漏泄。姜老治疗以持续性蛋白尿为主的慢性肾小球肾炎有两条经验，一是辨证论治，补肾健脾；二是固摄精微，重用黑大豆丸。

本例慢性肾小球肾炎浮肿，辨证为下焦蓄热，治用猪苓汤加生地黄方。其中生地黄补益肾阴、阿胶育阴，寓养阴清热于健脾利水之中。又大剂量生地黄代替激素，有激素的作用而无其副作用。黑大豆丸为姜老所创治疗慢性肾小球肾炎的验方，有补肾健脾、降低尿蛋白的作用，屡收佳效。

盛国荣医案

（阴阳两虚病势危，温肾滋阴复气化）

陈某，男，27 岁。

患者于 1978 年 12 月间见全身浮肿，溲短赤，经某医院诊断为"慢性肾小球肾炎"，治疗 4 个月浮肿消退。然尿检未见正常：蛋白（＋＋），管型（＋），白细胞（＋），红细胞少许，因工作关系出院门诊治疗，浮肿时轻时重。1982 年 7 月 20 日晨出现突然头晕、四肢无力、恶心等症状而求诊于盛老。

刻诊：患者面色㿠白，唇淡无华，全身浮肿，下肢尤甚，按之没指，神疲懒言，自觉头目昏花，腰酸耳鸣，胸闷恶心，口苦而干，但喜热饮，纳差腹胀，溲清便溏，时有遗精，舌质红，苔白厚而干，脉沉细无力。查：体温 36℃，心率 80 次/分，血压 100/60mmHg，血红蛋白 60g/L，白细胞 7×10^9/L，红细胞 3.50×10^{12}/L，血沉 84mm/h，二氧化碳结合力 20.68mmol/L。尿蛋白（＋＋＋），颗粒管型（＋），尿红细胞（＋），尿脓细胞（＋），酚红试验：2 小时排出 2%。

辨证：脾肾阳虚，阴液亏损。

治则：温补脾肾，益气养阴。

处方：熟地 18g　　制附子 10g　　淫羊藿 10g　　炒白术 10g

　　　大腹皮 10g　　车前子 14g　　茯苓皮 10g　　薏苡仁 20g

　　　砂仁 7g

水煎，日服 1 剂。

另用西洋参 3g、麦冬 10g、五味子 5g。水煎代茶饮，日服 1 剂。

上药治疗 4 日后，患者小便清长，浮肿明显消退，胃纳转佳，但头目昏花、恶心未见改善，手指时欲挛缩，口渴加剧，舌红苔白干，脉细数。查：血压 70/50mmHg，心率 112 次/分，酚红试验：2 小时排出 2%，尿酮（＋）。

辨证：真阴亏损，虚风内动。

治则：急宜养阴护阴，生津补液。配合输液以救其危。

处方：西洋参[另炖]6g　　箭黄芪 20g　　败龟甲 20g　　熟地 18g

　　　金石斛 18g　　五味子 7g　　制附子 7g　　麦冬 10g

水煎服，日 1 剂。

食疗方：冬虫夏草 7g　　莲子肉 20g　　粉芡实 20g　　怀山药 20g

　　　薏苡仁 20g　　白茯苓 10g

上药煎后炖猪脬 2 个，每 2 天服 1 剂。

上方连服 1 周，诸症悉减，眠食精神均佳。尿检：蛋白（＋），管型（－），脓细胞少许，酚红试验：2 小时排出 17%，尿比重 1.009。继用滋阴养脾法，调理 2 个月病情稳定，恢复工作，随访 3 年无不良反应。

（《肾脏病的治疗及验方·盛国荣》）

【诠解】　本例患者病程较长，证情错综复杂，呈现一派脾肾阳虚、阳损及阴、阴液亏损之候。治疗上较为棘手，温阳则有耗阴之虞，养阴势必徒增腹胀，因此临证处方用药须时刻权衡温阳与养阴之利弊。从盛老诊治过程中，可见其斡旋娴熟之技，变化得心应手之能。方中既有温阳补气之附子、淫羊藿、黄芪、白术等，又有养阴清热之熟地、石斛、龟甲、车前子及生脉饮等，选药精当，配伍默契，动静结合。尤妙在方中以健脾补肾的四神（茯苓、山药、芡实、莲子）配合阴阳双补的冬虫夏草、甘咸的猪脬，以调补形气之不足，使病情化险为夷，收到满意效果。就诊时本例患者肾功能已经有了障碍，废物排泄之能低下，出现的头昏恶心、手指痉挛即是其表现。从中医的角度看，属于肾的气化功能障碍，亦即肾的升清降浊功能的障碍，故一诊服药后虽见小便清长、浮肿有所消退，但肾功能却未见明显改善，清浊不分，悉注于下。后采用以上方法后，才有转机，说明只要时时刻刻注意辨证，把握邪正情况，采取针对证、病的相应措施，从改善肾的气化功能着手，肾功能障碍是可以得到纠正的。

刘宝厚医案

（湿热伤阴亦耗气，中西互参辨证精）

卜某，女，17岁，学生。1989年7月初诊。

主诉：反复发作无痛性肉眼血尿2年。曾在北京301医院肾穿刺活检确诊为IgA肾病。在该院经抗菌等治疗，肉眼血尿消失，但镜下血尿持续存在。1个月前行扁桃体摘除术。此次入院前两月，感冒后再次出现无痛肉眼血尿，伴咽干、乏力、头晕、手足心热。查：血压正常，双眼睑轻度浮肿，咽部充血，心肺（−），双下肢无浮肿。尿蛋白（＋）、潜血（＋＋＋）、红细胞满视野，余项检查正常。患者舌红苔白，脉沉细。

中医辨证：气阴两虚兼湿热。

处方：白花蛇舌草30g　半枝莲15g　女贞子15g　旱莲草15g

生地黄15g　山药15g　僵蚕10g　蝉蜕10g

白茅根15g　益母草15g　泽兰叶15g

水煎服，每日1剂。

同时静滴青霉素每日640万单位治疗2周，咽部充血消失，肉眼血尿消失，乏力等自觉症状明显减轻。尿检仍异常，尿蛋白（＋）～（＋＋）、潜血（＋＋）～（＋＋＋）、镜检红细胞7～13个/HP，停青霉素。

易方为：

女贞子15g　旱莲草15g　益母草15g　泽兰叶15g

山药15g　山茱萸15g　生地黄15g　生黄芪15g

太子参15g　茯苓15g　小蓟15g　紫珠15g

牡丹皮 15g

加减治疗 2 个月，患者临床症状消失，镜下血尿消失，尿蛋白转阴，随访 11 年未复发。

（《刘宝厚教授治疗 IgA 肾病经验》）

【诠解】 IgA 肾病有发作性倾向，发病常与上呼吸道感染、肠道感染有关。中医辨证则属湿热之证。湿性黏滞，湿邪不除则病情缠绵反复难愈，故临证表现湿热标证为主时，刘老主张以清热为先，除选白花蛇舌草、半枝莲、土茯苓等清热利湿之品外，常主张配合应用抗生素彻底清除感染灶。刘老在治疗时常中西互参，倡导微观辨证。经过对 IgA 肾病患者血液流变学、纤维蛋白原等实验室指标的分析研究及临床诊疗过程的反复验证，认为血瘀证存在于 IgA 肾病各证型及病变的各个阶段，且对疾病的发病、发展、预后有较大影响，故在诊治时将活血化瘀法贯穿始终。临证不论患者是否有面色黧黑、肌肤甲错、舌质紫暗有瘀斑、脉细涩等瘀血见证，均参照血液流变等化验检查结果，在辨证基础上加用牡丹皮、益母草、丹参、泽兰叶等药，疗效明显。刘老治疗 IgA 肾病之所以屡见显效，关键在于能够把握该病的病机实质，辨证用药，中西互参。刘老近年来诊治 IgA 肾病几十例，近期远期疗效均较满意。随访时间最长者 11 年。

陈以平医案

（气阴两虚邪毒聚，补虚扶正清湿热）

患者张某，男，40 岁。1999 年 7 月 13 日初诊。

主诉：浮肿、腰痛、泡沫尿 1 年。

现病史：2 年前因肥胖在中国台北市遵医嘱服用排毒丸（含广防己），1 年后头晕，血压 180/140mmHg，既往无肾脏病史；体检：双眼睑及下肢轻度浮肿，余未见阳性体征，B 超双肾皮质回声稍强，内部结构欠清，右肾 10.2cm × 4.2cm、左肾 10.0cm × 4.7cm，尿渗透压 558mmol/L，较正常降低，尿 β_2 - MG > 500mg/L；NAG 活性 1.703U/L；尿常规：红细胞 2 ~ 4 个/HP，畸形红细胞 71%，蛋白（＋＋），尿蛋白定量 1.12g/24h，血尿素氮 7.99mmol/L，血清肌酐 163.5μmol/L，血三酰甘油 5.06mmol/L，血浆白蛋白 26.9g/L，血纤维蛋白原

4.8g/L。在台北某医院肾穿刺示慢性间质性肾炎，用泼尼松40mg/d、氨氯地平5mg/d治疗，效果差，遂来上海某医院诊治。舌淡、苔薄黄，脉濡滑。

诊断：马兜铃酸肾病，慢性间质性肾炎。

处方：党丹参各30g　　当归10g　　赤芍12g　　枸杞子20g

　　　　黄精20g　　　　蝉花15g　　黄芪20g　　杜仲15g

　　　　菟丝子12g　　　首乌15g　　桃仁15g　　猪苓12g

　　　　柴胡9g　　　　　黄芩10g　　茯苓12g

日1剂，同时服活血通脉胶囊0.75g，3次/天，泼尼松逐渐减量。8周后复诊，病情明显好转，尿常规：蛋白（＋），继续守方加减续治。

2001年10月29日复诊：尿蛋白定量0.93g/24h，血尿素氮6.75 mmol/L，血清肌酐113.1μmol/L，血三酰甘油3.06 mmol/L，血浆白蛋白31.9g/L，尿 β_2 – MG 100 mg/L，尿渗透压正常，继续门诊治疗。

（《陈以平教授辨治马兜铃酸肾病的临床验案》）

【诠解】　马兜铃酸肾病的发病机制目前尚不十分清楚，故西医缺乏有效的治疗方法。激素的疗效尚未肯定，而中医药在这方面具有一定的优势。中医认为马兜铃酸肾病总属虚实错杂、本虚标实，马兜铃酸肾病初期湿热和毒邪较盛，后期气阴两伤，肾亏精耗，肝虚不足，脾胃虚弱，病程久延，出现血瘀。中医治疗：早期先攻后补或攻补兼施，祛邪扶正；中晚期扶正为主，佐以祛邪；攻邪以清热利湿、清热解毒为主。补虚以养阴益肾、调理肝肾为主。方中党参、黄芪、茯苓健脾益气，丹参、当归、赤芍、桃仁及活血通脉胶囊等活血化瘀。偏肾虚者，加菟丝子等；如兼有湿热者，则加石韦、车前子等。

陈以平教授认为，马兜铃酸肾病的"本"是以气阴双虚为主，而湿热又是其病理机制的一个重要环节，只有将本证和标证有机结合起来，方能对疾病有完善的认识，所以陈教授强调辨证论治。马兜铃酸肾病要特别注意预防，应用含马兜铃酸的中药应谨慎，注意其小剂量和短疗程。蝉花又名大虫草、金蝉花，是麦角菌科真菌蝉拟青霉寄生竹蝉若虫后的复合体，是与冬虫夏草相类似的虫草。其性味甘寒无毒，功效为疏风清热、熄风止痉。现代药理研究证实其具有降低血、尿肌酐，提高内生肌酐清除率，改善血清蛋白含量，减少尿蛋白排出等功效。

肾病综合征

一、湿热互结

赵绍琴医案

医案 1（清化湿热治肾综，邪去正复肿自消）

房某，女，25 岁。1989 年 10 月 30 日初诊。

患者自 1989 年 4 月因感冒后全身浮肿去医院就诊，经检查发现尿蛋白（＋），并伴有大量管型，以"肾病综合征"收住入院治疗。用激素治疗后，浮肿见轻，尿蛋白仍持续在（＋）～（＋＋）。现症：面色㿠白，全身轻度浮肿，尿量较少，智力较差，激素已由每日 30mg 减至每日 7.5mg，尿蛋白（＋），指纹色紫，舌红苔厚腻，脉滑数。

辨证：湿热蕴郁于内。

治则：清热化湿。

处方：荆芥 2g　　　　白芷 2g　　　　苏叶 3g　　　　丹参 5g

　　　生地榆 5g　　　茅根 6g　　　　芦根 6g

服药 7 剂后，浮肿消失，尿蛋白（－），夜啼不安，大便干结，舌红苔薄白，湿郁渐化，热郁未清，仍以前法，佐以凉血化瘀，递减激素。

处方：荆芥 2g　　　　防风 2g　　　　生地榆 6g　　　丹参 6g

　　　赤芍 6g　　　　茜草 6g　　　　茅根 6g　　　　焦三仙各 6g

　　　芦根 6g

服药 7 剂，尿蛋白（－），饮食二便正常。又接此方服药 20 余剂后，化验检查未见异常而停服激素。调整处方：荆芥 3g，生地榆 6g，焦麦芽 6g，水红花子

6g。改隔日 1 剂，连服 4 周。

（《赵绍琴临证验案精选》）

【诠解】　肾病综合征是高度水肿，大量蛋白尿，以及高脂血症、低蛋白血症为其主要特征的一组临床症候群。属于中医水肿、虚劳的范畴。临床治疗多以利水、行水，甚至逐水等方法，治疗方剂如五苓散、五皮饮及疏凿饮子等。而赵老从几十年临床观察和实践中，认为肾炎、慢性肾病的水肿，并非利水一途，因为利水的疗效不尽人意，往往是越利尿，水肿越甚，尿蛋白反复不降。其病的实质是湿热郁滞，邪气不去，正气难复，而用清化湿热的方法，往往收到比较满意的疗效。治水肿不用利水剂，而收消肿之效，所谓"不治之治"是也。

医案 2（湿热郁滞肾络瘀，但凡网破禁增鱼）

张某，男，22 岁，某大学一年级学生。

1988 年秋季参加军训后出现浮肿，经多次检查确诊为肾病综合征。尿蛋白持续阳性。住某医院治疗，先用激素冲击疗法，未见效果，反见严重的激素副作用症状。后加用环磷酰胺等免疫抑制剂，也无效。患者的父母都是医务工作者，深知肾病综合征大量尿蛋白流失的严重危害，同时也深知丢蛋白补蛋白是肾病综合征的调养法宝。因此，他们为其子精心安排了高蛋白饮食谱，每天的饮食鱼、虾、肉、蛋、奶不断，平均每 2 ~ 3 天就要进食一只鸡以补充营养，并强制其卧床休息，不得下床活动。他们为儿子做了他们认为应该做的一切，经此治疗 1 年有余，患者的病情更加严重，尿蛋白定性检查（＋＋＋＋），24 小时尿蛋白定量高达 20g。同时其浮肿加剧，面色惨白，体力衰弱，致不能下床行走。百般无奈之中，于 1989 年春请赵师会诊。视其舌红苔腻垢厚，切其脉濡滑数，接之有力，证属湿热蕴郁，热入血分，络脉瘀阻，困其食补太过，致使三焦不畅，气血壅滞。其诸般虚弱之症，非真虚也，乃"大实若羸"之象也，治当凉血化瘀、清化湿热、疏调三焦方法。遂令其停止进食一切蛋白食物，每天的主食也减量至 150g。并要求患者进行户外活动，每天散步 1 至 2 小时，逐渐增加到 3 至 4 小时，当患者和父母明确表示能够做到时，赵师始为疏方如下：

荆芥、防风、白芷、独活、生地榆、炒槐花、丹参、茜草、焦三仙、水红花子、大腹皮、槟榔、大黄。水煎服，每日 1 剂。2 周后，尿蛋白开始下降，浮肿也开始渐渐消退。继之依上方随症加减治疗 3 个月，在患者的密切配合下，其尿蛋白完全转阴，浮肿全消，体力也大大增加，继续巩固治疗半年，停药观察。至今未复发。

（《赵绍琴临证验案精选》）

【诠解】 这个病例清楚地说明了补蛋白和禁蛋白对肾病综合征尿蛋白流失的不同影响。起初，患者大量进食高蛋白食物，但并未能纠正其低蛋白血症，相反确实加剧了尿蛋白的流失；后来，由于采用了低蛋白饮食配合中药综合治疗，其尿蛋白很快就得到了控制。这说明了忌食高蛋白食物对于治疗慢性肾病消除尿蛋白是多么重要。

杜雨茂医案

（西药无功之肾综，填精化气效果彰）

袁某，男，20 岁，宝鸡红星化工厂工人。

初诊：1977 年 6 月 28 日。患者去年 4 月中旬因病水肿 10 个月，在宝鸡市某医院治疗。入院时化验：尿蛋白（＋＋＋＋）、颗粒管型 1 ~ 3 个/低倍，胆固醇 85.59mmol/L，总蛋白 35g/L（正常值 6 ~ 8g/dl），尿素氮 14.5mmol/L，诊断为肾病综合征。给予环磷酰胺、泼尼松及中药等治疗，共住院 224 天，病情减轻，以好转而带药出院。出院时化验：尿蛋白微量，颗粒管型偶见，尿比重 1.023，余在正常范围。今年 6 月初病又复加重，当地医院再用环磷酰胺及泼尼松等乏效，故来求治。

查患者面部及下肢浮肿，按之有轻度凹陷，自感头昏乏力，腰酸痛，小便黄少，脉细弦，舌红、苔黄厚，面部有少数痤疮，面色发红。化验：尿蛋白（＋＋＋），颗粒管型 5~8 个，脓细胞（＋），红细胞少许，上皮细胞少许。

辨证：久病水肿，病情起伏，肾阴亏虚，水湿留滞，挟有血瘀。

治则：滋肾利水，清热化瘀。

处方：生地黄 12g　　枸杞子 12g　　牡丹皮 9g　　泽泻 12g
　　　　茯苓 12g　　　车前子 12g　　怀牛膝 9g　　鱼腥草 30g

连翘 18g　　　丹参 18g　　　当归 12g　　　生益母草 30g

桑寄生 12g　　　白茅根 30g

每日 1 剂，水煎分 2 次服。

并令其在 1 周以内撤去西药，专用中药治疗。每周复诊 1 次，基本守上方，有时视病情增减一二味药，至 8 月 4 日，共服药 32 剂，肿全消，腰不痛，惟口干，稍劳后腰酸，余无明显不适，脉沉缓，舌淡红、苔白微腻。化验：尿蛋白（－），上皮细胞及白细胞少许，余（－）。宗前法，加重益肾，减少清利。

处方：生地黄 9g　　　熟地黄 9g　　　山药 12g　　　女贞子 12g

枸杞子 12g　　　泽泻 12g　　　茯苓 12g　　　牡丹皮 9g

猪苓 12g　　　丹参 18g　　　当归 9g　　　鱼腥草 30g

白茅根 30g　　　生益母草 30g

每日 1 剂，水煎，分 2 次内服。

每周复查 1 次，基本守此方以加减，至 9 月 28 日，共服 54 剂，其间因感冒 1 次尿蛋白出现（＋），数日后随又转为（－）。今日化验，尿蛋白（－），上皮细胞及白细胞少许，余（－）。自觉已无明显不适，脉沉略数，舌淡红略暗、苔薄白。嘱其带方回家续服，以冀巩固。法本滋阴健脾为主，稍佐清利余邪。

处方：1. 汤剂：六味地黄汤加黄芪、党参、白术、墨旱莲、石韦、金钱草、生益母草。水煎服。

2. 丸剂：

生地黄 90g　　　熟地黄 60g　　　山茱萸 60g　　　山药 45g

牡丹皮 45g　　　茯苓 45g　　　泽泻 45g　　　党参 45g

黄芪 60g　　　墨旱莲 45g　　　巴戟天 45g　　　石韦 60g

车前子 45g　　　茺蔚子 45g

上药共为细末，炼蜜为丸，每日 2 次，每次服 9g。

此后主要服丸药，汤药间断服，回厂后边上班，边服药，半年之后一切正常而停药。

1978～1982 年每年来院复查 1 次，均正常，疗效显著。

（《杜雨茂奇难病临证指要》）

【诠解】 患者因患肾病综合征住院 224 天，病情曾一度好转，出院后病情复发，再服激素及其他免疫抑制药无效。仔细分析患者久患水肿，长期服用激素、免疫抑制药及中药温阳利水剂，致肾阴亏虚，水不制火，而成阴虚火旺之证。肾精不足，气化不行，水留为患，外溢肌表，而见水肿。肾阴不足，腰失所养，则腰酸痛。肾精不充，髓海失养，则头昏乏力。水停气滞，瘀热内生，则小便黄少，舌红、苔薄黄。故治遵滋肾利水、清热化瘀之法，以生地黄、枸杞子、牡丹皮、怀牛膝、桑寄生滋阴益肾以治其本。肾精充肾阴复，气化行而水道通，水湿自除。又以茯苓、车前子、泽泻等淡渗利湿，以治其标。鱼腥草、连翘、白茅根清利湿热，使湿热自小便外排。丹参、当归养血活血、化瘀通脉，血利则水行。用益母草，既可助丹参化瘀通络，又可协白茅根、连翘清热消火，再可助茯苓、泽泻利尿除湿，其对肾病水肿，功效尤长。桑寄生一味，既可补肾复本，又能化瘀通络，降低血压，对肾病综合征具有良效。上方共服 84 剂，诸症皆消。继以健脾滋阴、清利余邪之丸药善后调理，终达良效。随访数年，病未再发。

张琪医案

医案 1（善用经方治肾综，清利湿热复气化）

吕某，男，29 岁。1999 年 4 月 12 日初诊。

主诉：反复浮肿 3 年。

病史：患肾病综合征 3 年，几经治疗无明显好转。

初诊：腰以下肿甚，阴囊肿大，腹胀满，口黏而干，尿少色赤多泡沫，尿量约 500ml/24h，舌红胖大，苔白腻，脉滑。血浆蛋白低于正常值，总胆固醇升高，尿蛋白（＋＋＋），颗粒管型 3~5 个/HP。

中医辨证：湿热壅滞下焦。

西医诊断：肾病综合征。

治则：清热逐水。

处方：加味牡蛎泽泻饮。

牡蛎 20g　　　　泽泻 20g　　　　葶苈子 15g　　　　商陆 15g

海藻 30g　　　　花粉 15g　　　　常山 15g　　　　车前子 15g

五加皮 15g　　　白花蛇舌草 30g

6 剂，水煎服，每日 1 剂，分 2 次服。

二诊：1999 年 4 月 18 日。尿量增多，24 小时约 1800ml，尿蛋白（＋＋），颗粒管型 0～2 个/HP。

处方：加味牡蛎泽泻饮。

牡蛎 20g　　　　泽泻 20g　　　　葶苈子 15g　　　　商陆 15g

海藻 30g　　　　天花粉 15g　　　车前子 15g　　　五加皮 15g

白花蛇舌草 30g　瞿麦 20g　　　　萹蓄 20g

6 剂，水煎服，每日 1 剂，分 2 次服。

三诊：1989 年 4 月 24 日。诸症明显好转，尿蛋白（＋），略有腰酸、下肢微浮肿，舌淡红略胖、苔薄白，脉沉滑。

治则：补肾利湿。

处方：济生肾气丸化裁。

牛膝 20g　　　　车前子 20g　　　熟地黄 20g　　　山茱萸 20g

山药 20g　　　　牡丹皮 15g　　　茯苓 20g　　　　泽泻 15g

制附子 7g　　　肉桂 10g

20 剂，水煎服，每日 1 剂，分 2 次服。

四诊：1989 年 5 月 14 日。尿蛋白阴性，浮肿全消而获愈，后随访 1 年来复发。

（《张琪肾病医案精选》）

【诠解】　本案患者患病两年一直治疗，曾用泼尼松等多种中西药物，皆未能控制病情。患者腰以下肿难消，且形体肥胖，已呈现药物性库欣症状。张老用加味牡蛎泽泻饮治疗，以牡蛎泽泻散加车前子、五加皮，意在清利下焦湿热。方中商陆用量虽大，却未见泻下及不良反应，且诸症及尿检明显好转，足以说明经方配伍之妙。牡蛎泽泻散出自仲景之《伤寒论》，是治疗伤寒病后，余邪未尽，湿热塞滞，膀胱气化不利所引起的病症，有清热逐水饮之功。《伤寒论》云：

"大病瘥后，从腰以下有水气者，牡蛎泽泻散主之。"张老认为慢性肾小球肾炎湿浊内停，郁久化热，湿热蕴结，留恋于下焦，每致膀胱气化失司，而见腰以下及膝、胫足、踝皆肿，或阴囊肿大，小便短少而赤，手足烦热，舌红、苔白腻或黄腻，脉滑有力或滑数等症状，皆可用牡蛎泽泻散改为汤剂化裁治疗。

慢性肾病虽非大病瘥后，但其反复发作、湿热壅滞于下为应用本方的依据。方中用牡蛎、泽泻、海藻清利湿热，尤其是海藻为治腹液之要药；常山、葶苈子、商陆攻逐水饮；尤以天花粉养阴清热，与牡蛎、泽泻配伍，既能益胃生津，防止商陆、常山攻逐过甚而伤津液，又能协助牡蛎软化水结，以奏利尿消肿之功。二诊尿量已明显增多，已见利水之功，故去性寒峻猛之常山，改用利尿通淋、药性平和之瞿麦、萹蓄。三诊肿已大消，以腰酸为主症，且舌略胖，下肢微肿，此为肾阳虚不能化气行水所致，故用济生肾气丸加减补肾利湿。

医案2（湿热搏结聚三焦，疏凿饮子加减妙）

吴某，男，23岁。1994年5月10日初诊。

主诉：间断性浮肿1年。

病史：患者有肾病综合征病史1年，20天前外感后出现头面及周身高度浮肿，腹部膨隆，尿黄赤、量少，24小时尿量400～500ml，曾用呋塞米等利尿剂效果不明显。

初诊：头面及周身高度浮肿，腹部膨隆，尿黄赤、量少，24小时尿量400～500ml，伴口干口苦，脉沉滑，舌苔厚腻。

西医诊断：肾病综合征。

中医辨证：脾胃湿热壅盛，三焦水热壅滞之阳水。

治则：发汗泻下利尿，表里内外分消。

处方：加味疏凿饮子。

商陆15g	槟榔20g	茯苓15g	大腹皮15g
椒目10g	赤小豆50g	秦艽15g	羌活10g
木通15g	泽泻15g	车前子15g	萹蓄15g
二丑各15g			

2 剂，水煎服，每日 1 剂，分 2 次服。

二诊：1994 年 5 月 12 日。服药两剂，尿量增多，24 小时达 1000ml 左右。继服前方。

处方：加味疏凿饮子。

商陆 15g	槟榔 20g	茯苓 15g	大腹皮 15g
椒目 10g	赤小豆 50g	秦艽 15g	羌活 18g
木通 15g	泽泻 15g	车前子 15g	萹蓄 15g
二丑各 15g			

6 剂，水煎服，每日 1 剂，分 2 次服。

三诊：1994 年 5 月 18 日。服药 6 剂，24 小时尿量达 1500ml，浮肿明显消退，其他诸症减轻，惟大便稍有不爽，加大黄 7.5g 通腑泄热，继服 3 剂。

处方：加味疏凿饮子。

商陆 15g	槟榔 20g	茯苓 15g	大腹皮 15g
椒目 10g	赤小豆 50g	秦艽 15g	羌活 10g
木通 15g	泽泻 15g	车前子 15g	萹蓄 15g
大黄 7.5g	二丑各 15g		

3 剂，水煎服，每日 1 剂，分 2 次服。

四诊：1994 年 5 月 21 日。大便通畅，尿量 24 小时达 2500ml，水肿基本消退，尿色淡黄，舌苔转薄，尿蛋白（＋＋＋），继以益气养阴、清利湿热法治疗 3 个月，尿蛋白转阴而临床治愈。

（《张琪肾病医案精选》）

【诠解】 此病案辨证属脾胃湿热壅盛，肺失通调，肾失气化，水热秘结三焦之阳水。常见于慢性肾小球肾炎及肾病综合征，症见周身浮肿，头面肿甚，喘息口渴，口干咽干，小便不利，大便秘结，脘腹胀满，舌质红、舌苔白厚，脉象沉数或沉滑有力。张老认为脾肾虚衰在慢性肾病病机演变中起重要作用，但邪气留滞对该病的影响亦不容忽视。就邪气而言，最主要的有水湿、湿热、瘀血，然湿热是一个特别重要的病理因素，而湿热内蕴对肾病的恢复和发展有极重要影响，因此将清利湿热法贯穿整个治疗过程。如慢性肾小球肾炎急发期或肾病综合征由外邪侵袭而致水肿加重，临床表现面目水肿或周身水肿、尿少等症。张老强调此期应以利水消肿为先，此水胖期多兼夹湿热之证，临床应细细辨识。

一般尿液颜色较为重要，《素问·至真要大论》谓："水液混浊，皆属于热。"所以尿混浊、黄赤多为湿热所致，另外诸如口干口苦、咽干咽痛、舌苔黄腻、脉滑等亦为湿热之证。《素问·灵兰秘典论》曰："三焦者，决渎之官，水道出焉。"三焦功能通调，则水液分布代谢正常，反之感受外邪，饮食内伤，气滞不调，则三焦水湿与热邪郁滞不得输布，出现周身上下表里水肿。若患者以水热弥漫三焦为主，表现头面遍身皆肿，腹膨大，尿黄浊、量少，便秘，口干，脉沉滑、舌苔厚腻，则常用增味疏凿饮子，可使水邪从表里内外上下分消，无留滞余地。本方由疏凿饮子去木通，加入车前子、萹蓄、海藻、二丑化裁而成。原方出自《济生方》，泻下逐水，疏风发表，"治遍身水肿，喘呼口渴，大小便秘"。水湿壅盛、表里同病之阳水实证，以遍身水肿、气喘口渴、二便不利为证治要点。本方特点为表里上下分消水湿、湿热，使邪无滞留余地。大腹皮、姜皮、茯苓皮辛散淡渗行水于表，消皮肤之水；商陆、椒目、槟榔破坚攻积散结，行水于里，使之从大便排出；羌活、秦艽疏风发汗、解表除湿于上，开鬼门使水从汗解；泽泻、木通、车前子、赤小豆、萹蓄泻热利水于下，使水从小便而出。表里上下分消其水，有如疏江凿河分除泛滥之水，故名疏凿饮子。再加海藻软坚消肿以治大腹液肿，二丑攻逐水饮。诸药合用，为水肿之重剂，尤适用于肾病湿热壅滞三焦之高度水肿。

刘宝厚医案

（辨证贵在用药精，清除湿热化瘀血）

杨某，男，26岁，农民。于2009年7月因感冒3周后颜面手足浮肿、疲乏求治。

症见：头痛头昏，口干口苦，腹胀纳差，疲乏腰困。血压110/60mmHg，体重76kg，24小时尿量1000ml，舌体胖、舌质红、苔黄腻，脉弦滑。心肺（-），腹水征（+），颜面及双下肢中度浮肿。检查：尿检：尿蛋白（++++），尿隐血（＋＋）；24小时尿蛋白定量6.0g/L；生化：肾功正常；总蛋白45.7g/L，白蛋白21.4g/L，球蛋白24.3g/L，胆固醇12.46mmol/L，三酰甘油3.8 mmol/L。血象正常。B超：①双肾皮质回声增强——肾炎图像改变。②胆囊水肿。③腹水中量。胸部X线未见异常。

西医诊断：肾病综合征。

中医辨证：属湿热蕴结证。

西医治疗：①泼尼松70mg，清晨1次顿服。②低分子右旋糖酐300ml＋酚妥拉明10mg静脉滴注，1次/天，共7天。③潘丁生75mg，口服，3次/天。④阿乐10mg，口服，1次/天。⑤硫糖铝1.0g，口服，3次/天。⑥乐力钙1000mg，口服，1次/天。

中医治则：治以清热利水，祛风通络。

处方：白花蛇舌草30g　半枝莲15g　　穿山龙15g　　蝉蜕10g

　　　大腹皮15g　　车前子⁽包⁾30g　　白茅根30g　　茯苓15g

　　　石韦15g　　　益母草30g　　　苍术15g

水煎2次兑匀，分3次温服，1剂/天。

二诊（2周后）：患者尿量增多至3500ml/天，诸症减轻，轻度浮肿，食欲亢进，五心烦热。血压130/70mmHg，体重72kg，舌淡红少苔，脉细数。心肺（－），腹水征（＋），颜面及双下肢轻度浮肿。检查：尿检：尿蛋白（＋＋），尿隐血（＋）；24小时尿蛋白定量4.7g，西医诊断治疗同前，中医辨证属阴虚火旺热瘀证。

治则：滋阴泻火，祛风活血。

处方：黄柏10g　　　半枝莲15g　　　地龙15g　　　生地黄15g

　　　蝉蜕15g　　　白茅根15g　　　车前子⁽包⁾15g　莪术10g

　　　女贞子12g　　旱莲草15g　　　元参15g　　　泽兰15g

　　　益母草30g

另加水蛭粉5.4g，装入胶囊分3次口服。

三诊（4周后）：尿量1600～2100ml/d，浮肿明显消退，精神尚佳，食欲仍亢进，时有口干咽燥。血压120/70 mmHg，体重68kg，舌红少苔，脉弦细。心肺

（－），腹水征（－），胫前压迹（－）。检查：尿检：尿蛋白（＋），24 小时尿蛋白定量 1.7g，尿隐血（＋）。生化：血尿素氮 5.6 mmol/L，血清肌酐 74.6μmmol/L；总蛋白 49.7g/L，白蛋白 28.4g/L；胆固醇 9.06mmol/L；三酰甘油 2.32mmol/L；B 超未探及腹水。西医诊断同前，中医辨证属阴虚火旺热瘀证，以原方去白茅根、车前子继服。

四诊（6 周后）：患者诸症基本消失，偶有疲乏、口干，易感冒，体重 62kg，舌淡红，脉细数。尿检：尿蛋白（－）。西医诊断同前，中医辨证属气阴两虚、瘀血内阻证。西药激素开始按常规逐渐减量。中药治宜益气养阴，活血通络。药用自拟益气健肾胶囊：黄芪、太子参、女贞子、旱莲草、穿山龙、益母草。嘱患者激素遵医嘱缓慢递减，若期间有外感等诱因应及时治疗，中药则改用清热健肾胶囊：白花蛇舌草、半枝莲、穿山龙、泽兰、青风藤、蝉蜕、石韦、莪术、益母草。治疗 3 个月后以服用补阳健肾胶囊（主要成分：红景天、锁阳、淫羊藿、菟丝子、女贞子、炒白术、益母草、莪术等）为主，嘱定期复查，带药持续巩固，随访 3 年无复发。

（《刘宝厚教授诊治肾病综合征经验》）

【诠解】 刘教授在治疗肾病综合征时采用标准激素疗程及在正规运用免疫抑制剂的基础上分阶段辨证施治，总结出一套行之有效的诊治方法，不仅可以提高疗效，而且可以降低临床复发率，减少激素、免疫抑制剂的毒副作用。其巧妙之处在于正确把握中西药结合治疗肾病综合征的"结合点"，即肾病综合征病程中不同阶段的病机。刘教授认为 NS 在大剂量应用激素治疗阶段，感染特别是上呼吸道感染，是病情复发、恶化的危险因素。咳嗽、咯痰、咽喉肿痛等上呼吸道感染症状，中医辨证属上焦湿热；尿频、尿急、尿痛等尿路感染症状，中医辨证属下焦湿热，足见感染和湿热的病因相同，只是中西医在理论解释上有所不同。

因此刘教授主张在治疗肾病综合征的过程中，只要有湿热证存在，必须清除湿热，才能使病情缓解，他提出"湿热不除，蛋白难消"的观点，自拟清热健肾汤加减治疗。处方：白花蛇舌草 30g，半枝莲 30g，青风藤 30g，石韦 30g，龙葵 15g，蝉蜕 10g，益母草 30g。1 剂/天，水煎服。感染较重者也可选用敏感抗生素治疗。NS 患者普遍存在血液高黏、高凝状态，中医辨证也常发现患者有面色晦暗，腰部疼痛，舌质暗红或瘀点、瘀斑等。因此，刘教授提出"瘀血不去，肾气难复"的治疗观。因此，在 NS 治疗的各个阶段主方中均加入活血化瘀药，如当归、益母草、泽兰叶、川芎、三七、水蛭等，取得了良好疗效。

陈以平医案

（脾肾亏虚湿热侵，祛湿清热需活血）

周某，女，33 岁。2002 年 8 月 6 日初诊。

患者于 3 个月前无明显诱因出现双下肢浮肿，伴大量泡沫尿，于当地医院查尿常规：蛋白（＋＋＋），红细胞（＋），尿蛋白电泳示肾小球源性蛋白尿，血浆白蛋白 22g/L，肾功能正常。6 月于某医院行肾活组织检查，诊断为膜性肾病 Ⅱ 期，24 小时尿蛋白定量 3.82g，尿相差显微镜检查示红细胞异形率 81%，尿 NAG 活性 24.4U/L，肾脏 B 超示右肾 94cm×42cm，左肾 92cm×54cm。遂予以蒙诺等治疗，未予激素。为求治于中医，特来我院就诊。刻下双下肢中度浮肿，自觉头痛，右侧腰痛，胃纳欠佳，夜寐可，大便调，舌红、苔黄腻，脉滑数。

辨证：脾虚湿热证。

治则：清热利湿，益气健脾。

处方：

半枝莲 30g	白花蛇舌草 30g	芙蓉叶 30g	灯心草 10g
苍术 15g	白术 15g	猪苓 12g	茯苓 12g
山药 30g	僵蚕 15g	生黄芪 30g	当归 15g
薏苡仁 30g	灵芝 30g	金樱子 30g	

水煎，每日 1 剂，分 2 次服。同时配合服用清热膜肾冲剂、活血通脉胶囊。

二诊：2002 年 9 月 19 日。患者头痛、浮肿已消失，偶感腰酸不适，纳眠可，大便调，舌尖红、苔薄白，脉细。查血浆白蛋白 30.7g/L，24 小时尿蛋白定量 4.7g。

处方：上方加黑料豆 30g，继服。

三诊：2003 年 6 月 12 日。24 小时尿蛋白定量 0.05g，A/G：42.9/31.9，肾功能正常，余未诉不适，舌净，脉细。

处方：予上方继服，以善其后。

2003 年 11 月 13 日再次做肾活组织检查，提示：膜性肾炎吸收期。

（《陈以平教授辨治膜性肾病验案》）

【诠解】 膜性肾病是一组织诊断名称，由免疫复合物沉积于肾小球基底膜和脏层上皮之间，导致基底膜弥漫性增厚，并引起大量蛋白尿而造成的慢性原发性肾小球疾病。目前西医治疗本病主要是：①采用免疫抑制剂延缓或阻止疾病中免疫因素介导的损害。②非免疫抑制剂治疗，以减少蛋白尿，延缓肾衰进展。③治疗并发症，如高脂血症及血栓并发症等。但上述西医的疗效均不甚理想。中医药辨证论治具有相对优势。陈老认为本病的发生不外乎内外两端，内因多为禀赋不足、饮食失调或七情内伤等损伤人体正气，使脾肾亏虚；外因多由湿热之邪乘虚侵袭人体，内外合邪，气化障碍而发为水肿、腰痛、尿浊等。究其本质，乃本虚标实之证，脾肾亏虚为本，湿热侵袭为标。在本病的演变过程中，瘀血是贯穿始终的重要因素，一方面因正气亏虚，气不行血，血滞为瘀，或阳气不足，血寒而凝；另一方面，瘀血既成之后，阻碍气机运行，使三焦不利，水道不通，又可导致或加重病证，而成为致病因素，瘀与湿合，湿瘀胶结则使病情更加复杂和缠绵难愈。针对病机，陈老采用益气活血化湿法为主治疗膜性肾病，早期以清热利湿、益气活血为主，中后期以健脾补肾、益气活血为主，分别采用清热膜肾冲剂和补肾膜肾冲剂。研制的膜肾系列冲剂，经临床验证，有较好疗效。本例患者在服用中药汤剂的同时服用清热膜肾冲剂、活血通脉胶囊，三者合用，相辅相成，相得益彰。方中加入黑料豆，还具有较好的升高血浆白蛋白的作用。膜性肾病病程较长，演变缓慢，疗程应相应延长，只有辨证准确，守方治疗，并持之以恒，方能获取佳效。

二、肺肾两虚

沈自尹医案

（肾综治疗求肺肾，滋阴固表金水旺）

赵某，男，13 岁，未婚。

初诊日期：1995 年 11 月 2 日。

主诉：尿蛋白 12 年，服泼尼松 10 年。

现病史：患者因反复尿蛋白 12 年，肾穿刺病理提示微小病变型肾炎，持续服泼尼松达 10 年，用量 30mg/d 时尿蛋白消失，减服至 5～10mg/d 时，因感冒又现尿蛋白，只得重新加大泼尼松用量，进行新一轮的递减，如此反复发作共 5 次，5 年前开始每遇 5 月末或 6 月初哮喘发作后亦有尿蛋白增多现象。临诊时，见满月脸、多毛、形体矮小，身高 1.5m，易感冒，纳寐二便可，服泼尼松 20mg/d，苔薄质淡红，脉细。肝、肾功能正常，尿蛋白（－）。

西医诊断：激素依赖性肾病综合征（微小病变型肾小球肾炎）。

中医诊断：（中）虚劳、劳淋。

辨证：肾气虚损，卫表不固。

治则：补肾益气固表。

处方：六味地黄丸合玉屏风散加减。

生黄芪 30g	生地 15g	山茱萸肉 10g	山药 10g
丹皮 10g	白术 10g	防风 6g	茯苓 10g
甘草 4g	益母草 30g	牡蛎 30g	

医嘱：低盐饮食，注意休息。

二诊：1995 年 11 月 9 日～1995 年 12 月 13 日。上方合度，无不适，苔薄质淡红，脉细。尿蛋白（－）。仍以补肾益气固表调之。

处方：1. 原方改黄芪 40g，加牡蛎 30g。

2. 泼尼松 20mg/qd。

三诊：1995 年 12 月 14 日～1996 年 5 月 30 日。服上方一个半月，一般情况尚可，苔薄，脉细。尿蛋白持续（－）。按原方之意加减。

处方：上方去牡蛎 30g，加骨碎补 15g、仙灵脾 10～15g。

改服泼尼松 40mg/隔日，每隔 2 周递减 5mg，按上述方法递减至 10mg/隔日时，改为 1/4 剂量递减，如 7.5mg/隔日逐渐递增至 1.25mg/隔日，每 2～3 周递减 1 次，逐步停服。在服 30mg/隔日时（相当于每日 15mg），仙灵脾用量为 10g。

5～10mg/隔日时，仙灵脾增至15g。

四诊：1996年6月1日～1996年12月1日。服药期间偶有感冒、哮喘发生，但症状较以往明显减轻，且未见尿蛋白重现。于1996年6月激素戒除，无不适，苔薄，脉细。继续服上方。

1年后随访未见尿蛋白、哮喘未作，满月脸消退，身高由原1.5m增高至1.68m。

（《沈自尹医案》）

【诠解】 本例患者自幼（1岁）因肾病综合征服激素长达10年之久，虽对激素较敏感服40mg尿蛋白消失，但多次减服至5～10mg时均因症状反复而告失败。沈自尹老师曰："该病多见小儿，小儿脏腑娇嫩，肾气未充，易受外邪侵袭，肾为封藏之脏，肾气受损，封藏失司，使精微物质渗漏泄下，屡见尿蛋白。又因长期服用激素干扰下丘脑－垂体－肾上腺（HPA）轴功能致免疫功能低下，反复感冒，使外邪与体虚交会进入恶性循环，应从体质调理。"常用六味地黄丸合玉屏风散方随症加减。为提高自身激素分泌加用仙灵脾，并逐步增量至15g，激素戒除成功后，年随访中偶尔有轻微感冒，但再未见尿蛋白，且满月脸消退，身高亦恢复正常，说明长期用激素导致自身肾上腺萎缩废用，由此对激素依赖而不能撤除，现用补肾。

刘宝厚医案

（湿热瘀滞精微失，中西互参效果佳）

患儿李某，女，10岁。2008年3月初诊。

家长叙述原发性肾病综合征并治疗1年余，反复发作。症见眼睑及双下肢水肿，疲乏，纳差，手足心热，多汗，头昏、头痛，眠差，大便干，消瘦（体重27kg），舌质淡、苔白腻，脉沉细。查尿常规示：蛋白（＋＋＋），潜血（＋＋＋），红细胞15～18个/HP。尿蛋白定量5.78g/24h，血清白蛋白19.3g/L，胆固醇7.5mmol/L，血清三酰甘油1.4 mmol/L，低密度脂蛋白4.3mmol/L，自身抗体（－）。肾穿刺活检示：弥漫性系膜增生性肾小球肾炎，伴阶段膜增殖，膜性病变（Ⅰ～Ⅲ期），局灶阶段性肾小球硬化，轻度肾小管间质病变。

西医诊断：难治性肾病综合征原发性。

中医诊断：水肿。

辨证：肺肾气虚，湿热瘀阻。

治疗：遂采用中西医结合一体化治疗方案，给予甲基泼尼松龙冲击，环磷酰胺及泼尼松联合抑制免疫、双嘧达莫抗凝及其他西药对症处理。

首始大剂量激素后，患儿出现阴虚火旺证候，症见失眠，盗汗，头昏、头痛，口舌干燥，纳差，两颧潮红，舌质暗红、少津，脉细数。采用滋阴降火法，予自拟养阴健肾汤加减。

处方：生地黄 10g　　玄参 10g　　　牡丹皮 5g　　地骨皮 5g

女贞子 10g　　旱莲草 10g　　麦芽 15g　　山药 15g

丹参 10g　　　地龙 5g　　　　石韦 10g　　益母草 15g

1 日 1 剂。

住院期间在上方基础上根据辨证配合益气健脾或活血通络治疗，以改善患儿水肿、多汗、纳呆、疲乏、头痛等症。

经过中西医结合系统治疗，复查尿蛋白定量：2008 年 4 月为 4.53g/24h，7 月为 1.16g/24h，8 月为 0.27g/24h。尿常规无异常，患儿好转出院。随后规律撤减激素，门诊继续治疗。此阶段患儿由阴虚转为气阴两虚，症见疲乏无力，易感冒，舌暗红、少苔，脉细数。采用益气养阴法，予自拟益气健肾汤加减。

处方：黄芪 15g　　太子参 10g　　生地黄 10g　　女贞子 10g

旱莲草 10g　　当归 5g　　　莪术 10g　　　麦芽 15g

山药 15g　　　丹参 10g　　　川芎 5g　　　　益母草 15g

石韦 10g

1 日 1 剂。期间在上方基础上根据辨证配合疏风宣肺或养阴清热或活血通络治疗。

2009 年 4 月复诊：患儿出现脾肾两虚证候，症见：易感冒，疲乏无力，少气懒言，大便干，舌质淡白，舌边有瘀点，脉沉细。复查血、尿常规及血生化均无异常。刘教授认为患儿病情现已完全缓解并稳定，给予激素维持治疗，采用脾肾双补法，予自拟补阳健肾汤加减。

处方：淫羊藿 10g　　肉苁蓉 10g　　红景天 10g　　女贞子 10g
　　　益母草 15g　　莪术 5g　　　菟丝子 5g　　　炒白术 10g
　　　麦芽 15g　　　山药 15g　　　丹参 10g　　　川芎 5g
　　　桃仁 5g

1 日 1 剂。

2010 年 3 月门诊复查血、尿常规，血生化均无异常，患儿精神好，无不适，病情已完全缓解并稳定，停用西药，继续中医辨证治疗。采用平调阴阳、脾肾双补法。

处方：淫羊藿 10g　　肉苁蓉 10g　　红景天 10g　　黄芪 15g
　　　太子参 10g　　生地黄 10g　　女贞子 10g　　旱莲草 10g
　　　当归 5g　　　莪术 10g　　　麦芽 15g　　　山药 15g
　　　丹参 10g　　　川芎 5g

1 日 1 剂。

2011 年 7 月复查血、尿常规，血生化均无异常，目前继续门诊随访，监测病情稳定。

（《刘宝厚教授中西医结合治疗难治性肾病综合征经验》）

【诠解】　笔者将刘宝厚教授治疗难治性肾病综合征的治疗特色归纳为：中西医双重诊断，中西药有机结合。其强调湿热不除、蛋白难消，瘀血不祛，肾气难复。即有湿热者必先清热祛湿，然后扶正，同时活血化瘀贯穿治疗的始终。刘教授通过中西医结合治疗，不仅能提高难治性肾病综合征的近期疗效，还可以提高远期缓解率。基于刘教授对本病中医病机的认识，其治疗强调祛邪的同时注重湿和瘀，具体概括为湿热不除，蛋白难消；瘀血不祛，肾气难复。刘教授倡导在西药治疗的全过程中，中医药应该分阶段有机辨证治疗。

第一阶段为激素首始阶段。刘教授认为患者采用首始大剂量激素后，会出现阴虚火旺的证候，此时宜采用滋阴降火法，予自拟养阴健肾汤（生地黄 20g、玄参 15g、牡丹皮 10g、地骨皮 10g、女贞子 15g、旱莲草 15g、知母 15g、黄柏 10g、益母草 30g）加减治疗，1 日 1 剂。经临床验证此方既可减轻激素的副作用，又可提高激素的敏感性。

第二阶段为激素减量阶段。刘教授认为此阶段患者多由阴虚转为气阴两虚，此时宜采用益气养阴法，予自拟益气健肾汤（黄芪30g、太子参15g、生地黄20g、女贞子15g、旱莲草15g、当归20g、莪术15g、益母草30g、石韦30g）加减治疗，1日1剂。此方既可对抗激素的副作用，又可防止激素撤减综合征。

第三阶段为激素维持阶段。刘教授认为此阶段患者多出现脾肾两虚证候，予自拟补阳健肾汤（淫羊藿30g、肉苁蓉30g、红景天15g、女贞子15g、益母草30g、莪术15g、菟丝子10g、炒白术15g）加减治疗，1日1剂。本方既可减少对外源性激素的依赖及防止复发，又可减轻细胞毒药物对骨髓的抑制。另外，任何阶段当患者出现上呼吸道感染或尿路感染，中医辨证为湿热者，必须先清除湿热，予自拟清热健肾汤（白花蛇舌草30g、半枝莲30g、青风藤30g、石韦30g、龙葵15g、益母草30g、蝉蜕10g）加减，1日1剂。然后继续分阶段治疗。以上方剂剂量小儿均减半。

郑荪谋医案

（金郁水停肿难消，通调水道宣肺气）

郑某，女，12岁。1984年5月12日初诊。

患肾病综合征已1年半，并经住院治疗数月不愈。服激素后身体更加肥胖。现症见：面及全身浮肿，口不干，纳呆，欲呕，胃脘胀满，气喘，动则为甚，小便少，大便溏，每天数次。尿化验：蛋白（＋＋），红细胞少许。目前已停激素1周。

辨证：脾虚作胀，肾虚作喘。

治则：宣肺顺气，通调水道而消肿。

处方：紫苏叶6g   丹皮8g   蝉蜕3g   生黄芪18g

       山药15g   茯苓10g   益母草12g   车前草2株

       泽泻10g   紫浮萍10g

水煎服，每天1剂。

二诊：1984年5月18日。其母代诉：服3剂后，面肿消退，但腹部仍肿，压之凹陷，视物模糊，纳食转增，胃胀，欲呕，气仍喘。

处方：仍按原法，照上方加当归尾6g，续服3剂。

三诊：1984年5月31日。其母代诉：纳食少，小便长。尿化验：蛋白少许，红细胞少许，脓细胞少许。病有转机，治以宣肺益肾法治之。

处方：生黄芪12g　　熟地黄18g　　怀牛膝10g　　蝉蜕3g

益母草12g　　紫苏5g　　山药18g　　菟丝子9g

茯苓10g

服5剂，并嘱用羊肉250g、炖生黄芪30g，去渣饮汁，每周2次。

（《当代名医临证精华·肾炎尿毒症专辑》）

【诠解】　郑荪谋认为，治肾病应以宣肺为急，益肾为本。肾本肺标，肺气顺则膀胱之气化，而水自行矣。以格物之理论之，凡禽畜之类，有肺者有尿，无肺者无尿，足见宣肺在治水中的重要地位。治肺不仅在无外邪侵袭时着手，在外邪袭肺之时，更应抓住治肺之机，肺肾兼治，临证多年常用苏蝉六味地黄丸化裁，多有良效。

三、脾肾两虚

裘沛然医案

（正气大虚水气病，药味精专辨证精）

患儿，7岁。

经某医院儿科拟诊肾病综合征伴慢性肾功能不全，住院2月余，经各种西药治疗，未能收效，院方已发病危通知。患儿家属慕名邀诊，见患者面色㿠白，神气消索，全身浮肿，大腹如鼓，胸膺高突，阴囊肿大透亮，小便点滴难下。诊其脉微细欲绝，舌体胖、舌淡、苔腻水滑。此正气大虚，气不化精而化水，水湿泛滥，流溢皮里膜外。病经迁延，形神俱衰，证情险笃，恐凶多吉少。家属仰求一治，以冀万一。先生为拟一方。

处方：生黄芪50g　　土茯苓30g　　黑大豆30g　　大枣7枚

牡蛎^捣30g

3剂后，小便通畅，肿势稍退，神气略振，脉较前有力。药有效机，当击鼓再进，不可懈怠。原方加巴戟肉15g，黄柏15g，泽泻18g。再服1周，小便24小时总量已达1500ml以上，水肿大减，阴囊肿胀基本退尽，所喜胃气来复，渐可进展，神态活跃，舌淡苔薄，舌体不胖，脉细有神。证已转机，仍不可掉以轻心，当守前法，耐心调养。以"简验方"增减，连服3个月，诸症全消，悉如常人，体检、化验均在正常范围。随访2年，未再复发。

（《古今名医临证金鉴·水肿关格·卷下》）

【诠解】　裘沛然先生此方虽不能尽愈其病，但只要认真辨析，往往有出奇制胜之功。故附载于此，以见一斑。元代名医以一味黄柏制剂，称大补丸，良有深意。与黄芪相合，补气健脾益肾，为治本之图。牡蛎为水生动物，性寒属阴，生用有利水气之功，且能潜阳，所谓"壮水之主，以制阳光"，煅用敛精，对长期蛋白流失者，颇为适用。黑大豆入脾肾二经，《本草纲目》载其"治肾病，利水下气，制诸风热、活血解毒"。明代张介宾亦有"玄武豆"之法。先生融会前贤精粹而用于治疗肾炎，对消除蛋白尿及纠正低蛋白血症有一定功效。土茯苓清泄湿毒，泽泻善利水湿，大枣健脾胃、和营血。全方本标兼顾，补泻合治，有补气健脾益肾、利水泄浊解毒之功。临床应用本方时尚需根据证情，随机变化。至于损益之法，先生循此法用治多种类型的慢性肾小球肾炎，应验者甚多。

杜雨茂医案

（脾肾亏虚水成实，治病求本辨证精）

患者阎某，男，15岁。

患者于1981年10月9日无明显原因突然出现面部浮肿，眼睑尤甚，当时未予重视。3天后到某厂医院门诊治疗，查尿蛋白（＋＋＋），血压正常，以急性肾小球肾炎收留入院。入院当天下午，患者突然出现吐泻交作，呕吐每日10余次，大便呈稀水样便，每日10～20次，而且无尿，血压测不出，经输液、利尿等全力抢救，3天后患儿血压恢复，吐泻大约1周方止，而浮肿日渐加重，面部、下肢及阴囊均浮肿，尿量少。1981 年 10 月 24 日转诊宝鸡市某医院，以肾炎肾病收入院。经静注血浆、人血白蛋白，口服泼尼松等积极治疗后，病情时好时坏，反复不定。1982 年 3 月 2 日转至北京某医院治疗，查胆固醇 90.51mmol/L，尿素氮 21.6mmol/L，血沉 22mm/h，尿蛋白（＋＋＋），以肾病综合征收入院。经口服泼尼松 60~80mg/d，并用清热利湿健脾之中药等治疗 45 天后，仅下肢浮肿，尿蛋白波动在（＋＋）~（±）之间，以好转出院，不久患者病情又复加重，且柯兴征明显。遂又于 1985 年 6 月 22 日前去河南省某市求医，经服中药及泼尼松，但病情仍起伏不定。后又在其厂医院中西医结合多方施治，尿蛋白一直在（＋＋＋）~（＋＋＋＋）之间，管型 1~3 个，白细胞 2~5 个，病情有发展趋势。

1986 年 5 月 14 日，患者前来我院就诊，症见下肢浮肿，满月脸，口淡不渴，喝水少则小便黄，量可，舌红苔根黄微腻，脉弦细。尿常规化验：蛋白（＋＋＋＋），管型 3 个，白细胞 4 个，红细胞偶见。

辨证：水肿顽证，水邪成害，病邪滞留，正气日损，致脾肾俱伤，阴阳两亏，且水湿郁久化热，实有上下内外邪正交困之势。

治则：病情错综，虚实互见，治疗必须标本兼顾，法宜育阴清热利水，兼温肾健脾、固摄精微。

处方：生地 12g　　　泽泻 12g　　　猪苓 15g　　　云苓 15g

　　　车前子[包煎]10g　金钱草 30g　　鱼腥草 30g　　白花蛇舌草 30g

　　　黄芪 30g　　　　鹿衔草 18g　　金樱子 15g　　白术 14g

　　　石韦 12g　　　　连翘 12g　　　山萸肉 9g

每日 1 剂，水煎服。

同时配服薏苡仁粥，组成：黄芪、赤小豆、玉米须、薏苡仁各 30g，每日 1 剂，煮粥与上药同时服用。并嘱患者应外避风寒，谨防感冒。患者回家服药 50 剂后，同时停服激素，下肢浮肿基本消失，尿化验：蛋白（＋＋），而管型、白细胞及红细胞消失。

1986 年 7 月 20 日，原方中加芡实 15g、苍术 9g、党参 13g，去连翘、茯苓，食粥单方照服。又续服 100 多剂，患者下肢浮肿及柯兴征消失，患者精神状态也完全恢复，尿常规及血液生化检验各项指标复常。从 1987 年 3 月 21 日起至今，随访两年，尽管患者曾先后感冒过 3 次，但浮肿从未复发，多次尿检正常，病情完全缓解。

（《陕西中医·杜雨茂验案》）

【诠解】　细析杜雨茂老师治本病的特点在于辨证精确，其初诊方前五味系猪苓汤化裁，以生地易阿胶，以车前子易滑石，滋育肾阴、清热利湿为主；山萸肉助育阴之力，石韦、金钱草、鱼腥草、连翘、白花蛇舌草增其清热利湿之功。黄芪、白术益气健脾；鹿衔草苦平无毒，补肾壮阳以行气化而无辛燥伤阴之弊；金樱子益肾涩精，使脾肾得健，精微固摄而不下泄，尿蛋白等自可消除。全方共奏育阴清热利湿，兼温肾健脾、固摄精微之效。次方加党参、苍术、芡实增前方健脾之能，使堤固而水不再泛，芡实又可助金樱子涩精之功；去茯苓防其渗利过度，去连翘防苦寒伤胃。另配服薏苡仁粥，意在健脾养胃而利湿，培后天以养先天，与主方有相得益彰之妙。药疗、食疗均着眼于脾肾，是治病求本之法，守法守方久服而顽疾得愈。

颜德馨医案

（重症水肿近弥留，内外兼施挽沉疴）

郭某，男，12 岁。

患者间歇性浮肿，反复发作 6 次，全身浮肿加剧而入院，经西医内科多方面治疗，均无效果，转中医科时已至弥留阶段。现症见：全身浮肿如一小囊，小便短少，腹围 73.5cm，伴发热，体温 38.6℃，舌质淡、舌苔白，脉沉细。血压 80/60mmHg。尿检：比重 1.007，蛋白（＋＋＋），脓细胞（＋），上皮细胞（＋＋），颗粒管型、红细胞少许。血化验：血总蛋白 33.5g/L，白蛋白 11.9g/L，球蛋白 21.6g/L，A:G－0.5551:1。X 线心肺透视有胸膜炎，两侧横膈升高。

辨证：脾肾两亏，水湿不化。

治则：健脾补肾，兼利水湿。

处方：以益肾汤（经验方）治之。

①太子参 9g　　　党参 9g　　　黄芪 12g　　　补骨脂 9g

　巴戟天 9g　　　炙鸡内金 6g　　葫芦 30g　　　白术 12g

　茯苓 9g　　　　生地黄 12g

水煎服，每天 1 剂。

②石蒜、蓖麻子等量，捣烂外敷双侧涌泉穴，外扎纱布，1 日一换。

二诊：药后症状日见好转，尿量最多可达 4400ml，54 剂后浮肿全退，精神转佳。继以防己黄芪汤善后，同时服济生肾气丸 6g，每日 1 次。尿检：比重 1.002，常规阴性。血红蛋白 74g/L，白蛋白 49g/L，球蛋白 25g/L，A：G＝1.95：1，血胆固醇正常。痊愈出院。随访 20 年未复发，已参加工作，健康良好，婚后已育一子。

(《中华名中医治病秘囊·颜德馨卷》)

【诠解】　患者全身间歇浮肿 2 年余，反复发作，肺脾肾相干为患。"益肾汤"中太子参、党参、黄芪、白术健脾益气，补骨脂温补肾阳，葫芦利水，以达补而不滞、利而不伐之功。石蒜、蓖麻子通利小便、消肿止痛，捣烂外敷涌泉穴，有相得益彰之功。以上两方除能消肿、消蛋白尿外，还可提高血浆蛋白。防己黄芪汤、济生肾气丸有稳定症状、巩固疗效的作用。

何炎燊医案

(儿童肾综药难愈，分段缓治奏奇功)

卢某，男，9 岁。

1 年前曾患水肿，医谓是急性肾小球肾炎，治之半月肿消。然不久复肿，如是反复多次。1969 年 5 月后只有肿不消。某医院诊断为肾病综合征，用大剂量皮质激素、双氢克尿噻、苯丙酸诺龙等治之半年，迁延不愈，乃兼服中药。医云脾肾阳虚，用肾气丸、实脾饮、真武汤、六君、归脾等方，迄无效验。于 1970 年 1 月 5 日入我院治疗。患儿全身浮肿，头面尤甚，呈赤色圆月脸，头发粗糙，不柔软，无光泽，性情暴躁，易怒易哭，夜睡不宁，惊惕梦呓，喜饮恶食，时作干呕，大便时溏时硬，有时数日一行，小便黄短，晨起略多，以器盛之，则如肥皂泡状，经久不散。脉浮弦而数（110 次/分），舌干红苔少。化验检查，血象：白

细胞 $9.2 \times 10^9/L$，红细胞 $3.1 \times 10^{12}/L$，血红蛋白 $81g/L$，尿蛋白（＋＋＋），红细胞少许，白细胞少许（当时我院设备差，只能做常规检查）。

以下是抄自患儿入院前 8 天在某医院之检查报告：24 小时尿蛋白定量 11.5g，血浆蛋白 42g/L，白蛋白 18g/L，球蛋白 24g/L，胆固醇 7.24mmol/L，三酰甘油 2.46mmol/L。诊断为原发性肾病综合征。

此病之本，乃脾肾气阴两虚，气虚则水聚，阴虚则火旺，而且用温补，以致少火化为壮火，壮火食气，故越补越坏。且相火过亢，必然疏泄无度，故患儿下注大量蛋白尿，此与丈夫遗精、妇人带下其理正同。于是令其即日起，杜绝一切温补食物，停用西药。激素不能骤停，宜逐渐减量（暂时由每日用泼尼松 30mg 减为每日 15mg）。先予大补阴丸合二至丸加味以滋阴降火。

处方：龟甲 24g　　　生地黄 20g　　　知母 15g　　　黄柏 15g

女贞子 15g　　　旱莲草 15g　　　天冬 15g　　　牡丹皮 12g

白茅根 30g

第一阶段以此方为基础，随症加味。如肠胃不和加麦芽、山楂；口苦脘闷加竹茹、芦根等。守方不更，除入院第 10 天感受外邪，暂用辛凉轻剂 3 日外。此方服至 20 剂后，烦躁、惊惕、易怒、口干诸恙递减，惟小便仍不利，浮肿未消，蛋白尿仍是（＋＋＋）。考虑此际真阴虽未充，然壮火已得制，目前脾虚水湿停潴之矛盾比较突出，转方应以补脾行水为主，养阴清火为辅，用药仍不宜温燥。用陈士铎《辨证录》之决水汤加味。

处方：车前子 30g　　　带皮茯苓 50g　　　赤小豆 20g　　　王不留行 15g

春砂仁 4.5g　　　北沙参 18g　　　扁豆 30g　　　白茅根 30g

另早晚吞服知柏地黄丸 6g，以滋阴降火。

第二阶段坚持汤剂丸剂并进之法，小便量渐增，泡沫渐减、浮肿缓慢消退。1 个月后，泼尼松再减至每日 10mg。2 月 25 日起，尿蛋白从（＋＋＋）减至（＋＋）～（＋＋＋）。此法一直维持至 3 月上旬，患儿精神、胃纳渐佳，浮肿消退一半左右，脉数象减（95 次/分左右），舌质亦转淡。3 月 15 日嘱患儿再到某医院做血浆蛋白检查，结果：总蛋白 48g/L，白蛋白 22g/L，球蛋白 26g/L，虽较前有所改善，但仍不理想。此时内热证候已消失，可渐进补益之剂，用防己黄芪汤合玉屏风散，去防己之苦寒，易石韦之清淡，再加补脾化气行水之品，此何老常用之黄芪石韦汤也。

处方：黄芪 24g　　白术 12g　　防风 9g　　石韦 18g

　　　　大枣 18g　　生姜皮 3g　　带皮苓 40g　　扁豆 24g

　　　　春砂仁 4.5g

每日煎服 1 剂。

每日用山药 30g、芡实 30g、白果肉 6g 煲瘦肉做羹。另早晚吞服六味地黄丸 6g（此乃第三阶段治法）。病孩此时服芪术已不觉温燥，病情日好。4 月中旬，泼尼松再减为每日 5mg（维持 1 年后停用）。4 月底浮肿消退八九，出院时红细胞 $4.2 \times 10^{12}/L$，血红蛋白 108g/L，血浆总蛋白 55g/L，白蛋白 28g/L，球蛋白 27g/L，尿蛋白（＋）。

出院后，继续定期门诊观察，常服六味地黄丸不掇，间歇服食参枣白术散加黄芪、芡实，至年底停药。再往某医院化验检查，谓病已基本痊愈，随访 5 年，健康良好。

（《何炎燊医案集》）

【诠解】 肾病综合征乃儿童（3～9 岁）常见病而又缠绵难愈之病。过去死亡率高达 60%，自从用皮质激素后，病死率下降至 10% 左右。此例用大量皮质激素 5 年没有好转，乃转用中药为主、激素递减之法。何老常言："治慢病，行王道，勿求近功。"故治此例，分阶段缓治，步步为营，处方运药，灵活化裁，又得家属配合，住院门诊，先后长达 1 年，始能治愈。故医者、患者治慢性病需有信心与耐心也。

张琪医案

（脾肾阳虚夹血瘀，阳回阴从阴水愈）

申某，男，14 岁。2001 年 4 月 6 日初诊。

主诉：水肿、腹胀满、小便不利 2 个月。

病史：患肾病综合征 3 年，曾用泼尼松治疗病情缓解，2001 年 2 月份因感冒疾病复发，经治疗感冒已愈，但全身水肿不消。

初诊：周身水肿，腹胀满，小便不利，手足厥冷，畏寒，下肢尤甚，面色㿠白，大便溏，舌体胖嫩，舌质紫，苔滑润，脉沉。尿蛋白（＋＋＋），血浆总蛋白46g/L，白蛋白26g/L，球蛋白20g/L。

西医诊断：肾病综合征。

中医辨证：脾肾阳虚夹有瘀血之阴水。

治则：温补脾肾，活血利水。

处方：真武汤与参麦饮加味。

附子片^先煎20g   白术20g   茯苓25g   白芍15g

党参15g

分2次服。

二诊：2001年4月20日。连服上药14剂，24小时尿量由200ml增加至2500ml，浮肿消退，倦怠，乏力，尿蛋白（＋＋＋）。

治则：益气健脾，升阳除湿。

处方：升阳益胃汤。

黄芪30g   党参20g   白术15g   黄连10g

半夏15g   陈皮15g   茯苓15g   泽泻15g

防风10g   羌活10g   独活10g   白芍15g

生姜15g   红枣3枚   甘草10g

60剂，水煎服，每日1剂，分2次服。

三诊：2001年6月20日。尿蛋白由（＋＋＋）减少至（±），血浆总蛋白60g/L，白蛋白36g/L，球蛋白24g/L，脉象沉而有力，舌质红润，从而获得缓解出院。

（《张琪肾病医案精选》）

【诠解】 本病案辨证为脾肾阳虚夹有血瘀之证，由于脾肾阳虚无力温运水湿形成水肿，中医谓为"阴水"。阴水临床以水肿为主证，症见周身水肿，腰以下肿甚，按之凹陷，不易恢复，或水肿时重时轻，反复不愈，尿少腰痛，畏寒肢冷，神倦，脘腹肿满，便溏，面色㿠白，舌体胖嫩、舌质淡、苔白滑，脉沉细；或伴口唇发绀，面色晦暗，舌质紫有瘀斑，脉沉涩。治疗当以温肾健脾、利水活血之剂，方用真武汤与参麦饮加味。方中有温助肾阳之品，有益气健脾之药；温热燥药与敛阴之剂相辅顾护阴液，防其热燥耗阴；高度水肿循环受阻，用益母草活血利水，桃仁、红花活血散瘀，与温阳药合用以改善血行及肢体末端循环。二诊水肿消退后，仍有蛋白尿，血浆白蛋白低，表现体重倦怠、乏力等脾胃虚弱，清阳不升，湿邪留恋之征，故治以补气健脾胃、升阳除湿之升阳益胃汤；用后尿蛋白减少，血浆白蛋白上升。附子具有回阳救逆、温补脾肾、散寒止痛功能，主治亡阳厥逆。表现为形寒肢冷，腹胀便溏，小便不利，四肢不温，水肿，甚则四肢厥冷，脉微或沉伏。通过附子的回阳作用，改善血液循环功能，从而消除水肿，恢复肾脏功能。但附子有毒不宜生用，其有效成分为乌头碱宜久煎，据药理实验表明煮沸时间愈久，毒性大大减弱，但作用不减，一般先煮1个小时，再入他药为佳。

赵兰医案

（邪退正虚精不固，针法治疗技艺高）

赵某，男，24岁，医生。1955年初诊。

主诉：持续水肿1年。

病史：无诱因晨起突然发现下肢水肿，化验尿常规，尿蛋白（＋＋＋），血压正常，无其他不适，随入院确诊。入院后适逢阴雨天，反复感冒，尿出现红、白细胞，管型，水肿加重，确诊肾炎（混合型）。用青霉素等治疗无效，水肿时轻时重，持续10个多月，转中药治疗，症状好转，但尿蛋白仍存在。请余治疗。

检查：色苍白，神疲乏力，食少纳呆，全身无水肿，血压正常。脉沉迟无力，舌苔薄白，胖大。尿蛋白（＋＋＋），尿红，白细胞（－），尿素氮正常。

诊断：水肿（慢性肾小球肾炎），邪退正虚型。

治疗：健脾补肾，扶正固本。

取穴：气海、中脘。

配穴：足三里、三阴交、肾俞、次髎。

操作：先针刺中脘、足三里、肾俞3～5天，以后重点灸气海穴，每次50

壮，每周 1 次。

灸后食欲增加，睡眠充足，全身有力，精力充沛。尿蛋白减为（＋）。第 2 周灸肾俞 200 壮。第 3 周灸关元 200 壮，3 次后尿化验正常，痊愈出院。随访 30 年无复发。

（《现代中国针灸名家医案》）

【诠解】 本案为赵兰治疗水肿验案之一。"水肿"一证早在《内经》就有记载，多与肺、脾、肾三经有关，尤其与脾、肾二脏关系密切。该例水肿持续 1 年，体虚神疲，面色苍白，脉沉无力，诊为阴水，治以健脾补肾、扶正固本。故取中脘、气海为主穴，以足三里、肾俞、三阴交为配穴。针刺中脘可达健脾益气之功，重灸气海可扶正固本，扭转机体过敏状态。世人皆认为本病易复发，盖未彻底扶正，未真正扭转机体过敏状态之故。

陈以平医案

（脾肾亏虚邪浊聚，益气活血肾复康）

顾某，男，23 岁。1998 年 12 月初诊。

1 年前，于上海某院诊为膜性肾病，遂于陈师处服中药治疗，症情平稳，水肿已退。感腰乏力，24 小时尿蛋白 3.4g，尿酸偏高，舌淡苔薄白，脉细。

辨证：病后脾肾亏虚。

治则：健脾补肾，益气活血。

处方：黄芪 600g　　当归 150g　　淫羊藿 200g　　山药 300g

薏苡仁 300g　　益母草 150g　　苍术 150g　　白术 150g

金樱子 150g　　菟丝子 150g　　莲肉 300g　　小石韦 200g

续断 150g　　狗脊 150g　　土茯苓 300g　　山萸肉 150g

红花 90g　　桃仁 150g　　首乌 200g　　山楂 150g

枸杞子 150g　　黄精 150g　　陈皮 45g　　猪苓 150g

茯苓 150g　　生晒参粉 50g　　胎盘粉 150g　　龟甲胶 200g

冰糖 500g

黄酒为引。平时服中药治疗。

二诊：1999 年 11 月。病情好转，24 小时尿蛋白 0.3g，尿酸 420mmol/L。腰膝酸软，舌淡苔薄，脉弦细。

处方：上方去益母草，加巴戟天 120g，怀牛膝 150g，泽泻、龟甲各 120g 以滋补肝肾。

三诊：2000 年 12 月。服膏方后，已无腰膝软，24 小时尿蛋白 0.18g。入冬后时有畏寒。

处方：上方去猪茯苓、泽泻、小石韦，加续断、狗脊各 120g，以温补肾阳。

四诊：2002 年 12 月。服 4 年膏方，中药汤剂已停，无不适主诉，24 小时尿蛋白 0.04g，尿酸 404μmol/L，面色红润，体重增加 5kg，舌淡苔薄脉细。上方去土茯苓，加玉米须 300g，继续调治。

（《陈以平膏方治疗肾病验案举隅》）

【诠解】 膜性肾病，以肾小球上皮细胞下弥漫的免疫复合物沉着为特点，临床多表现为肾病综合征。陈以平老师认为，本病的病理特点从中医理论分析属湿热胶着成瘀，因此膜性肾病总的治疗大法是清热利湿、健脾益肾，重用活血化瘀药并加入清热解毒药，可控制免疫复合物的产生。早期治疗以清热利湿、益气活血为主，中后期以健脾补肾、益气活血为主。益气活血应贯穿治疗始终。肾病综合征水肿明显时不宜用膏方治疗，本案水肿已消，出现脾肾亏虚之证，因此治疗以健脾补肾、益气活血为主。

四、肾阳亏虚

李聪甫医案

医案 1（脾肾阳虚寒湿盛，立即温脾振元阳）
吴某，男，34 岁。

现病史：振寒蜷伏，头重胸痞，呼吸短促，目合神衰，面色暗黄，遍身浮肿，溲短便溏，形态呆木。诊视脉象迟微，舌淡苔滑，断为寒湿阴水所伤，寒之湿，同是阴邪，"寒湿相搏，其表益虚"，阴乘阳位，水邪泛溢，故全身皆肿，胸中之阳不宣，卫外之阳致困，故面鳌肢冷。

治则：温阳导水，驱散阴霾。

处方：生薏苡仁13g　　云茯苓13g　　漂白术9g　　熟附子9g

　　　　法半夏9g　　　广橘皮7g　　　川桂枝6g　　西砂仁6g

　　　　炒泽泻9g　　　淡生姜9g

复诊：前方服至10剂以上，脉缓苔薄，肿势消半，语能出声，目能转动，膝能屈伸。仍憎寒蜷卧，阴盛阳微之机已露。原方加炙甘草3g连续与服，水肿全退，饮食增进，渐臻康复。

（《李聪甫医案》）

【诠解】《金匮要略》论"正水"喘咳上气，论"石水"则腹满不喘，同属寒湿阴水为病，喘与不喘，判然有别，正水为脾阳失运，气不外行而内迫于肺，则喘咳上气；气不下行而水聚于肾，则小便不利。因为，脾气原赖肾中元阳气化以行；阴水自盛，元阳被淫，当实脾制水以救元阳。因此，用一派温运脾机的药，配附子直破阴寒。肾阳复则脾机运，脾机运则肾阳益壮，自然肿消气纳。石水亦因肾脏阴邪自盛，然邪结于下焦，肾病尚未及肺，而无喘咳水气上逆症状。急当真武汤扶脾制水温阳，不使肾邪凌肺，微阳立败，肺司"治节"，肿自消除。本病即是典型的例证。

医案2（土不制水溢四肢，扶脾益胃健中州）

孔某，女，59岁。

面目四肢皆肿，腹膨然胀大有水，胸痞满痛，咳嗽喘急。大便溏泻，完谷不化，小溲短涩。诊视脉弦缓无力，舌质淡、苔薄白。检查有大量蛋白尿及管型。《金匮要略》指出："面目身体四肢皆肿，小便不利，脉之不言水，反言胸中痛，气上冲咽，状如炙肉，当微咳喘。"此属脾胃中阳不足，脾机失运不能制水，水气上凌，窒塞咽中如炙肉，故增咳喘。法当扶脾利肺、化气行水，仿防己茯苓汤意。

处方：生黄芪10g　　　云茯苓15g　　　姜半夏7g　　　大腹皮10g

　　　汉防己10g　　　广陈皮7g　　　桑白皮6g　　　川桂枝5g

　　　炒苏子5g　　　西砂仁3g　　　炙甘草2g

二诊：泻止喘减，尿量增多，腹胀消退。但四肢水肿时消时长，咳喘未平，水气上迫而肺失清肃。当益肺气、运脾机以制肾水之泛溢。

处方：原方改炙甘草3g，去半夏、桂枝、砂仁，加漂白术10g、生薏苡仁13g、赤小豆13g、生姜皮5g。肿胀喘咳相继缓解，渐至康复。

（《李聪甫医案》）

【诠解】《素问·水胀》说："水始起也，目窠上微肿如新卧起之状，其颈脉动，时咳，阴股间寒，足胫肿。腹乃大，其水已成，以手按其腹随手而起，如裹水之状。"描述水肿一般症状至为真切。《素问·脏气法时论》指出："肾病者，腹大胫肿，喘咳声重。"《素问·水热穴论》说："汗出逢于风，内不得入于脏腑，外不得越于皮肤，客于玄府，行于皮里，传为胕肿，本之于肾。"以上论证了水肿"下为胕肿大腹，上为喘呼不得卧"的肺肾同病的特征。但是，能制水行气在于脾。脾既能伐肾邪以制水溢，又能助肺气以行"治节"，故治脾是治水肿的中心环节。因此用防己、茯苓入脾以逐水气，黄芪、桂枝助防己、茯苓以行四肢的水气，半夏、陈皮助防己、茯苓以行胸腹的水气，桑白皮泄肺中水气，大腹皮散脾中水气，苏子降逆定喘，砂仁温胃止泻，甘草和中，共组成方以化气行水。服方后泻止肿消，而水气流动时消时长，关系脾机的盛衰、水精的输布。原方去半夏、砂仁之温燥，重以白术、薏苡仁、赤小豆平益脾利肾，更增生姜皮之辛轻，配苏子之肃降、宣利肺气，促进体内外水气渗透的平衡。

赵绍琴医案

（阳微阴盛脉络闭，曲急回阳三淡汤）

王某某，女，68岁。

初诊：患者水肿已3年余，时轻时重，经某医院诊断为肾病综合征。服中西药无效，近 2 个月来水肿加剧，下肢尤甚，几乎难以行走，由其女搀扶前来就诊。患者面目一身悉肿，按之陷而不起，下肢肿甚，面色㿠白虚浮，眼睑难以开启，两眼如线状。肚腹肿胀如鼓，自觉胀满小便不利，大便艰涩难下。诊其两脉沉迟涩滞，如病蚕食叶状，关尺脉虚微若无，舌胖质嫩色淡，舌苔白腻滑润有液。一身关节沉重，动则作痛。检视其前所用方，不外五皮、五苓、肾气丸之类，然均无效验。综合脉、舌、色、证分析，其病本属中阳不足，真元大伤，寒湿阻络，失于温化，经脉闭阻，三焦不畅，其病已延久，阳撤阴盛，非大剂温通不足以解其寒凝。必俟寒解阳回，络脉疏通，方克有济。拟四逆加味温阳以散寒凝。

处方：淡附片^{先煎}30g　　淡吴萸 10g　　淡干姜 10g　　肉桂 6g

　　　　炒川椒 6g　　　　细辛 6g　　　　茯苓 10g

3 剂。

二诊：4 日后患者自己步行前来就诊，既不需人搀扶，也不需扶手杖。观其肿势已消之大半。患者自述服前方 1 剂后，至午夜腹痛作泄，下如稀水，连续 3 次，其势如注，总量约 5000ml。因其泻势甚猛，家人甚为担忧，意欲前来急诊，后因见其泻后自觉舒适，且精神尚佳，遂较放心观察。泄后安然入睡。次日服第 2 剂药后又泄 3 次，约 3500ml。第 3 剂服后又泄水 2 次，约 2000ml。3 日之内，水肿日见消退，精神日增，饮食知味，已能自主活动。遂来复诊。再诊其脉已由沉迟涩滞变为沉缓濡滑，按之已觉力增，舌白水滑之象已减。说明三进大剂温热，阳气已得振奋，驱逐阴寒水湿之邪由大便泄出，此为三焦畅通之象，溢火之源以消阴翳，仍以前法继进，温阳益气、崇土制水之法。

处方：淡附片 30g　　淡吴萸 10g　　淡干姜 10g　　川桂枝 10g

　　　　炒川椒目 6g　　黄芪 30g　　　　党参 20g　　　白术 10g

　　　　茯苓 10g

5 剂。

三诊：药后水肿全消，面色渐转红润，精神日增，饮食睡眠均佳，二便如常，行动自如，能协助家人干些轻活，脉象沉软濡滑，舌白苔润。寒湿虽去，恐其复来，为拟丸药处方，常服以资巩固。

处方：黄芪 60g　　党参 60g　　附片 60g　　干姜 20g

　　　吴萸 10g　　肉桂 10g　　当归 30g　　白芍 30g

　　　熟地 60g　　川芎 30g　　白术 30g　　陈皮 20g

　　　茯苓 60g　　炙甘草 30g　　鹿角霜 20g　　鸡内金 30g

上药共研细面，炼蜜为丸，每丸重 9g，每日早、午、晚各服 1 丸，白开水送下，如遇感冒发烧可暂停。

上药服完后，身体日渐强健，水肿未再反复。

（《赵绍琴临证验案精选》）

【诠解】　此为阴水肿，缘于阳气衰微，阴寒内盛，闭阻络脉，气血不得流通，三焦不得通畅，水湿无由泄越，溢于肌肤而为水肿。仲景云：病痰饮者当以温药和之。概指此言。其证浮肿按之没指，陷而不起，肌肤四肢沉重发凉，时时畏寒，口淡不渴，舌胖质嫩、苔白水滑，脉象沉微，按之无力。治疗此证当以温阳为先，使阳气振奋，则寒湿自去。观本案服温热回阳剂后，由大便泄水如注，其理即如《伤寒论》所云"由脾家实，腐秽当去故也"。其方用淡附片、淡干姜、淡吴萸，三者合用，名三淡汤，最善温阳散寒，是师门口授心传之经验方，为治疗阴寒内盛、元阳衰微之阴寒证之要方。再合辛甘大热之肉桂温阳化气，走窜行水之椒目，温经散寒之细辛，健脾利水之茯苓，故能振奋脾肾之阳气，而泄寒湿之壅盛。此证以温阳为急，故不可加入阴柔之药，若援引张介宾阴中求阳之例，加入熟地等补肾滋腻之药则误矣。故初诊、二诊皆不用之。水肿消退之后，以丸药善后调理则可用之。此间道理，细细揣摩，自可明之。

张琪医案

（风水相搏肺气郁，温肺化气水道通）

赵某，女，28 岁。1984 年 5 月 6 日初诊。

主诉：反复浮肿 1 年余。

病史：患肾病综合征 1 年余，曾用泼尼松等药治疗效果不明显。

初诊：周身浮肿，头面颈部较甚，尿少，24 小时尿量 300ml 左右，面色苍白无华，形寒肢冷，全身酸痛。尿蛋白（＋＋＋），颗粒管型 1～2 个/HP；血浆总蛋白42g/L，白蛋白23g/L，血胆固醇10.1mmol/L。脉沉，舌润苔滑。

西医诊断：肾病综合征。

中医辨证：肺肾阳虚，肺失通调，肾失开合。

治则：宣肺温肾利水。

处方：麻辛附子桂甘姜枣汤。

麻黄15g	附子15g	细辛5g	桂枝15g
甘草10g	生姜15g	益母草50g	川椒15g

红枣3枚

3剂，水煎服，每日1剂，分2次服。

二诊：1984年5月9日。服药3剂，尿量增多，24小时尿量约1500ml。继以前方治疗。

处方：麻辛附子桂甘姜枣汤。

麻黄15g	附子15g	细辛5g	桂枝15g
甘草10g	生姜15g	益母草50g	川椒15g

红枣3枚

5剂，水煎服，每日1剂，分2次服。

三诊：1984年5月14日。继服5剂，水肿全消，形寒肢冷减轻，全身酸痛消失，尿蛋白（＋＋），颗粒管型（－），仍觉全身乏力，腹胀纳呆，腰酸腰痛，脉沉缓。治以益气健脾利湿。

处方：自拟方。

生黄芪30g	白术20g	茯苓20g	泽泻15g
猪苓15g	紫苏15g	砂仁10g	槟榔15g
腹皮15g	木香7g	木瓜15g	

30剂，水煎服，每日1剂，分2次服。

四诊：1984年6月14日。患者连服上方30余剂，尿蛋白（±），血浆总蛋白6g/L，白蛋白34g/L。患者痊愈，出院后继用益气健脾补肾法调理。随访至今已8年一直未复发，疗效巩固。

（《张琪肾病医案精选》）

【诠解】 上病辨证为肺气不宣，水湿不得下行而溢于肌表，形成风水之证。风水常见于急性肾小球肾炎、慢性肾小球肾炎急性发作，或肾病综合征发病时，临床多以水肿为主要症状，水肿常从头面部开始，至周身浮肿，伴有咳嗽、喘息、畏寒、周身肢节酸痛等肺卫之证，然此类患者临床常伴有面色㿠白、小便不利等肾阳虚，开阖失司，水气内停之证。治疗当以宣肺清热、温肾利水法，方用《金匮要略》麻辛附子桂甘姜枣汤加味。方中以麻黄、细辛、生姜辛温宣肺为主，因多夹有热邪故用石膏以清热；桂枝、苍术、大枣温脾除湿；附子温肾助阳为辅，诸药配合，水湿除而愈。如高度水肿不得卧时，可于方中加入葶苈子、冬瓜皮、西瓜皮等以助其利水之功效；如水肿经治缓解而又遇感染，伴有扁桃体肿大充血，水肿加重者，为邪热侵肺，宜加入麦门冬、黄芩、山豆根、知母等清咽利肺之品。

水肿的治疗宜从肺脾肾入手，辨证必须抓住以何脏为主、何脏为辅，用药方能分清主次。风水水湿不得下行，关键在肺，也与脾肾有关，故本方是以治肺为主，脾肾为辅，宣肺利水为首选，温脾肾辅之，相辅相成，故能取效。此类肾炎水肿，或肾病综合征，水肿与蛋白尿往往有关联，随着水肿之消退，蛋白尿亦逐渐减轻，甚至消失，由于"蛋白质"属于中医"精气""精微"一类物质，本方温阳宣肺以调整肺脾肾之功能，随着水液代谢的正常恢复，藏精摄精之功能亦随之好转直至恢复，此从中医整体辨证论治出发，异于西药单纯利尿之作用。当然，亦有水肿消退后而蛋白尿不消者，尚不能绝对化。初诊时寒象明显，故未用性寒之石膏，加入温中燥湿之川椒以加强利水之功；肾病综合征多伴有血瘀，易水瘀互阻，水更难去，故加入活血化瘀、利水消肿之益母草；服药后肿消尿多，尿蛋白亦随之减少，阳虚之症减轻，而出现全身乏力，腹胀纳呆，腰酸腰痛，脉沉缓等脾肾气虚之象，气虚水湿不运，可加重湿邪，湿邪困脾又可加重气虚，气虚和湿邪均可进一步加重气滞水停，故改用益气健脾利湿法，并酌加行气利水之品，如槟榔、大腹皮。出院时仅余微量蛋白尿，血浆白蛋白恢复正常，继用益气健脾补肾法扶正，正气存内，邪不可干，8年一直未复发，疗效巩固。

五、肾阴亏虚

吕承全医案

（脾肾阳虚湿热蕴，清补兼施疗效切）

梁某，女，8 岁，学生。1978 年 8 月 14 日初诊。

患者 3 个月前无明显诱因出现腰痛、面目水肿，嗜睡。某医院以"肾炎"收住病房。住院 1 周，患儿出现血压升高，头晕恶心，二目上吊；经院内急会诊，诊断为肾病综合征，经用利血平、泼尼松、环磷酰胺等治疗 3 个月，血压下降，但出现大量脱发，肌肉抽搐，尿检一直不正常，患者出院请予诊治。症见患者体温 37. C，脉搏 100 次/分，呼吸 36 次/分，血压 130/80mmHg。满月脸，头发完全脱落，面部水肿伴有痤疮，腹部丰满，小便日解 900ml。舌质红，苔薄黄，脉沉细数。尿常规：蛋白（＋＋＋），红细胞 3～7 个/HP，脓细胞 2～5 个/HP，透明管型 0～1 个/HP。此患者目前每月仍服用泼尼松 52.5 mg/日，双嘧达莫 75mg（3 次/日），葡萄糖酸钙 1.5g/日，环磷酰胺已停用。

诊断：阴水（肾病综合征）。

辨证：肝肾阴虚，湿热内蕴。

治则：滋肾平肝，清化湿热。

处方：知柏地黄汤加减。

生地 18g	熟地 18g	炙鳖甲 18g	白芍 18g
茯苓 18g	车前子 15g	泽泻 12g	川牛膝 12g
玉米须 30g	大蓟 30g	白茅根 30g	丹皮 6g
黄连 6g	黄柏 6g 。		

水煎服。并嘱其将泼尼松逐步撤减。

二诊：1978 年 12 月 9 日。上方略有加减服用 2 月余，水肿基本消退，尿量恢复正常，泼尼松已全部撤停。守上方略有加减继服 1 月余，腰痛明显减轻，面部痤疮消失，头发渐生，二脉沉细，舌质嫩红，苔薄白。尿常规：尿蛋白（＋），红细胞 2～6 个/HP，脓细胞 0～3 个/HP。湿热已退，肝肾阴虚。治疗拟用滋补肝肾法。

处方：白芍 20g　　熟地 20g　　山药 20g　　茯苓 20g

生地 15g　　车前子 15g　　炒麦芽 15g　　当归 10g

白术 10g　　陈皮 10g　　川芎 10g　　丹皮 6g

甘草 6g　　黄柏 6g

水煎服。

三诊：1979 年 2 月 16 日。上方略有加减服用 2 月余，诸症消失，脉沉缓，舌质淡红、苔薄白。尿常规：尿蛋白极微量，红细胞 0～2 个/HP，脓细胞 0～3 个/HP。病情基本缓解，继用上方加炙鳖甲、黄芪、巴戟天配制丸药巩固疗效。

1979 年 6 月复查，尿检正常，痊愈停药。

（《吕承全学术经验集》）

【诠解】　本案系肾病综合征使用激素治疗的患者。肾病综合征使用激素治疗，往往会引起类库欣征、脱钙，甚至股骨头坏死、激素依赖等不良反应。类库欣征属中医学的阴虚火旺、湿热内蕴证。吕师治疗肾病综合征因使用激素治疗引起的类库欣征，辨证为阴虚火旺，兼有湿热，治疗以滋肾清热法治疗，方药以知柏地黄汤加仙灵脾、巴戟天、肉苁蓉之类，其中知柏地黄汤可减轻激素的副作用，仙灵脾、巴戟天、肉苁蓉之类可强肾补肾，防止肾上腺皮质萎缩，二者合用可降低肾病的复发率。此法吕师临床运用多年，疗效确切。

杜雨茂医案

医案 1（阴虚水肿多湿热，中西参用水肿消）

朱某，女，5 岁，住外国语学院。1979 年 4 月 6 日初诊。

患儿于今年 2 月初发现颜面浮肿，尿少，乃去西安医学院一附院就诊，化验：尿蛋白（＋＋＋＋），胆固醇 10.34mmol/L，血浆蛋白总量 37.79/L，白蛋白 17.79g/L，球蛋白 20g/L，诊断为肾病综合征。收住院，给予肾上腺皮质激素治疗，很快见效，但激素减量后随即出现反跳现象，加激素量后又好转，如此反复 2 次，医生建议找中医配合治疗，故于 4 月 6 日来咸阳求余诊治。查患儿颜面浮肿，下肢轻度肿胀，手足心发热，尿黄尚利，脉细数，舌红略暗、苔薄白。属水肿，乃肾阴亏虚、水气邪热留滞所导致。

治则：滋阴益肾，佐以利水清热。

处方：生地黄 6g　　女贞子 6g　　墨旱莲 6g　　金樱子 7g

当归 5g　　茯苓 9g　　泽泻 6g　　猪苓 6g

巴戟天 5g　　生益母草 15g　　白茅根 15g　　鱼腥草 13g

连翘 6g

水煎，每日 1 剂，分 2~3 次内服。同时口服泼尼松 20mg/d。

每 2 周复诊 1 次，中药宗上方随症稍事增损，西药不变。4 月 14 日尿蛋白由原来（＋＋＋）降至（＋）；5 月 16 日浮肿消退；6 月 14 日颜面微呈满月状，自汗多，出现激素的不良反应。化验：尿蛋白（－），余（－）。将泼尼松改为地塞米松 1.0mg/d，中药同前。

1979 年 7 月 17 日再次复诊：尿化验正常已 1 个多月，自感无明显不适，舌红不鲜、苔白，脉细。治疗转为滋阴益肾，佐以活血及清肃余邪。

处方：生地黄 5g　　熟地黄 5g　　山茱萸 6g　　茯苓 10g

泽泻 8g　　牡丹皮 6g　　金樱子 9g　　菟丝子 6g

枸杞子 6g　　沙苑子 6g　　丹参 10g　　红花 4g

黄芪 15g　　生益母草 15g　　鱼腥草 15g

水煎服，服法同上。地塞米松减为 0.5mg/d。

此后中药宗上方随症稍事增损，每周服 5 剂，地塞米松逐渐减量，11 月底停服地塞米松，单独服中药。

1980 年 1 月上旬停服中药，治疗历时 9 个月，又观察 1 个月，数次化验：尿蛋白（－），余（－）；胆固醇及血浆蛋白均恢复正常范围。

1981 年至 1983 年 7 月多次随访，一切正常。

（《杜雨茂奇难病临证指要》）

【诠解】 该例患者发病未久，对激素较为敏感，用药后症状即改善，但将激素减量后，立即出现反跳现象，病情随之加重，如此反复 2 次。此类患者临床较为常见，也是临床医生颇感棘手的问题之一，此时中医之治仍应坚持辨证论治原则。不过，据临床观察，一般久服激素后，易造成阴虚火旺之证。观患者手足心热、尿黄、脉数、舌红略暗等，符合阴虚火旺之证。即依滋阴益肾、利水清热之法，以生地黄、女贞子、墨旱莲、当归滋补肾阴，益阴降火，以治其本；佐以金樱子、生益母草、白茅根、鱼腥草、连翘清利下焦湿热，渗利水湿，少佐巴戟天温肾化气，联合西药，坚持服用 60 余剂，水肿消退，蛋白转阴，但患者已出现明显的激素不良反应，遂在服用中药的基础上，减少激素用量，待机体基本适应，再拟转以滋阴益肾，佐以活血及清肃余邪之法，增入丹参、红花，加强活血化瘀作用，增入黄芪补气收摄，减地塞米松为 0.5mg/d，后在此方的服用下，递减激素，直至停服，中药续用一段，治愈后疗效稳固。

医案 2（脾肺气虚肾阳亏，随证用药步步高）

罗某，男，32 岁，干部，住西安市城内。2008 年 12 月 23 日初诊。

发现双下肢及眼睑浮肿半年多，伴乏力，尿中泡沫多。查尿蛋白（＋＋＋），隐血（＋＋）。遂入西安某军医大学附属西京医院住院治疗。于 2008 年 7 月 15 日肾穿刺病理检验示：光镜所见 10 个肾小球，基底膜增厚，可见空泡变性，系膜细胞及基质轻度增生，偶见节段性插入，系膜区、上皮下可见嗜复红蛋白沉积。个别肾小管萎缩，少数细胞上皮肿胀，可见蛋白管型。间质纤维化不明显，炎细胞少见。血管未见明显异常。荧光表现：肾小球 9 个，IgG（＋＋＋）沿血管壁团块状沉积，IgM（＋）沿部分毛细血管壁颗粒样沉积，C_3（＋＋）沿毛细血管颗粒样沉积。电镜下查见 2 个肾小球，部分上皮细胞粗面内质网扩张，并含空泡，足突广泛融合，并有微绒毛变性。部分毛细血管内皮细胞肿胀，管腔变窄，腔内可见少量嗜中性白细胞，基底膜弥漫性增厚。系膜细胞及基质增生，有阶段性间位。上皮细胞下、内皮细胞下及系膜基质内有电子致密物沉积（上皮细胞下沉积较多）。肾小管上皮细胞含有蛋白滴及较多空泡，溶酶体增加，少数肾小管萎缩，基底膜增厚。间质胶原纤维轻度增生，有少量泡沫细胞散在。病理诊断：早期不典型膜性肾病，继发性肾病待排。乃进一步进行有关检验，排除了乙肝、丙肝、系统性、红斑狼疮、糖尿病等引起继发性肾病的存在。再查血脂：总胆固醇 9.19mmol/L，三酰甘油 2.0mmol/L。血清总蛋白 48g/L，白蛋白 28g/L，尿蛋白定量 6.8g/24h，肾功能正常。最终确诊：膜性肾病引发原发性肾病综合征。给予泼尼松 40mg/d，环孢素 A 250mg，代文 80mg；黄葵胶囊每次 5 粒，每日 3 次；此后又加骁悉 500mg，日服 2 次及立普妥等。经半年多的治疗除偶见浮肿略减轻外，余无明显疗效。现查尿常规：蛋白（＋＋＋）、隐血（＋＋＋），尿蛋白定量 7.02g/24h（较病初更升高）。乃特转求中医治疗。

接诊时，见患者乏力懒言，面色㿠白少华，眼睑浮肿，整个下肢肿甚，按之如泥，腰酸困痛。脉沉细略滑，舌淡红暗紫、苔黄厚腻。属水肿病重证，久用西药乏效，使病机更为复杂，太阴肺脾气虚，少阴肾阴亏损，水湿挟瘀热郁遏，气化不行，精微血液失于固摄而下泄。

治则：益气健脾，滋阴益肾，清利湿热，活血化瘀，固摄精血。

处方：

1. 六味地黄丸合柴苓汤化裁。

生地黄 15g	山茱萸 12g	牡丹皮 12g	茯苓 15g
泽泻 12g	猪苓 18g	白术 12g	苍术 12g
桂枝 8g	黄芪 60g	党参 20g	柴胡 15g
炒黄芩 12g	车前草 20g	丹参 20g	川芎 15g
三七 5g	石韦 30g	生益母草 40g	鱼腥草 30g

每日 1 剂，水煎服。

2. 复方中成药二黄消白散胶囊，每次 4 粒，每日服 3 次。

3. 芪鹿肾康片，1 次 6 片，每日服 3 次。

原服药物除降脂西药及激素 10mg/d、钙剂等继服外，其他西药均已停用。

二诊：2009 年 6 月 10 日。上方为主，有时稍事随症加减，服至现在，尿检：隐血转阴，蛋白仍（＋＋＋），但尿蛋白定量降至 3.85g/24h，乏力略减，下肢仍浮肿，腰部困痛，背寒，手足不温。脉沉滑细，舌苔较前略薄。治法转为益气健脾，温肾通阳，化瘀利水，清热摄精。方用金匮肾气丸合四君子汤加黄芪化裁，并加大用药剂量。

处方：黄芪 150g	白术 22g	苍术 12g	茯苓 22g
党参 30g	桂枝 18g	制附子[先煎]15g	山茱萸 28g
山药 40g	泽泻 18g	生地黄 22g	怀牛膝 28g

车前草 30g	石韦 30g	生益母草 60g	丹参 30g
红花 18g	川芎 22g	水蛭 15g	莪术 18g
灵芝 22g	柴胡 22g		

每日 1 剂，水煎，分 3 次服。中成药同上，西药已减完。上药继服至 2010 年 2 月 10 日，尿蛋白定量降至 0.48g/d，尿量 2400ml/d，浮肿全消，精神好转，腰已不痛，手足转温，已不觉背寒。现仍继续服药，善后巩固。

（《杜雨茂奇难病临证指要》）

【诠解】 膜性肾病分特发性和继发性两类，特发性膜性肾病发病较多，占 70%～80%。本病常以肾病综合征为主要临床表现。西医对于特发性膜性肾病的治疗，早期者主张对症及对并发症的治疗及控制蛋白质和胆固醇的摄入量；效果不理想时可采用肾上腺皮质激素与细胞毒药物联合应用。对部分病例可使其蛋白尿减少，延缓肾功能不全的进展；大部分病例疗效不明显。中医药对此病的治疗有一定的疗效，不应忽视。该患者为特发性早期膜性肾病，但其临床表现及检验结果较严重。经西医应用泼尼松、环孢素A、骁悉、代文及黄葵胶囊等达 6 个月以上，疗效甚微，24 小时尿蛋白定量不降反而升高。杜老接诊后，辨证为水肿重证，由于久治未效，正虚邪恋，虚实互见，病变纷杂。故选用六味地黄丸改汤与柴苓汤合方为主。去山药防其滋腻恋邪，加车前草、石韦、鱼腥草、苍术助主方利湿清热之力；加丹参、川芎、三七、生益母草以活血化瘀，且寓止隐血之意。如此共奏补益脾肾气阴、清热利湿、活血化瘀、疏调三焦、固摄精微血液之功，2 种中成药共助汤剂之力。服药半年余而起显效，尿中隐血转阴、蛋白减少。但患者又见背寒、手足不温之肾中真阳亏虚之征，故转为温肾通阳、益气健脾、兼肃余邪为主，用较大剂量的金匮肾气丸改汤与四君子汤合方化裁，又服 7 个月余而获良效。

六、虚实夹杂

徐小圃医案

（风湿相搏成水肿，疏风化湿水道通）

医案 1 许幼。

风湿相搏，身热 4 日，无汗不解，遍体浮肿，咳呛气急，舌白，脉浮数，四肢清冷。治以辛开淡渗，不喘则佳。

处方：生麻黄 4.5g　　川桂枝 4.5g　　水炙细辛 4.5g　　川厚朴 4.5g

炒茅术 12g　　白杏仁 12g　　广郁金 9g　　带皮苓 18g

冬瓜皮 18g　　车前子[包]12g　　萆薢 15g　　陈葫芦 12g

陈麦柴 9g

医案2　沈幼。

风湿相搏，遍体浮肿，寒热有汗，咳呛气急，舌白，脉浮数。治以疏利，恐其变迁。

处方：生麻黄 4.5g　　川桂枝 6g　　川厚朴 4.5g　　炒茅术 9g

白杏仁 12g　　广郁金 9g　　带皮苓 18g　　冬瓜皮 18g

车前子[包]12g　　萆薢 15g　　苡仁 18g　　陈葫芦 12g

姜半夏 9g

（《古今名医临证金鉴·水肿关格·徐小圃》）

【诠解】　上两案症见发热，咳呛气急，遍体浮肿，乃风湿相搏，故选用麻黄、桂枝、细辛、杏仁、郁金疏表开肺；茅术、厚朴、半夏化湿散满；带皮苓、冬瓜片、车前子、萆薢、陈葫芦、苡仁淡渗利水；陈麦柴（大麦秸之类）功能通利小便，先生常用以治疗小儿肿胀。

李聪甫医案

（思伤脾土水气溢，胃气正败难回春）

高某，女，60 岁。

冬令，腹胀纳呆，咳嗽喘急不能平卧，大便溏泻，渐至头面四肢皆肿，腹膨大光亮，按之没指。诊视脉弦革，苔白滑。腹胀肢肿，喘咳不能安枕。老年中阳不运，脾胃已伤，肝郁横脾，脾不制水而水气泛溢表里。"津液充廓，其魄独居，孤精于内，气耗于外，四极（肢）急，而动中。"脉象应指弦革而少胃气，真脏脉见，肝脾俱败，春令可忧。勉从苓理立法。

处方：野力参^{另蒸}5g　　　漂于术 10g　云茯苓 15g　　　炒泽泻 7g

淡猪苓 7g　　　　上肉桂 2g　炮干姜 1g　　　广陈皮 3g

炙甘草 3g

（《李聪甫医案》）

【诠解】 本例患者，年老气衰，思虑伤脾，脾伤不能制水，发为水肿。且有肺气肿病史。脾元一败，肝木乘之。此际不但脾不制水，而且水泛木浮，肝亦自病，不但见肝木乘脾的弦脉，而且见肝亦自侮的革脉。肝真脏脉先见于冬令，故决其肝脾两败。当春生之令，绝生化之源，知其可忧！所疏五苓以伐太过的水邪，理中以救衰微的脾机，服药之后，竟见一时之梦，只不过是"回光返照"而已。

何炎燊医案

（水肿顽症病机杂，辨证精微法圆道）

苏某，女学生，13 岁，体重 67kg，人称之为典型肥女，1992 年 3 月 10 日来诊。

其父云：此女患肾病综合征 1 年余，屡治不效，长期服用激素，初时有效，久则不效，现每日服 40mg，蛋白尿仍未控制，医谓须加用环磷酰胺，但家人疑虑未果。视其人，体胖面圆，上下眼睑中度浮肿，毛发粗糙。4 个月前，月经初潮，色暗量少，至今未继至。自诉心烦少寐梦扰，时有头痛头晕，四肢肌肉酸胀，按之坚实，肥肿难分。口苦臭秽，纳差便窒，小便黄短热辣，舌质深红，苔白厚，中心黄浊，脉沉小，重按始得（因肥肿故，脉象不显）。化验检查：血清总蛋白 51g/L，白蛋白 28g/L，胆固醇 6.8mmol/L。尿蛋白（＋＋＋），红细胞（＋），管型少许。

辨证：水邪久渍，湿郁化热，三焦决渎失司。

处方：用叶氏枇杷叶煎原方，加麻黄以佐杏、枇杷叶宣肺气，加茅根、黄芩以佐栀、豉泄热，加车前子、冬瓜皮以佐滑、通、苓、苡行水。

枇杷叶 15g　　　北杏仁 12g　　　焦栀子 12g　　　香豉 12g

滑石 25g　　　　通草 10g　　　　茯苓皮 30g　　　苡仁 25g

139

麻黄 10g　　　　　茅根 30g　　　　　黄芩 15g　　　　　车前子 15g

冬瓜皮 20g

此方服 15 剂，内热大减，目肿稍消，小便量略增，舌黄苔退薄。尿检：蛋白（＋＋＋），红细胞少许，管型（－）。仍倦怠纳差，大便不畅。此湿热浊邪已减，而脾胃久为湿困；攻伐不能过度，须兼顾其虚。前方去麻黄、焦栀子、香豉、黄芩，加怀山药 25g、扁豆 20g 以健脾，北沙参 20g、麦冬 15g 以养胃（激素减为每日 25mg）。

以上方为基础，随症加减一二味，服至 32 剂，病情日好，胃纳日佳，小便量增，色仅微黄，舌苔退薄大半，惟浮肿未消，尿蛋白仍（＋＋＋），血清总蛋白无改变，考虑此时邪势已衰，正虚未复，转方以补脾为主，益肾为辅，佐以清化。

处方：黄芪 20g　　　党参 20g　　　白术 12g　　　茯苓 20g

　　　怀山药 20g　　　芡实 20g　　　萹蓄 20g　　　北沙参 15g

　　　苡仁 20g　　　冬瓜皮 20g　　　车前子 12g

激素减至每日 15mg。

上方服 6 剂无进退，服至第 7 剂，小便量少而黄，眼睑浮肿较前甚，患者未来复诊，服至第 10 剂，纳差、口秽、溺黄、眼肿，尿蛋白（＋＋＋），又见红细胞与管型，舌苔复黄，家人以为激素减量所致，实乃补之过早、湿热余邪复燃之故。

转方：北沙参 20g　　怀山药 20g　　茯苓^(皮肉各半)30g　　苡仁 30g

　　　茅根 30g　　　滑石 30g　　　萹蓄 15g　　　麦冬 15g

　　　知母 12g　　　冬瓜皮 25g　　　车前子 12g　　　川草薢 15g

激素仍维持每日 15mg。

用此方增损，服至 40 天，再度好转，热象递减，目肿全消，小便清长，惟血清白蛋白未升，胆固醇未降，尿蛋白仍有（＋＋＋），无红细胞及管型，而头痛头晕、夜烦、肢酸诸症，自初诊以来，仍然存在。见其舌苔退薄七八，舌质深红不华，考虑久病缠绵，肾阴亏损，转方以滋肾阴为主，健脾为辅，佐以清化。

处方：生地 15g　　　黄肉 10g　　　怀山药 25g　　　茯苓 25g

泽泻 15g	芡实 20g	沙参 20g	萹蓄 20g
白果肉 15g	车前子 15g	川萆薢 15g	

此六味地黄汤去丹皮，而减地、萸之量，防其腻滞，改以怀山药、茯苓为主，以芡实佐之，补脾不用参、芪、白术，防其温也，而用沙参、萹蓄之甘平，又以白果、车前、萆薢之清利而不克者为之佐使，乃汲取前次之教训，故用药步步小心也（激素减为每日 5mg）。

此方间歇服之半年，头目日渐清畅，月汛如期，纳佳睡安，每周检查小便 1次，尿蛋白（＋＋＋）渐减至（±）。1993 年 1 月 5 日检查，血清总蛋白64g/L，白蛋白 41g/L，胆固醇 5.3mmol/L，病已向愈（激素减至每 2 日 5mg，3个月后停用），拟一善后之方。

处方：生地 20g	萸肉 15g	怀山药 25g	茯苓 25g
泽泻 15g	丹皮 10g	女贞子 15g	旱莲草 15g
芡实 20g	北沙参 20g	萹蓄 20g	川萆薢 15g
车前子 15g			

此六味地黄汤原方，而药之主次不同，合二至丸又加补脾祛湿之品也，以此方为基础，觉内热则加茅根、麦冬、知母，尿稍少则加滑石、苡仁，胃纳稍钝，则暂去地、萸，加山楂、麦芽，每周服一二剂，细水长流，巩固疗效。

随访至今，已历五载，尿蛋白一直阴性，现已长大，而体重渐减至 53kg。

（《中国百年百名中医临床家丛书·何炎燊》）

【诠解】 肾病综合征乃难治之病，而此例则疗效颇佳。何老有如下体会。

1. 分型辨证之法，不能固执，即如此例，初时湿热郁结，继而脾虚湿阻，最后则肾阴亏损，不能强行归入某一种类型。仲景示人，大法当平脉辨证，据证立法；依法处方运药。又如叶天士所云："治病当活泼泼地，如盘走珠耳。"

2. 肾病综合征用药常法，学者多认为早期用大量激素时，药宜清凉，激素减量以至全撤后，则宜温补。何老过去所治病例，曾有同感，而此例则始终不受温药；在连用枇杷叶煎加味以清化湿热之后，脾虚见症明显之时，方中稍加参、芪、白术，则病情反复，可能湿热余邪，独处藏奸，未易察觉，故病万变，药亦万变，"前事不忘，后事之师"也。

3. 消除蛋白尿，最终用滋补肾阴之法，始渐生效，而处方选药又须考虑周详，不能草率。故运用六味地黄汤，但不遵成法，减地、萸之量，又增入扶脾胃、清热利尿之品，若用药稍乖，妄投治肾综合征常用之杜仲、枸杞子、巴戟天、菟丝子等物，可能再度死灰复燃，故善后之方，稍增地、萸之量，加二至之清补已足矣。

4. 久病入络，治肾病综合征久延，须用活血化瘀之品，此亦言其常也。此病自初诊至愈，历时五载，从未用活血化瘀之品，如益母草、丹参、三七、赤芍等，而以轻清和平之品，缓缓图功。故《医醇剩义》盛赞医和医缓也。

张琪医案

医案 1（上热下寒水气病，清上温下水自消）

刘某，男，31 岁。

初诊日期：1992 年 9 月 11 日。

患肾病综合征 1 年余，曾服中西药治疗效果不明显，水肿时轻时重，持续不消失，尿蛋白（＋＋）～（＋＋＋）。近日有外感后病情加重，曾在当地用青霉素及中药治疗月余，水肿不消失，现症见双下肢水肿，尿少，尿量 400～500ml/24h，腰酸乏力，面色晦黄无华，下肢冷畏寒，口干咽干，时有咽痛，舌质红苔白，脉滑无力，尿蛋白（＋＋＋＋）。

辨证：肺中燥热，肾阳衰微，上热下寒，气化不利。

治则：清上温下利水。

处方：

天花粉 20g	瞿麦 20g	附子 15g	山药 20g
茯苓 20g	泽泻 20g	知母 15g	山豆根 20g
桂枝 15g	生黄芪 30g	甘草 10g	

共 7 剂，水煎服，每日 2 剂。

二诊：1992 年 9 月 18 日。服药 7 剂后，尿量明显增多，尿量 1500～2000ml/24h，水肿明显减轻，咽干咽痛转，下肢仍冷，乏力。

处方：与前方加党参 20g，连服 10 剂。

三诊：1992 年 9 月 30 日。水肿消，下肢冷及乏力好转，尿化验蛋白（＋＋），改用益气健脾、理湿清热之剂调治 3 个月，症状消失，病情稳定，随访半年未复发。

（《国医大师医案医论医方肾系病症辑要·张琪医案》）

【诠解】 对于治疗肾病综合征，张老认为分为两期，水肿期若见表证，宜宣肺利水，用加味越婢汤；若脾虚为主以健脾利水，可用中满分消汤加减；若肾阳虚，以温阳利水，可用肾气丸化裁。对于蛋白尿期，若气阴两虚，湿邪留恋，用清心莲子汤；若脾胃虚弱，清阳不升，湿热留恋，用升阳益胃汤；若肾气不足，固摄失司，精微外泄，可用金匮肾气丸。

医案 2（脾湿胃热中焦阻，中满分消切病机）

张某，女，55 岁。1998 年 10 月 5 日初诊。

主诉：周身浮肿，尿少 5 天。

病史：患者由黑龙江省海伦市来哈尔滨入院，高度腹液，胀满，小便不利，一昼夜 300～400 ml，口干苦，恶心不能食物。在当地曾用呋塞米等利尿剂未效，患者慕名来哈尔滨求治，要求中药治疗。

初诊：高度腹液，胀满，小便不利，24 小时尿量 300～400ml，口干苦，恶心不能食，舌质红、苔白腻，脉沉滑稍数，尿蛋白（＋＋＋＋），血浆总蛋白 38g/L，白蛋白 18g/L，血浆胆固醇 10.9 mmol/L，三酰甘油 2.4mmol/L。

中医辨证：脾胃不和，湿热壅结，升降失司，水不得下。

西医诊断：肾病综合征。

治则：清热利湿和中。

处方：中满分消丸加味。

黄芩 15g	川连 15g	砂仁 15g	川朴 20g
枳实 15g	半夏 15g	陈皮 15g	泽泻 25g
知母 15g	茯苓 30g	猪苓 20g	太子参 20g
白术 20g	姜黄 15g	干姜 15g	槟榔 20g

车前子 30g   二丑各 25g   甘草 15g

14 剂，水煎服，每日 1 剂，分 2 次服。

二诊：1998 年 10 月 19 日。小便增多，一昼夜 1500～2000ml，腹胀减轻，见柔软，下肢肿亦明显见消，能进少量食物，口干苦，呕恶，俱见轻，继用上方不变服之。

处方：中满分消丸加味。

黄芩 15g   川连 15g   砂仁 15g   川朴 20g

枳实 15g   半夏 15g   陈皮 15g   泽泻 25g

知母 15g   茯苓 30g   太子参 20g   白术 20g

姜黄 15g   干姜 15g   槟榔 20g   车前子 30g

二丑各 25g   甘草 15g

16 剂，水煎服，每日 1 剂，分 2 次服。

三诊：1998 年 11 月 5 日。继服上方 16 剂，小便 24 小时达 3500ml 以上，浮肿全消，腹胀已除，能进食，精神大好，大便日 1～2 次，全身感乏力，舌润，脉象沉弱，尿蛋白（＋＋），血浆白蛋白略升，其他无变化，治以益气补肾。

处方：参芪地黄汤加减。

红参 15g   黄芪 30g   熟地黄 20g   山茱萸 15g

山药 15g   茯苓 15g   牡丹皮 15g   泽泻 15g

石莲子 20g   地骨皮 15g   枸杞子 20g   菟丝子 15g

芡实 20g   白花蛇舌草 30g

30 剂，水煎服，每日 1 剂，分 2 次服。

连续服上方 30 余剂，尿蛋白（±）～（＋），血浆白蛋白 23g/L，球蛋白 22g/L，有明显好转，继以益气补肾健脾之剂服药 30 余剂，尿蛋白：（－）～（±），血浆蛋白恢复至正常值，脉象沉滑舌润而缓解。

（《张琪肾病医案精选》）

【诠解】 此则病案为肾病综合征，高度腹液，曾用呋塞米、泼尼松等药无明显疗效，症见大量腹液、腹部胀满、尿少、口干苦、呕恶纳少、五心烦热、大便秘、舌苔白腻、脉沉滑或滑数。辨证属脾湿胃热，湿热中阻。方用《兰室秘藏》之中满分消丸加减。原书谓治中满热胀、鼓胀、水肿。此亦寒热互结之证，但其湿热较重，故多用清热利湿之品，方中用黄芩、黄连苦寒除湿，干姜、厚朴、砂仁辛开温脾，参、术、苓、草、泽泻健脾利湿；半夏、陈皮和胃化湿。依据《内经》中"中满者泻之于内"，以辛热散之，以苦泻之，淡渗利之，使上下分消其湿而立方，熔泻心、平胃、四苓于一炉，用分消法利脾胃之枢机，湿热得除，升降和调，则腹胀满蠲除。张老治肾病综合征、慢性肾小球肾炎水肿甚多，凡辨证属脾胃湿热壅结，小便不利，用此方皆效。也常用此方治疗肝病腹液及胃肠功能紊乱之气胀热胀，辨证属脾胃不和、湿热壅结、升降失调者，皆有良效。病案表现为高度腹液，而利尿剂无效，故加大泻下逐水之力度，加二丑，但本药属有毒峻下之品，以正气未衰水湿实证为宜，体弱老幼者慎用本方为李东垣治中满寒胀之方。方中川乌、干姜、吴茱萸、草果仁辛温开降，温脾除寒湿；党参、黄芪益中气补脾胃；茯苓、泽泻淡渗利湿；厚朴、木香开郁理气；升麻、柴胡升阳；麻黄辛温宣通。诸药配合，温散寒湿、淡渗利湿、益气健脾、开郁理气，合用一方，消中有补，降中有升，相反相成，以达上下分消之目的，对寒湿困脾、水湿潴留之水肿腹胀满等证效果尤佳。

张志坚医案

(风激水结源不清，熄风泄热清上源)

何某，男，10岁。1983年8月18日初诊。

患儿于1982年11月骤起面肢浮肿，初住当地某医院，尿检：蛋白（＋＋＋＋），曾用泼尼松1mg/kg/d连续治疗8周，病无起色。乃于1983年2月转上海某医院治疗半年，确诊为：难治性肾病综合征。后病情未控制，遂回常州我院门诊。症见：激素面容，踝部微肿，经常鼻塞，近又新外感3天，恶寒微热少汗，咽痛，咳嗽，痰少带黄，尿黄多沫，舌嫩红、苔薄黄，脉浮数。体温37.6℃，血压110/80mmHg。尿检：蛋白（＋＋＋），红细胞少许，白细胞少许，颗粒管型

（＋）。血清胆固醇 15.5mmol/L，血浆总蛋白 40g/L，白蛋白 27.3g/L，球蛋白 12.7g/L，血沉 80mm/h。

辨证：久病卫弱，风热犯肺，水失通调。

治则：宣肺祛风，澄源节流。

处方：银花 15g　　　连翘 15g　　　荆芥 10g　　　牛蒡子 10g

僵蚕 10g　　　净蝉蜕 10g　　　桔梗 10g　　　鸡苏散^{包煎}10g

佛手片 10g　　　紫背浮萍 15g

3 剂，水煎服。嘱其低盐饮食，忌生冷海腥之品，并逐步递减泼尼松用量。

药后汗出溱溱，身热罢，咳嗽止，咽痛轻，踝肿减。尿检：蛋白（＋＋），红、白细胞（－）。守方并佐入益气固卫之品，调治 3 月余，激素已撤，诸症消失。乃嘱停服汤药，予玉屏风散方为丸，早晚各服 6g，扶正固卫，以善其后。随访 3 年，病未复发。

（《古今名医临证金鉴·水肿关格卷上》）

【诠解】　本例病程虽久，但风邪外袭，肺气失宣之病机依然存在。肺因风窒，水由风起，风激水浊，源不清则流不节。故治疗着眼于宣肺以节水源，祛风以孤水势，辛以散邪，凉以泄热，乘其势而利导之，终于扭转败局。

王占玺医案

（幼儿水肿多脾病，扶土制水肿自消）

占某，女，3 岁。1976 年 9 月 30 日初诊。

家长于 9 月 13 日发现患儿水肿，17 日查尿蛋白（＋＋），入某某医院治疗。经用青、链霉素及中药治疗后，水肿稍减轻，但面及下肢仍有水肿。尿蛋白（＋＋），颗粒管型（＋），不愈邀诊。舌苔薄腻，脉象小滑，面色㿠白，食欲明显减少，大便时溏。此中虚水浸，拟扶土制水法，用香砂六君子汤加味。

处方：太子参 10g　　　白术 6g　　　茯苓 15g　　　生甘草 3g

生黄芪 15g　　　薏苡仁 12g　　　砂仁 6g　　　广木香 3g

每日煎服 1 剂。

服 6 剂后水肿全部消失，尿蛋白（－），白细胞 0～1 个/HP。舌苔仍薄腻，脉仍有滑象，此尿蛋白虽转为（－），然脾湿未尽，又服前方共 12 剂，舌苔转净，复查尿蛋白 2 次均为阴性而治愈。

（《内科医案赏析》）

【诠解】 本案为王占玺治疗水肿的验案之一。本例面部及下肢水肿，纳差，便溏，面色㿠白，舌苔薄腻，脉滑。证属脾失健运，升降失司，水邪弥漫，属"阴水"范畴。治以健脾益气、扶土制水，香砂六君子汤加味而收效。

尿 路 感 染

一、湿热下注

张梦侬医案

（湿热久蕴淋频发，反佐桂枝助气化）

唐某，女。

初诊日期：1968 年 10 月 29 日。

主诉：尿频尿急尿痛年余，近发已 3 天。

现病史：1 年前，因产后弥月，汗出淋雨而起小便急短赤，日夜 20 余次。伴恶寒发热，头目胀痛，口燥咽干，小腹坠胀作痛。经用西药（药名不详），病情缓解。此后反复发作。3 天前，又生尿频尿急，尿时艰涩刺痛，伴小腹坠胀作痛，自觉膀胱如汤渍，尿道内痒痛难名。

检查：诊脉沉弦而数，舌红苔黄腻。查尿：白细胞（＋＋＋），红细胞（＋＋）。尿液涂片镜检，发现大肠杆菌。

分析：此热邪集结于下焦，膀胱气化失职。

中医诊断：热淋。

西医诊断：尿路感染。

治则：清利下焦湿热，宣通膀胱气机。

处方：白薇 10g　　升麻 10g　　柴胡 10g　　黄柏 10g
　　　知母 10g　　茺蔚子 10g　天葵子 10g　栀子 10g
　　　炒地肤子 10g　车前子 15g　蒲公英 30g　地丁 30g
　　　桂枝 5g

六一散 1 包，5 剂，水煎，日 1 剂，分 3 次温服。

二诊：1968 年 11 月 5 日。服药 5 剂，尿次已减大半，二便通调，坠胀痒痛已平。已过月经汛期，至今月事未行。脉弦涩寸关大，舌红苔白。

处方：地丁 30g　　茅根 30g　　蒲公英 30g　　白薇 15g

　　　茺蔚子 15g　　沙参 15g　　泽兰 10g　　栀子 10g

　　　甘草梢 10g　　知母 10g　　桔梗 10g　　升麻 10g

　　　天葵子 10g

三诊：1968 年 11 月 25 日。服上方 10 剂后原病已愈，查尿常规正常，月经已潮，嘱不必吃药。

（《中国百年百名中医临床家丛书·张梦侬》）

【诠解】　本案为湿热久蕴下焦致膀胱气化不利，动辄淋沥涩痛，缠绵年余不愈，张老以清利湿热为主，辨证准确，然于大队清热药中佐以桂枝实为妙手，桂枝虽有温热之性，于清热药合用，取其温通化气之力，而无燥热助邪之弊。

邹云翔医案

（石淋反复责肾虚，通淋排石顾正气）

马某，男，56 岁，干部。1974 年 3 月 4 日初诊。

患者主诉，1972 年春，一次小便中突然发生无痛性血尿，以后逐渐减少至消失，但经小便常规检查，仍可见较多的红细胞。两腰间开始酸痛，以右侧为著，小溲时亦有不适、不畅感。到年底，右侧腰痛常如刀绞，难以忍受，以致不能正常工作。当地医生根据临床表现，初诊为右肾结石，建议摄片确诊，即于同年 9 月 16 日，在当地做尿路平片检查，未有阳性发现。但右肾区绞痛样发作不时出现，约 1 月 1 次，其间稍累则腰痛，血尿亦即显著。到 1973 年 10 月 9 日，再做尿路平片检查，发现右肾区及右输尿管下端各见一个约 1cm 大的致密阴影，提示为右肾及右输尿管结石。1974 年 2 月 20 日又做尿路平片复查，再次证实其结石确在。鉴于腰间绞痛频作，严重影响工作，多法治疗仅能缓解一时，故怀着治愈的迫切愿望，乃于 1974 年 3 月 4 日专程来宁诊治。

邹老追溯其病史，得知患者平素饮食口味嗜咸，10 天前右腰牵及小腹有刀绞样疼痛发作 1 次，伴见明显肉眼观血尿。刻诊右腰酸痛隐隐，苔薄黄，脉细弦。湿热久蕴，气血瘀阻，气化无权。当拟清热利湿、通淋化石、活血化瘀之剂。

处方：制苍术 9g　　生苡仁 9g　　金钱草 45g　　鱼脑石 15g

冬葵子 15g　　六一散[包] 15g　　杜红花 9g　　全当归 9g

炙鸡内金 4.5g　滋肾丸[包] 9g　　红枣[切] 5 个

复诊：1974 年 4 月 3 日。称守上方服药第 14 剂后，小腹始觉作胀，次日其胀益著，且有隐痛，渐及膀胱满而欲便，溺之又不能出，急迫之状难以忍受，屏气努挣，尿液才滴沥而下，约有 1 分钟，卒然从尿中冲出如黄豆大小的结石一枚，顿时尿畅，全身亦感轻松，血尿就此消失。刻下右腰尚痛，不耐劳累。尿常规检查仅见脓细胞 0～1 个/HP，苔脉如前。原方略加损益。

处方：制苍术 9g　　生苡仁 9g　　金钱草 45g　　鱼脑石 15g

冬葵子 15g　　六一散[包] 12g　　杜红花 9g　　金荞麦 18g

制乳没各 2.4g　鲜芦根 45g　　黑豆衣 12g　　滋肾丸[包] 9g

续服 20 剂，腰痛症状消失，小溲如常，恢复正常工作。

（《邹云翔医案》）

【诠解】　邹老认为，下焦湿热久蕴积结，固可成石，必因肾虚膀胱无权化气。故在湿热蕴阻，气血瘀滞，结石绞痛发作之标象较为突出之时，虽宜攻石，亦切不可忘其化瘀。本例患者，年已半百又六，病石淋已有 2 年，平素饮食过咸。根据《素问·阴阳应象大论》所说："年四十而阴气自半也。"《素问·生气通天论》所言："阴之所生，本在五味；阴之五宫，伤在五味。……味过于咸，大骨气劳，短肌，心气抑。"可知其患者真阴未有不衰、不伤、不减之理。故邹老治用金钱草、六一散、鱼脑石、炙鸡内金等清热、通淋、化石之品的同时，必用益肾通关之滋肾丸鼓舞气化，以资长养。配苍术、苡仁、红枣补脾化湿之味，以清生湿之源，杜湿遏伤阳之患。又结石久停，气滞势必血瘀，所以加入当归、红花养血化瘀。可见治标不忘顾本，泄浊不忘通阳，通淋必欲化气，乃能取得因势利导，标本兼治之果焉。

岳美中医案

（下焦蓄热尿脓血，猪苓汤原方疗效佳）

高某，女性，干部。

患慢性肾盂肾炎，因体质较弱，抗病能力减退。长期反复发作，经久治不愈，发作时有高热、头痛、腰酸、腰痛、食欲不振、尿意窘迫。排尿少，有不快与疼痛感。尿检查：混有脓细胞，上皮细胞，红、白细胞等；尿培养：有大肠杆菌。

中医诊断：属"淋病"范畴。

中医辨证：湿热侵及下焦。

治则：清利下焦湿热。

处方：张仲景《伤寒论》猪苓汤。

因本方为治下焦蓄热之专剂。淡能渗湿，寒能胜热。茯苓甘淡，渗脾肾之湿；猪苓甘淡，泽泻咸寒，泄肾与膀胱之湿；滑石甘淡而寒，体重降火，气轻解肌，彻除上下表里之湿热；阿胶甘平滑润，既能通利水道，使热邪从小便下降，又能止血。即书原方予服。

处方：猪苓 12g　　　茯苓 12g　　　滑石 12g　　　泽泻 18g

阿胶^{烊化另服}9g

水煎服 6 剂后，"诸瘥即消失"。

（《岳美中医案选集》）

【诠解】 猪苓汤能疏泄湿浊之气而不留其瘀滞，亦能滋润其真阴而不虑其枯燥，虽与五苓散同为利水之剂。一则用术、桂暖肾行水，一则用滑石、阿胶以滋阴利水。日本医生更具体指出"淋病脓血"。加车前子、大黄，更治尿血之重症。从脏器分之，五苓散证，病在肾脏，虽小便不利，而小腹不满，决不见脓血；猪苓汤证，病在膀胱尿道，其小腹必满，又多带脓血。另嘱患者多进水分，使尿量每日保持在 1500ml 以上。此病多属正气已伤、邪仍实的虚实兼证类型，故嘱其于不发作时，服肾气丸类药物，以扶正而巩固疗效。

朱良春医案

（湿热伤阴成石淋，清利湿热兼补阴）

邹某，男，56 岁，干部。

初诊：1973 年 12 月 15 日。经常腰腹酸痛，经南通医学院附院 X 线摄片报告：右侧肾区见一枚结石影（1.0cm×0.7cm）。

诊断：右肾及膀胱结石。舌微红、苔薄白，脉弦细。湿热蕴结，肾阴为耗，煎液成石，阻于下焦。

治则：泄化湿热，养阴益肾，通淋化石。

处方：生地黄 24g　　生鳖甲 18g　　金钱草 60g　　海金沙藤 30g

赤芍 12g　　　　冬葵子 12g　　鱼脑石 4.5g　　芒硝^{冲} 4g

甘草 4g

二诊：1974 年 3 月 23 日。地区精神病院 X 线腹部平片报告：两肾阴影边缘及输尿管、膀胱均能清楚见到，右肾见一透光结石（1.2cm×0.8cm），位于第 2 腰椎横突下干，结石呈长尖形，膀胱阳性结石未明显发现。诊断：右肾结石。服上药 60 剂，腰腹痛已趋消失，无特殊不适，根据 X 线摄片结果，膀胱结石已消失，右肾结石亦略缩小，苔脉无显著变化。

处方：上方加石见穿 30g、鸡内金 9g，20 剂。知柏地黄丸 500g，每服 6g，每日 2 次。

1975 年 2 月随访：未摄片复查，但一切正常。

（《中国百年百名中医临床家丛书·朱良春》）

【诠解】　本例患者腰酸痛，舌微红、苔薄白，脉弦细，四诊合参，中医辨证属湿热蕴结、肾阴亏虚，治当通淋排石兼补益肾阴。朱老方用通淋排石之金钱草、冬葵子、海金沙、芒硝，佐以养阴之生地、赤芍、鳖甲，全方攻补兼施。复诊砂石缩小，继增强攻伐之力，加石见穿 30g、鸡内金 9g，终不忘滋补肾阴，嘱患者进服知柏地黄丸。

赵绍琴医案

医案 1（寒湿外袭有寒热，善施风药用荆防）

吕某，女，28 岁。1989 年 9 月 5 日初诊。

自 3 天前起，因服冷饮之后，自觉恶寒发热，排尿不适，尿频、尿急，继而发冷寒战恶风，尿道灼热刺痛，去医院就诊，查体温 39.6℃，白细胞 23×10⁹/L，尿检：白细胞 30～50 个/HP，红细胞 10～20 个/HP，脓细胞少许。诊断为急性泌尿系感染。用抗生素与解热止痛药后，大汗出，热退，寒战止，从第 2 天开始又复痛，特来求赵老医治。

现症见：发热恶风，尿频，尿急，尿道灼热刺痛，尿急不尽，小腹拘急，腰部发凉且痛，舌质红、苔薄白，脉滑细且数，体温达 38.6℃，尿检查：白细胞满视野，红细胞 20～30 个/HP，脓细胞大量。

辨证：湿热蕴郁，下注膀胱。

治则：清热化湿，凉血通淋。

处方：荆防败毒散加减。

荆芥 6g	防风 6g	前胡 6g	独活 6g
生地榆 10g	滑石 10g	瞿麦 10g	大黄 2g
炒山栀 6g	炒槐花 10g	大腹皮 10g	焦三仙各 10g
茅芦根各 20g			

水煎服，每天 1 剂，7 剂。

二诊：服药 3 剂，发热见轻，又服 4 剂，热退，尿路刺激征消失，大便偏干，小便色赤，体温正常，尿常规检查：白细胞 3～5 个/HP，红细胞 0～2 个/HP。湿邪渐化，余热未愈，仍以前法进退。

处方：荆芥炭 10g	防风 6g	白芷 6g	独活 6g
生地榆 10g	炒槐花 10g	茅芦根各 10g	桑枝 10g
柴胡 6g	黄芩 6g	焦三仙各 10g	小蓟 10g

水煎服，每天 1 剂。又服上方 14 剂，尿检正常，无其他不适。

（《赵绍琴临证验案精选》）

　　【诠解】 此患者素体湿热较盛，又进饮冷，寒湿外袭，内外湿热相合，传入膀胱，气化失司，水道不畅，发为淋证。赵老认为患者虽恶寒较重，甚则寒战，但并非冷淋。冷淋多为肾气不足或命门虚寒。此案有恶寒战栗，乃寒湿外袭，气机阻滞，阳气不得外达而致。因此治疗必先化湿邪为主，兼以清热的方法。这里赵老重用风药，其认为风能胜湿，风能开郁，风能调畅气机。另外必注意饮食宜忌，饮食宜清淡，生冷辛辣油腻当禁之。

　　医案 2（淋证日久非必虚，坚持清化重调护）

　　郝某，女，43 岁。1993 年 10 月 15 日初诊。

　　自 10 年前患急性肾盂肾炎，此后一直未彻底治愈，时好时坏，每遇感冒、着凉、饮食不慎、劳累后均能发作。近几年来，发作时用各种抗生素、消炎药等均无效。改服中药，开始几次有效果，现已无济于事。前天下午因气候变化又突然发作，尿痛，尿急，尿频，尿赤，同时伴有发冷发热，腰痛乏力，又去医院检查：尿蛋白（＋），尿红细胞 10～15 个/HP，尿白细胞 30～50 个/HP，拟诊为慢性肾盂肾炎急性发作。又开氟哌酸之类药品未服，本人已失去信心，但又痛苦难忍，求赵老诊治。

　　现症：除尿路刺激征外，伴见口渴欲饮，心烦急躁，大便偏干，舌红苔黄，脉滑细且数，体温 37.6℃。

　　辨证：湿热蕴郁膀胱，气化不利。

　　治则：清利湿热、疏调气机，佐以凉血通淋。

　　处方：前胡 6g　　　　杏仁 6g　　　　浙贝母 10g　　　枇杷叶 10g

　　　　　荆芥炭 10g　　　防风 6g　　　　白茅根 10g　　　芦根 20g

　　　　　木通 2g　　　　萹蓄 10g　　　　冬葵子 20g　　　大黄 1g

　　　　　独活 6g　　　　生地榆 10g

　　水煎服，每天 1 剂，7 剂。

　　二诊：服药后发热未作，尿路症状减轻，余症缓解，仍以前法进退。

　　处方：荆芥炭 10g　　　防风 6g　　　　苏叶 10g　　　　白芷 6g

　　　　　独活 6g　　　　生地榆 10g　　　炒槐花 10g　　　茅芦根各 10g

　　　　小蓟 10g　　　川楝子 6g　　　冬葵子 20g

水煎服，每天 1 剂，7 剂。

三诊：服药后膀胱刺激征消失，尿检正常，精神好转，二便正常，惟腰痛酸楚，疲乏无力。改用凉血育阴、益气固肾方法。

处方：荆芥炭 10g　　　防风 6g　　　丹参 10g　　　赤芍 10g

　　　　生地榆 10g　　　炒槐花 10g　　　冬葵子 20g　　　杜仲 10g

　　　　川断 10g　　　丝瓜络 10g　　　桑枝 10g　　　黄芪 10g

水煎服，每天 1 剂，14 剂。

四诊：服药后，精神振作，症状皆除。调整方药以巩固疗效。

处方：荆芥炭 10g　　　防风 6g　　　丹参 10g　　　赤芍 10g

　　　　生地榆 10g　　　旱莲草 10g　　　女贞子 10g　　　补骨脂 10g

　　　　茅芦根各 10g　　　焦三仙各 10g　　　水红花子 10g

隔日服 1 剂，连服 4 周。

随访：半年后追访，除因春节时过服辛辣并劳累而轻度反复外，未出现大的发作。

（《赵绍琴临证验案精选》）

【诠解】　赵老认为淋证在临床上一般分为气淋、石淋、血淋、膏淋、劳淋等类型，与肺、脾、肾三脏有密切关系。本病案病程 10 年之久，每因劳累或饮食不慎等抗病能力下降时病可发作，相当于中医的劳淋。劳淋是由于五脏受损、遇劳而发的一种淋病，临床表现为病程较长、缠绵难愈、劳倦之后而发等。发作期宜用清化湿热、凉血通淋方法，但用药时切不可过度寒凉，以防克伐脏气，阻滞气机；也不可因脏气受损，过早滋补，以防气机受阻、闭门留寇之弊。在病情稳定期宜益气固肾、凉血育阴，但始终应注意保持气机的通畅与膀胱的气化功能。另外注意饮食调养与功能锻炼。饮食宜清淡，忌辛辣厚腻之品以及寒凉之属；适当加强体育锻炼以增强体质与抗病能力，如走路、爬山、跳舞等；女性尤其应注意经期、妊娠、产后外阴部的卫生，对于防止淋证的发生与复发有重要意义。

章真如医案

（淋证十年属肝热，龙胆泻肝效甚捷）

刘某，女，58 岁。1993 年 3 月 29 日初诊。

患慢性肾盂肾炎 10 余年，时有急性发作。1 周前，尿频尿急尿痛复发，少腹坠胀，小便短少，咽痒咳嗽，胸闷痰多，咳甚则小便失禁，淋沥灼痛而下。舌质暗红、苔薄黄，脉沉细。尿分析化验：潜血（＋＋）。尿常规检查：红细胞少许，白细胞少许，鳞状上皮细胞（＋）。

辨证：肝经湿热，下注膀胱，上犯肺金。

治则：泻肝利尿，佐以肃肺止咳。

处方：龙胆泻肝汤化裁。

龙胆草 10g	黄芩 10g	山栀 10g	泽泻 10g
通草 10g	车前子^包 10g	怀牛膝 10g	白茅根 30g
柴胡 8g	当归 10g	生地黄 10g	桔梗 10g
生甘草 8g	牛蒡子 10g		

5 剂，水煎服，每天 1 剂。

二诊：服上方 5 剂后，尿频、尿急、灼热痛明显减轻，咳嗽止，但小便量短少，少腹仍感坠胀不适，原方去桔梗、牛蒡子，加忍冬藤 10g、郁金 10g，再进5 剂。

三诊：症状全部消失，小便常规检查正常，遂以六味地黄丸巩固善后。

（《中国百年百名中医临床家丛书·章真如》）

【诠解】 肾与膀胱相表里，膀胱湿热邪气，循经可上犯至肾，久病不已，必致肾虚。肾水肝木，母子相关，子能令母实，热郁肝经，湿阻膀胱，病损及肾，实则泻其子，有如《医宗必读》曰："北方之水，无实不可泻，泻肝之所以泻肾。"所以，对急性肾盂肾炎与慢性肾盂肾炎急性发作者，章氏均从肝论治，清泻肝木，使疏泄功能恢复，气化复常则小便自利矣。章氏习用龙胆泻肝汤主之，获效甚捷。

张羹梅医案

（阴虚湿热乳尿因，清热养阴善解毒）

郑某，女，31岁。1966年3月15日初诊。

主诉：小便如乳汁，反复发作已5年。

病史：1961年开始，出现小便乳白色，有时出现块状物。多次找血丝虫未找到，尿常规检查：蛋白（＋＋），红细胞（＋＋＋），白细胞少许，尿中找到脂肪细胞。

诊断：乳糜尿。

现症：小溲白如牛乳，且有块物如脂如膏。脉虚细，舌质红。膏淋之病，湿热下注，蕴结于膀胱，不能制约脂液而下流；湿热留恋，必伤其阴。方以清热养阴为主。

处方：生地12g　　炙龟甲^{先煎}12g　　川黄柏9g　　　大青叶18g

草河车18g　板蓝根12g　威喜丸^吞9g

服上方7剂后，常规中因有红细胞（＋＋），加用小蓟炭12g，再服7剂后，小便转清，续服上方，每日1剂。于1966年4月5日复查小便，蛋白质微量，红细胞5~6个/HP，白细胞1~2个/HP。上方服至4月26日，尿常规：蛋白转阴性，红细胞未见，白细胞2~3个/HP，尿中未找到脂肪细胞。于5月13日又复检小便，蛋白阴性，红细胞、白细胞、脂肪细胞均未见到。

（《临证偶拾》）

【诠解】　本案以大补阴丸为主，加用了大青叶、板蓝根、草河车等以清热解毒。根据中医习惯，一般加用草薢、瞿麦、萹蓄等。今加用大青叶等三味药，张老认为清热药中以此三药为最好，不论胆囊炎、肝炎、肺炎、尿路感染等各种细菌和病毒感染均可应用，各种疾病所不同的是配合的药物不同：若配合柴胡、枳壳等引入肝经，治肝胆疾病；若配合黄柏、知母等引入肾经，治尿路感染、乳糜尿等。威喜丸主要有茯苓、猪苓、黄蜡组成，主要应用于因湿热下注之男子遗精、女子白带，本案取其清热利湿，涩其下流之脂液，取得较好疗效。

二、脾肾两虚

张梦侬医案

（脾肾阳虚寒湿羁，温补脾肾膏淋清）

杜某，女，28 岁。

初诊日期：1966 年 10 月 5 日。

主诉：尿如乳汁已 4 个月。

现病史：4 个月前发生尿如乳汁，并有成条成块透明如凉粉状之物，伴腰臀坠胀酸痛，头晕目眩，精神疲乏，气短音低，纳食不香。

检查：脉沉迟而细，舌苔灰厚而滑；形容憔枯，身体瘦削，神色萎靡，气短音低。

分析：综合脉症，似属肾脾先虚，寒湿侵袭，久羁不解，累及奇经之任、督、带三脉。

中医诊断：膏淋。

西医诊断：乳糜尿。

治则：温肾补脾，散寒泄湿。

处方：炙黄芪 15g　　党参 15g　　　白术 15g　　　萆薢 15g

　　　　杜仲 15g　　　菟丝子 15g　　干姜 10g　　　益智仁 10g

　　　　炙甘草 10g　　贯众 10g　　　升麻 10g　　　白芷 12g

　　　　茯苓 25g

5 剂。多加水浓煎 1 日 3 次，饭前温服。

二诊：1966 年 10 月 10 日。服药后，混浊尿液转淡。曾出现一次尿色正常，为以前数月所未见。但脉色如前，脾肾亏虚已久，寒湿过重，须大剂温补为宜。

处方：仍宗原方，炙黄芪、党参、萆薢、菟丝子各加 15g，干姜、益智仁各加 10g。5 剂。

三诊：1966 年 10 月 17 日。先是尿色转黄，中带黄色条索状透明物，后来尿色完全正常。7 天来，未见乳糜尿，眩晕腰痛大减，下部微有坠胀感，脉象缓和。灰苔转白，神色均佳，是温补分利已效。

处方：仍宗上方，加炙升麻 10g。1 日 1 剂，10 剂。

四诊：1966 年 11 月 20 日。续服上方 16 剂，尿色完全正常，神气色脉均佳，月来纳食甚香。近数日来，口味呆钝，视舌苔中心浊厚，口唇焦干起皮，此食滞脾弱之征。因脾主肌肉，其华在唇，食滞于中不消，则酿热化燥，故唇口出现焦干起皮现象，拟以前方增减，加入消导之味。

处方：黄芪、茯苓各 15g，白术、神曲、贯众炭、知母炭、狗脊、枳实、谷芽、益智仁、焦山楂、萆薢 10g。3 剂。

另照本节方药并 5 剂共末，蜜丸，每服 10g，1 日 2 次，温开水送下，以巩固疗效。

(《中国百年百名中医临床家丛书·张梦侬》)

【诠解】 本病以脾肾阳虚、寒湿壅盛为本，脾肾阳虚故见腰臀坠胀酸痛、头晕目眩、精神疲乏等症，寒湿下注可见尿如乳汁，夹带条状透明物，为寒凝之象；方以党参、白术、甘草、茯苓四君合用健脾除湿，并加用大补元阳、甘温益气之黄芪更著其效；佐以补火逐寒、辛温大热之干姜、益智仁；滋补肝肾、甘温辛润之杜仲、菟丝子；散风除湿、苦寒辛温之升麻、白芷、萆薢。萆薢又有治失溺遗浊、分利小便之功，合贯众治崩中带下，一偏补虚，一偏祛实，诸药合用，共奏温阳祛湿之功，更以消导之药制成丸剂以改善脾胃功能，脾胃健运有常，则寒湿不生，病不再发。

岳美中医案

(劳淋反复虚实兼，分段论治用经方)

彭某，女性，干部，43 岁。

久患慢性肾盂肾炎，经常发作，中西医久治，迄无显效。半月或 1 月即发作 1 次，腰腿酸软，小便频数，有窘迫感。劳累后发作更频。1969 年 7 月 26 日就诊。尿检查：红细胞满视野，脉象虚弱，舌质淡，为"劳淋"。

处方：投予《金匮要略》当归芍药散合桂枝茯苓丸作汤用。

当归 9g	白芍 18g	川芎 6g	泽泻 18g
茯苓 9g	白术 9g	牡丹皮 9g	桂枝 9g
桃仁 6g			

水煎服，3 剂。

二诊：1969 年 7 月 30 日。尿中红细胞稍减，易以猪苓汤方，疏导瘀滞，清利膀胱，先此本欲用济生肾气丸，继思下焦湿热未净，用补剂过早，会导致病邪留恋不去，反使病程延长，故投以此方，为用肾气丸提供条件。但此证已积年累月不愈，肌体日趋衰弱，亦不宜常事清利，耗伤津液，终应长服滋养强壮之剂如肾气丸者。

三诊：1969 年 8 月 8 日。见尿液渐清，红细胞少见，即采取济生肾气丸作汤用。

处方：熟地黄 24g	茯苓 12g	牡丹皮 9g	泽泻 12g
怀山药 12g	肉桂 6g	山萸肉 9g	川牛膝 9g
车前子^{布包煎}12g	炮附子 9g		

车前子^{布包煎}12g　炮附子 9g

嘱服 2 周。

四诊：1969 年 8 月 28 日。服前方 14 剂，腰膝已觉有力，检查基本痊愈。嘱服济生肾气丸一个比较长的时期，以巩固疗效。追踪观察 2 年，未再复发。

（《岳美中医案选集》）

【诠解】　岳老积多年经验认为，由于本病比较顽固，病情迁延，有的积年累月，致伤正气，机体抗病能力不免减弱，治疗常需要较长时期。但具体治疗措施，宜注意阶段性，在初期正气壮实，应以祛邪为主，服清热利湿之猪苓汤，能够很快奏效、不假强壮补剂以辅之，即可达到治愈，所谓"祛邪即所以扶正"。到中期邪仍在，正见衰，邪正分争，应祛邪兼以扶正，看邪有几许，正伤几许，在疏方遣药上既宜分别细致地加以照顾，在服药日程上也宜斟酌得当，服几日清热利湿剂，在病势缓解后，服几日固本培元剂，交替使用，标本兼治，病则易愈，所谓"祛邪与扶正并重"。到后期，体力不支抗病能力衰减，往往容易急性发作，此时措施，切忌当发作时，过度强调利湿清热，以戕伤仅存之正气。应当在发作时，适当予以抑制，服几剂猪苓汤，一见缓解，马上把济生肾气汤或丸跟上去，坚持服用。若再见急性发作，仍宜服猪苓汤，如此反复治疗，则抗病之功能渐增，而复发之距离渐远，病势亦渐轻，终于不再复发而告痊愈，所谓"正即所以祛邪"。待检查化验，完全正常，仍宜服肾气丸3个月至半年以巩固疗效，并宜忌劳累兼避风寒引起感冒，以防复发。以上是一般规律，当然还有变例，若临床一经遇到，则须随时相度病机以施治之。

杜雨茂医案

（虚实夹杂劳淋久，详辨虚实守方佳）

岳某，女，12岁，学生。1970年12月9日初诊。

患者于1年前发病，初起精神疲倦，小便频数量少，并感涩痛，颜面轻度浮肿。先后在某职工医院及西安市某医院诊治，小便常规化验，发现有脓细胞及上皮细胞尿培养发现有白色葡萄球菌及大肠杆菌等致病菌生长，诊断为肾盂肾炎。给予抗生素及呋喃坦啶等治疗数月，效果不明显，后又转某中医治疗月余，做尿培养仍见上述两种病菌，乃休学专来求治。诊其脉弦细，舌淡红少苔，面黄少华，颜面眼睑浮肿，下肢轻度肿胀，疲乏无力，食欲欠佳，尿频而急，色黄量少，且感涩痛。如休息好则各症减轻，稍劳累则各症加重。分析此证属于劳淋，本由于湿热蕴蓄下焦，侵及肾与膀胱所致。经久不愈，湿热留恋，损及肾脾，遇劳则耗气损肾，病邪变为嚣张，故劳则剧，息则轻。治疗宜先以清利湿热为主，佐以滋肾健脾；待病邪消退后，再以扶正补肾为主。

处方：柴胡12g　　黄芩6g　　　泽泻9g　　　土茯苓6g

萹蓄12g　　金银花12g　连翘12g　　蒲公英12g

秦皮6g　　　生地6g　　　白术9g　　　茯苓9g

猪苓6g

水煎服，每日1剂，分2次服，每服药1周，可间歇1~2天。

自初诊之日至1971年2月26日，两个多月的时间内，均以此方为基础方，有时略事加减，其加入的药物有苍术6g、板蓝根12g、瞿麦9g，减去的药计有连翘、蒲公英、猪苓等，共服 48 剂。现浮肿全消退，小便利，偶尔还有尿急微痛。食欲增进，精神好转，脉细数，舌红苔薄白。在此期间做尿培养仅见白色葡萄球菌。治宜转为滋肾为主，佐以清利余邪。

处方：生地 9g　　怀牛膝 9g　　莲子肉 9g　　车前子 9g

　　　　山药 9g　　桑寄生 9g　　当归 9g　　　泽泻 6g

　　　　土茯苓 6g　　丹皮 6g　　　连翘 12g　　柴胡 12g

水煎服。

由 2 月 26 日至 4 月 17 日的 50 余天中一直守上方，共服 42 剂。曾于 3 月 26 日及 4 月 16 日先后两次做尿培养，均转为阴性，小便常规化验亦正常，各症消除，精神食欲恢复正常，并已复学，诊其脉缓，舌红苔白薄。乃拟六味地黄丸加味之丸药方，嘱服用较长时间，以善后巩固，防其复发。

处方：生地 6g　　　熟地 6g　　　粉丹皮 30g　　泽泻 45g

　　　　山萸肉 30g　　茯苓 6g　　　山药 45g　　　车前子 30g

　　　　牛膝 24g　　　黄芩 30g　　　土茯苓 45g　　知母 30g

　　　　连翘 45g　　　金银花 45g　　生甘草 18g

上药共为细粉，炼蜜为丸，每日早晚各服 9g。上药共服三料，计 3 个月余，前后共用药 6 个月，在服用中药期间停用一切西药，经多次复查尿常规及尿培养均转为阴性，症状消失。1973 年 7 月随访，自 1971 年治愈后一直健康，前病未再发。

（《陕西中医·杜雨茂验案》）

【诠解】　本病初期以祛邪为主，稍佐扶正，守方 2 个月之久，邪祛正虚乃现，再以补虚固肾为法，兼以祛邪，更进月余，伺余邪待尽又以丸药收功。药物奇异之品，方是常用之剂，何能根治劳淋顽疾？惟善守方也。故除久病顽疾，不但有慧眼辨证之能，更要有善于守方之识！

何炎燊医案

（脾肾素虚湿热生，辨证施治有奇功）

夏某，女，31 岁。2005 年 10 月 26 日初诊。

自述低热缠绵 3 个月，每天早晨体温正常，下午 2 时至晚上 8 时体温 37.5℃左右，微恶寒，汗出，眩晕，眼睛胀痛、灼热，四肢倦怠，间或咳嗽，齿痛，腰酸。胃纳、二便正常。2005 年 8 月和 9 月先后做胸部 X 线检查均提示：左上肺继发型肺结核。2005 年 10 月 8 日血常规检查正常，尿常规检查提示：尿蛋白阴性，红细胞 200 个/ul，白细胞 125 个/ul，镜检红细胞（＋＋＋）、白细胞（＋＋），管型阴性。B 超提示肝、胆、脾、双肾正常。当地医院诊断为继发性肺结核、急性肾盂肾炎。某医生认为继发型肺结核不需治疗，只用抗生素治疗肾盂肾炎，不效。其人形体中等，面色潮红，精神疲倦，声低气怯。舌体嫩、舌质淡红不华、舌苔薄黄，脉弦数。

此乃肺肾阴虚，脾气虚弱，湿热内蕴，秽浊毒邪侵入膀胱。湿性重浊黏腻，与热胶合则如油入面，留恋难解。正虚邪恋，病势更是缠绵难愈。湿热之邪稽留少阳三焦气分，故寒热往来，脉弦数。

治则：和解少阳，分消走泄，清热利湿解毒，益气扶正。

处方：柴胡温胆汤加减。

太子参 20g	柴胡 15g	黄芩 15g	半夏 10g
茯苓 20g	生甘草 5g	陈皮 5g	竹茹 15g
白茅根 30g	白花蛇舌草 25g	扁豆花 15g	枳壳 10g
积雪草 25g			

2 剂。

二诊：昨天午后体温下降至 37.2℃，发热持续时间短，仅 2 个小时。恶寒罢，汗出减，精神好转，面色仍潮红，自觉四肢肌肉眴动。舌体嫩，舌质淡红不华，舌苔黄厚腻，脉弦数象减，此乃少阳枢机得以旋转。而舌苔由薄黄转为黄厚腻，非病势加重，正如王孟英所说："湿热发出，苔变厚腻。"实为湿热之邪有出路之征象，故仍守前方加减。

处方：柴胡 15g	半夏 15g	黄芩 15g	茯苓 20g
生甘草 5g	竹茹 15g	白茅根 30g	白花蛇舌草 25g
扁豆花 15g	枳壳 10g	冬瓜仁 25g	石斛 15g
太子参 20g			

2 剂。

三诊：昨天体温恢复正常，面色潮红消退，无咳嗽，四肢倦怠、肌肉眴动消失，精神、胃纳、二便正常。舌体嫩，舌质淡红不华，舌黄腻苔退薄，脉细缓。实验室检查：尿常规检查提示：尿蛋白阴性，白细胞 80 个/ul，红细胞 25 个/ul，镜检红细胞（＋）、白细胞（＋）。

治则：目下湿热渐退，法当扶正祛邪、益气健脾、补肾阴、清热解毒利湿。

处方：四君子汤合六味地黄丸加减以善后。

太子参 15g	山药 25g	茯苓 15g	陈皮 5g
生甘草 5g	干地黄 15g	牡丹皮 10g	泽泻 10g
白花蛇舌草 20g	薏苡仁 20g	川萆薢 20g	白茅根 25g
积雪草 25g	石斛 15g		

5 剂。

前方随症加减治疗 10 天，患者诸恙悉退，尿常规复查正常。

（《何炎燊医案集》）

【诠解】 此案充分体现中医辨证论治之特点。西医诊断为急性肾盂肾炎，化验检查又是红细胞（＋＋＋）、白细胞（＋＋），若临床思维为西医诊断及化验单所左右，必然用凉血活血及清解肾经炎症之苦寒药，必然不效。而中医辨证，脉弦数，舌苔薄黄，下午低热，微恶寒，头目不清，乃湿热稽留少阳三焦甚明，故用柴胡温胆汤分消走泄、和解少阳，数剂而缠绵 3 个月之低热全退。然后根据患者脾肾素虚，而用滋肾健脾之法，稍佐清热祛湿极平和之品调理而愈。

张琪医案

（劳淋日久热不退，巧用升阳益胃汤）

汤某，女，20 岁。2003 年 5 月 2 日初诊。

主诉：阵发性尿频、低热 10 年。

病史：1993 年因劳累出现尿频，低热 37.3～37.6℃，曾于哈尔滨医科大学附属二院就诊，未查明原因，用多种抗生素治疗无效，故未再诊治。2002 年 9 月份于黑龙江省中医医院查尿常规：有红细胞、白细胞（具体数值不详），服三金片后发热腰痛缓解，后又复发，晨起体温 36.8℃、夜间体温 37.1 ~ 37.2℃。尿菌培养：葡萄球菌（＋）。未应用敏感药物，现自觉身热、手心多汗，胸闷、倦怠、乏力，尿黄、体瘦、尿频，舌质淡红、体大、苔白厚满布，脉弱。

西医诊断：尿路感染。

中医辨证：中气不足，夹有湿热。

治则：益气升阳除湿，佐以收涩。

处方：升阳益胃汤加味。

西洋参 15g	黄芪 30g	白术 15g	黄连 10g
半夏 15g	陈皮 15g	茯苓 15g	泽泻 15g
防风 15g	独活 15g	柴胡 15g	白芍 15g
生姜 15g	大枣 5 个	土茯苓 20g	萆薢 20g
桑螵蛸 15g	益智仁 15g	黄芩 10g	甘草 15g

7 剂，水煎服，每日 1 剂，分 2 次服。

二诊：2003 年 5 月 9 日。服药后身热，乏力减轻，休息后体温 36.8 ~ 36.9℃，活动及劳累后体温 37.1℃，尿黄、尿频，舌质淡红、体大、苔白厚满布，脉弱。继续以上法上方加减治疗。

处方：西洋参 15g	黄芪 30g	白术 15g	黄连 10g
半夏 15g	陈皮 15g	茯苓 15g	泽泻 15g
防风 15g	独活 15g	柴胡 15g	白芍 15g
生姜 15g	大枣 5 个	桑螵蛸 15g	益智仁 15g
黄芩 10g	甘草 15g	龙骨 20g	补骨脂 15g
山药 20g	青蒿 15g		

7 剂，水煎服，每日 1 剂，分 2 次服。

三诊：2003 年 5 月 16 日。午后至睡前体温 36.9 ~ 37.8℃，早晚体温 36.3 ~ 36.4℃，入睡困难，尿频减轻，手心汗出，自觉身热，舌质淡红、体大、苔白厚，脉弱。病情缓解，上方加安神之方药。

处方：黄芪 40g	西洋参 15g	白术 15g	黄连 10g

半夏 15g	陈皮 15g	茯苓 15g	泽泻 15g
防风 15g	独活 10g	柴胡 15g	白芍 15g
生姜 15g	大枣 5 个	酸枣仁 20g	远志 15g
茯神 15g	石菖蒲 15g	五味子 15g	夜交藤 30g
补骨脂 15g	桑螵蛸 15g	益智仁 15g	甘草 15g

7 剂，水煎服，每日 1 剂，分 2 次服。

四诊：2003 年 5 月 23 日。药后排卵期体温 37.1～37.4℃，余体温正常，尿频症状消失，手心汗出，无身热，舌质淡红、体大、苔白厚，脉弱。

处方：于上方加柏子仁 15g、黄芩 15g、青蒿 15g，减补骨脂、桑螵蛸、益智仁、茯神。

五诊：2003 年 6 月 6 日。近日劳累后体温 36.8℃，今日体温 36.3℃，睡眠转佳，手心多汗，舌质淡红、苔白厚，脉弱。病已经痊愈，上方续服 14 剂以巩固疗效。

（《张琪肾病医案精选》）

【诠解】 根据脉症，诊断为劳淋。内伤发热，过劳导致脾胃气虚，清阳不升，阴火上乘而发病。李东垣《脾胃论》云："脾胃之虚，怠惰嗜卧，四肢不收，时值秋燥令行，湿热少退，体重节痛，口苦舌干，食无味，大便不调，小便频数，不嗜食，食不消，兼见肺病，沥淅恶寒，惨惨不乐，面色恶而不和，乃阳气不伸故也。当升阳益胃，名之曰升阳益胃汤。""升阳"者，升脾之阳；"益胃"者，益胃之气。东垣认为脾胃为元气之本，为升降之枢纽，上述诸症皆由于清阳不升、浊阴不降的结果。故创此方以升发阳气，振奋脾胃运化功能，从而使脾气升而胃气降，维持"清阳出上窍，浊阴出下窍；清阳发腠理，浊阴走五脏；清阳实四肢，浊阴归六腑"的正常升降运动，故称"升阳益胃汤"。适用于脾胃气虚、清阳不升、湿郁生热之证。本方以六君子（参、术、苓、草、夏、陈）助阳益脾胃，补脾胃之上药也，消除因消化不良而产生之湿痰；重用黄芪，以补肺气、固卫阳，并配伍人参、白术、甘草补气养胃；芍药以敛脾阴而调荣血。因脾胃虚弱之人易停湿，阴阳气血不足之人，抵抗力弱，易被外邪侵袭，故以羌活、独活、防风、柴胡升举清阳、祛风除湿；泽泻利湿；少佐黄连，清热泻火，防止升散太过。诸药配合，补中有散，发中有收，具有补气健脾胃、升阳除湿之效。方中以党参、黄芪、白术、茯苓与防风、羌活、独活、柴胡合用，补中有散，发中有收，具有补气健脾胃、升阳除湿之效。

龚士澄医案

（脾肾两虚中气陷，补中益气温肾元）

黎某某，男，36 岁。1979 年 8 月 18 日初诊。

先患暑湿泄泻，愈后肛坠，偶有便意。10 日前，忽觉脐下至阴囊部胀痛麻木，并渐增剧，烦闷不宁，小便又涩滞难出，解后淋沥不尽，尿频尿急，日夜达 30 余次。尿检：阴性。某老中医宗膀胱气滞、肝气郁结论治，用乌药、香附、沉香、青皮、川楝子、冬葵子、车前子、吴茱萸、滑石、石韦、海金藤为方。才服 3 剂，奇效，症减过半，再服 3 剂，病痛基本缓解。未料 4 月后，小腹连阴囊部又胀痛麻木，排尿困难，自服上方竟不验。

顷诊脾胃脉及肾脉均缓弱，舌淡苔白，尿意、便意频繁，呈现中气下陷之候。"陷者举之"，方用补中益气汤。

处方：炙黄芪 20g，上党参 12g，制白术 10g，炙甘草 6g 以健脾益气和中；全当归、广陈皮各 8g 以和血理气；炙升麻、北柴胡各 5g 以升举阳气。5 剂。

二诊：8 月 22 日。服方无效，意为火候未到，复投 3 剂，仍无进退。思中气下陷，举之不升，势须发源于肾脏之元气以扶托，借三焦之通路而上。遂用紫油桂 6g，炙黄芪 30g，熟附片（先煎）8g，上党参 15g，炙甘草 6g，制白术 10g，全当归 8g，广陈皮 8g，炙升麻 8g，北柴胡 8g，4 剂。服后，诸症缓解。

（《龚士澄临证医案选》）

【诠解】 中气下陷，以补中益气法举之而不升，误乎？实因下焦火少，致元气难以扶托而上，陷者仍陷。故加肉桂、附子温底火，托元气，方收显效。先生重视其泻后肛坠之前因，又借鉴前医通气利窍之疗效，决定壮元气以举下陷之中气。治虽得手，但非一般治淋之常法。

任继学医案

医案 1（肾气亏虚邪留恋，辨证温阳不避"炎"）

常某，女，49 岁。

初诊日期：1990 年 10 月 18 日。

患者 10 年前浴后出现尿频、尿急、尿路灼痛，某医院确诊为"尿路感染"，经用抗生素治疗症状缓解；兹后每遇寒冷或劳累则发作，且伴腰痛，经常服用抗生素，但愈发愈频；10 天前又复发作，服前药不效，遂求治我院一病区，经以清热通淋之法（八正散）治之不效。症见腰痛绵绵，畏寒膝冷，尿频尿急，尿涩痛，小腹坠胀，周身沉重，夜卧多梦。诊见：表情急躁，口唇红干，双眼睑浮肿，舌体胖大、苔薄白，脉弦细。任老认为：肾气受损，邪气留恋，下焦亏损，阳气不化，阴寒凝结，土气窒塞，膀胱气化不利。宜温阳化气，佐以解毒之品。

处方：虎杖 15g　　怀牛膝 20g　　海金沙 15g　　淫羊藿 15g

　　　　荔枝核 15g　　肉桂 10g　　　盐茴香 15g　　土茯苓 200g

　　　　砂仁 15g　　　蒲公英 50g　　紫花地丁 15g

水煎服。

二诊：1990 年 9 月 25 日。上方服 2 剂，腰痛、尿频、尿痛大减，小腹坠感如前，仍觉疲乏无力，前方加黄芪（蜜炙）15g、升麻 5g。水煎服。上方伍用补中益气丸治疗 2 周，症状如失，病始告愈。

（《国医大师临床经验实录·任继学》）

【诠解】　善诊者，察色按脉，先别阴阳，谨候气宜，无失病机。故医者临证，当随其所在而调之，正者正治，反者反治，时医之弊，在乎辨证之不灵活，人皆知"热者寒之"之理，故一见"炎症"便作为"热者"来治，杂投"抗生素"，累用寒凉味，不念思求经旨，何怪药不中病？本案久服苦寒，伐胃气，中虚不运，清阳不升，邪气盘踞于下。故致力于温化，寓清解于温通梳理之中，补中气以善其后，是谓知常达变。

医案 2（肾阳不足淋难愈，寒热并用济阳汤）

沈某，女，37 岁，长春市二道河子人。1982 年 7 月中旬初诊。

该患者 2 年前患有腰痛，小腹坠胀，尿频，尿急，尿道有灼热疼痛感，大便干，经某医院用青霉素、链霉素等治疗数月不愈，后又经多方治疗不愈，时好时犯，劳累加重，故来我处就诊。

症见：腰酸膝冷，少腹坠胀冷痛，四肢欠温，尿频，尿急，遇热减轻，遇寒加重，劳累尤甚，舌质淡红、苔白而润，脉沉迟无力。此乃病久肾阳不足，膀胱气化无力所致之劳淋证。法宜温肾壮阳，方以济阳汤加减。

处方：通草 15g   附子^{先煎}15g   肉桂 10g   盐茴香 15g

      威灵仙 10g   姜黄柏 15g   盐知母 10g   仙茅 15g

      地肤子 50g

水煎服。共服 20 余剂，痊愈。

（《国医大师临床经验实录·任继学》）

【诠解】 肾为水火之脏，元阴元阳之宅。若其肾阳虚则命火不足，不能温煦膀胱，膀胱气化不利，开合失约，日久而成淋。该患者病久伤肾阳、命火不足，膀胱失温养，气化不利，法应补肾阳、壮命火，此案所用济阳汤，用附子、肉桂、茴香直入肾经，温肾壮阳补命火；仙茅温肾壮阳、祛寒除湿，地肤子入膀胱通利小便，威灵仙入膀胱祛寒积，专治少腹冷痛，知柏佐附桂奏效恰到好处，此乃寒热并用，增其药效之法也。

叶景华医案

（脾肾不足淋反复，辨证服膏可效法）

患者，女，55 岁。2008 年 11 月 12 日初诊。

尿路感染反复发作 1 年余，症见腰酸、小腹胀、小便短数，辨证肾虚湿热蕴阻下注。腰酸，纳可，大便正常，舌质淡、苔薄腻中剥，脉细弱，要求服膏滋药治疗。

处方：生熟地各 150g   鹿含草 300g   桑寄生 300g   怀牛膝 150g

枸杞子 200g	怀山药 200g	党参 250g	白术 150g
女贞子 150g	旱莲草 200g	石斛 150g	黄芪 300g
当归 150g	白芍 150g	山萸肉 150g	黄精 150g
杜仲 150g	北沙参 150g	麦冬 150g	炒枣仁 150g
黄柏 100g	土茯苓 300g	白花蛇舌草 300g	制香附 150g
陈皮 100g	枳壳 100g	白茯苓 200g	乌药 150g
巴戟天 150g	制首乌 200g		

另加龟甲胶 200g、驴皮胶 200g、胡桃肉 200g、白冰糖 400g 收膏。

二诊：去年冬季曾服膏方 1 剂后，至今尿路感染未发过。目前身体情况良好，有时稍腰酸，纳可，大便正常，舌质淡、苔薄，脉细。属脾肾气虚，应补益脾肾，原膏方续服。

（《叶景华对慢性肾脏病的膏方调治经验》）

【诠解】 尿路感染在妇女较多见，易反复发作，中医属于"淋证"范畴，《诸病源候论》中"诸淋证者，由肾虚而膀胱热故也"，反复发作病例多有体质较差，抗病能力低，易受外邪侵入而发病。该患者平时口干、舌红少苔，脉细，体质偏于阴虚，去年服膏滋药，以补肾为主，尿路感染 1 年未发，阴虚情况改善。一般情况良好，今年要求继续服膏方，以增强体质，膏方调补增强体质，应调整机体内部的阴阳平衡，从而提高抗病能力，防病祛邪，从此意义上来讲，服膏滋药也是治未病的一种方法。

张琼林医案

医案 1（正虚湿盛清浊混，通固涩法有先后）

王某，女，28 岁，农民。

初诊日期：1994 年 3 月 22 日。

患者有丝虫病史，尿液混浊如脂膏，反复 1 年，以致体虚气弱，步履艰难。稍吃荤餐则小便结块或夹血，尿出滞迟不爽，甚则涩痛。舌淡而大，苔薄白，脉细濡。尿常规：蛋白（＋＋）、红细胞（＋）、白细胞 0～4 个/HP，乳糜测定

（＋＋＋＋）。脾虚不化，湿浊留滞下焦，以致清浊不分，发为膏淋。治以益气健脾，滑利通淋。

处方：

1. 生黄芪 25g，炒苍术 10g，炒白术 10g，萆薢 15g，泽泻 25g，车前子（另包）15g，石菖蒲 10g，射干 20g，冬葵子 15g，台乌 10g，石打穿 20g，半边莲 30g。

2. 水蜈蚣、鲜灯心草根洗净砸碎各 100g，煮汤代茶。两味 4 天轮服，交替使用。

二诊：1994 年 4 月 14 日。服药 6 剂，未见尿血，现尿清而爽（有时仍可见到米泔样沉淀物），精神振奋，舌脉如前。乳糜测定（＋）。继服前方 8 剂。

三诊：1994 年 5 月 8 日。尿已清澈，虽稍进荤，亦无变化。然夜间尿多，寐浅食少，动则心悸。舌淡而大，六脉如前。乳糜尿测定（－）。证见气虚不固，收摄无力。重在健脾益气，固摄肾关。

处方：

1. 补中益气汤合水陆二仙丹。炙黄芪 20g，炒白术 15g，党参 15g，当归 12g，柴胡 8g，升麻 8g，生甘草 6g，芡实 30g，金樱子 30g，怀山药 30g，石莲子 20g。8 剂。

2. 桂附地黄丸（浓缩剂），1 次 8 粒，每日 3 次（最后服用）。

（《临证碎金录》）

【诠解】 安徽名老中医张琼林治疗乳糜尿分 3 步，即：通、固、涩。该病初诊，决不能以久病体虚、下元不固论治，如果按照"膏淋者……此肾虚不能制液而下行也"（《冯氏锦囊》），拟用固肾、健脾、敛精之剂则留滞闭邪，贻人天殃，治当明辨标本，做到分段依序论治。先以滑利通窍，去浊分清，以治其标；待尿液已清，乳糜尿测定转阴，改用健脾益气、固摄肾关。

医案 2（脾肾气虚成劳淋，健脾益气效可征）

房某某，女，42 岁，市民。

初诊日期：1986 年 4 月 17 日。

患者绝育 14 年，尿频而急，腰膝酸痛，常伴浮肿，迁延不愈 5 年。每逢劳累，着凉即发。上午脸肿，下午腿肿，行走则手肿。反复就医，皆诊之为：①慢性肾盂肾炎；②慢性尿路感染。现"清明祭扫"远程归来，尿频而坠，腰痛不支，神疲气短，四肢无力。面容肿胖，舌淡而大、苔薄白，脉沉细缓（68 次/分），血压 126/80mmHg。实验室检查：尿常规：蛋白（＋）、白细胞 0~4 个/HP；尿培养：大肠杆菌、白色葡萄球菌。脾肾气虚，发为劳淋。治以健脾益气，化湿行水。并注意低盐饮食，多加休息。

处方：

1. 黄芪 20g，炒白术 15g，茯苓 30g，续断 12g，桑寄生 20g，车前子 15g，川木通 6g，柴胡 15g，北五味子 8g，苏叶 10g。6 剂。

2. 茅根赤豆茶：白茅根、赤小豆适量。

3. 太乙药袋温熨腰脊。

二诊：1986 年 5 月 2 日。尿频、尿急症状大为改善，腰痛已缓，浮肿渐消，疗效明显。然大便溏软，晚间足胕略见冷肿。舌脉同前，尿检（－）。宗前法，以健脾温肾为法。

处方：

1. 黄芪 20g，炒白术 15g，茯苓 25g，党参 15g，怀山药 30g，炒苡仁 30g，粉防己 10g，制附片 12g，炙甘草 8g。8 剂。

2. 金匮肾气丸 2 瓶，每次 8 粒，1 日 3 次（最后服用）。

（《临证碎金录》）

【诠解】 劳淋，顾名思义，劳则伤气，遇劳则发。多见于女子慢性肾盂肾炎，反复不愈，迁延日久，最后出现：浮肿、腰痛、尿频而清、神疲肢冷、食少便溏的脾肾阳虚之证。一般尿检（－），尿培养（－），或仅见大肠杆菌、白色葡萄球菌等。治疗斯症，首选原北京中医学院的一张名方，张老命名为健脾益气汤，加苏叶（后下），则温辛入肺，宣发行水，消肿效捷。

附：健脾益气汤

功效：健脾益气，利水通淋。

主治：劳淋（慢性肾盂肾炎）。

处方：黄芪 15～25g　　炒白术 15g　　茯苓 30g　　川续断 12g

桑寄生 20g　　川木通 6g　　升麻 6g　　柴胡 12g

北五味子 8g

本方出自《中医内科学》（原北京中医学院 1971 年 4 月内部教材），最适用于女子慢性肾盂肾炎遇劳即发，迁延难愈。症见：浮肿（上午脸肿、下午腿肿、走路手肿），腰膝酸软，尿滞而频，神疲肢冷，乏力便溏等。脾肾气虚之证肿甚加苏叶，寒甚加附片，有利于行气化水。本方不仅为劳淋标本兼施的较好方剂，亦可以与五皮饮、四苓汤等方，融合化裁，随症加减，广泛用于：绝经后浮肿、更年期浮肿、子宫全切后浮肿、内分泌浮肿、特发性浮肿，均有一定的疗效。无独有偶，已故中医专家印会河先生对于慢性反复发作的肾盂肾炎在辨证治疗基础上常常加用柴胡、五味子，其认为对于大肠杆菌之感染于泌尿患者，有良好的抑制作用。先生尝言：尿道炎是尿道受到细菌等感染而发生的炎症，主要是由大肠杆菌感染所致。据报道，柴胡 30g、五味子 10g 二药合用，对大肠杆菌之感染于泌尿系者有良好的抑制作用。每遇此疾，即加用柴胡、五味子以求杀灭大肠杆菌，对一部分尿路感染有良好的效果。移用于抗胆道感染，效果亦甚明显。

张龑梅医案

（元阳衰惫结石生，温阳化气法可依）

陈某，女，48 岁。

初诊日期：1961 年 8 月 17 日。

病史：因腰部酸痛赴某某医院诊治。经静脉肾盂造影，诊断为"左肾结石、轻度肾盂积水可疑"。于 1961 年 5 月 21 日来我院门诊。先用养阴益肾之品，症状未见改善。至 8 月 2 日做左侧肾脏放射线摄片，结果为：左侧肾脏阴影在平片上显示，上极至第一腰椎上缘，下极至第四腰椎上缘，在肾区内见 1 粒如花生米大小（1.1cm×0.55cm）的密度增深阴影。

诊断：左肾结石。

症状：腰脊酸痛，足膝软弱，小便排出无力，神疲形瘦，纳食欠佳，大便溏薄，苔薄，脉细。下焦肾阳不足，治拟温肾阳以化水谷，补肾脏以通水关。

处方：仙灵脾9g 巴戟肉9g 补骨脂9g 金狗脊^{去毛}9g

   菟丝子9g 原杜仲9g 全当归12g 怀山药9g

   川黄柏4.5g 金钱草30g 石榴根皮30g

上药服至9月23日，症状消失。患者自己认为病已痊愈，不再来门诊，于1962年8月间诸症又作，复来门诊。10月18日，放射线腹部摄片显示，左侧肾脏阴影轮廓不能清晰得见，但在肾区内未见明显不透光的结石样阴影，在左侧输尿管区第5腰椎横突上缘、见1个长1.5cm、宽0.8cm不透光结石样密度增深阴影。诊断：左侧输尿管结石。

二诊：1962年10月17日。腰脊酸楚作痛，头晕肢楚腹胀，胃纳欠佳。脉弦，苔薄。再以补肾健脾。

处方：仙灵脾9g 巴戟肉9g 菟丝子9g 补骨脂9g

   川断肉9g 桑寄生9g 炒白术9g 怀山药9g

   鸡内金9g 金钱草30g 石榴根皮30g

疗效：服上药后，诸症减，惟小溲有时疼痛，苔薄微黄，脉濡小而数，原法加清利湿热之品。至12月29日，放射线腹部摄片复查结果：左肾区及输尿管内无结石阴影可见。

（《临证偶拾》）

【诠解】 肾阳不足的泌尿系结石，在临床上比较少见，一般年龄比较大，生理上已至衰退时期。系元阳衰惫，不能温煦，阴霾积聚，气化失司。治以温阳益肾，通淋消石。可以选用二仙汤、滋肾通关丸、右归丸等加减治疗。

熊继柏医案

（肾虚夹瘀淋迁延，知柏济生一朝除）

王某，男，74岁。

初诊日期：2005年6月12日。

现病史：诉有慢性肾盂肾炎病史45年，尿频、尿急、尿涩及腰痛反复发作，且尿有热感，兼五心烦热，近 10 年出现阴茎疼痛。诊见舌红紫、苔薄黄腻，脉细数。

辨证：阴虚兼瘀。

治则：滋阴清热，化瘀通淋。

处方：知柏济生汤加味。

生地 10g	丹皮 10g	怀山药 15g	茯苓 10g
泽泻 10g	山茱萸 10g	知母 10g	黄柏 10g
车前子 10g	川牛膝 10g	琥珀^{纱布包，同煎}8g	

10 剂，水煎服。

二诊：2005 年 7 月 3 日。诉上方服后尿频、尿急、尿涩及阴茎疼痛、五心烦热显减。诊见舌红、苔薄黄腻，脉细略数。原方再进 10 剂。

1 个月后患者前来告知，诸症完全控制，疗效明显，嘱以上方再进 10 剂。

（《熊继柏临证医案实录》）

【诠解】《证治汇补·淋病》曰："淋有虚实，不可不辨。"患者年老病久，当属虚证，且伴腰痛、尿热、五心烦热、脉细数等症，故为肾阴虚内热；苔黄腻者，为膀胱湿热未清；出现阴茎疼痛者，乃因久病成瘀，尿道瘀阻，不通则痛。故以知柏地黄汤加牛膝、车前子、琥珀滋阴清热兼祛瘀止痛。知柏济生汤乃济生肾气丸变化而来，济生肾气丸原治肾阳虚之水肿、小便不利，吾反其道而行之，易桂附为知柏，治肾阴虚之水肿、小便不利，屡获奇效。

狼疮性肾炎

一、邪热郁结

何世英医案

（儿童狼疮常反复，验方蟾蜍散收功）

李某，男，13岁。

患儿因体弱消瘦，食欲不振，面部皮疹1个月，于1973年6月12日入院。入院后经常见面部蝶形红斑，肝脾肿大，血压140/100mmHg，6月30日找到红斑狼疮细胞，确诊为红斑性狼疮。同时发现肾功能损害，尿少。尿常规：蛋白（＋）~（＋＋＋），抗链"O"：1:800。应用大剂量激素及中药治疗。住院2个月后精神及全身情况好转，于1973年8月9日出院门诊治疗。出院后一直注意休息，进行常规治疗。于春节前两日骑车玩耍后感到全身无力，气短，出现阵发性干咳，腹胀，食欲不振，食后恶心，呕吐出胃内容物，双腿膝下水肿，尿少，每日1~2次，色黄，大便发黑，10天前又发热1次，2天后退热，但近日症状加重，于1974年2月15日再次入院。

检查：神志清，精神弱，慢性病容，贫血外貌，下肢浮肿。两肺听诊正常，心率120次/分，心尖区有收缩期杂音。腹水征（＋），肝脾触诊不满意。神经系统未见异常。体温36.8℃，血压150/100mmHg。尿常规：红细胞7~10个，蛋白（＋＋＋）。

既往史：既往无特殊及传染病史，其父母健康，其兄于1972年死于"红斑狼疮"。

治疗：入院后给予激素、环磷酰胺、苯丙酸诺龙及利尿降压药，输血2次，于入院第9天加服中药。

处方：车前草18.8g　　萹蓄15.6g　　连翘9g　　　二花9g

蒲公英9g　　云苓皮15.6g

通过中西药结合治疗不见好转，病情日渐加重。到3月中旬尿量仍极少，腹水更显，阴囊更甚，腹围从入院时66cm升到89cm，血压150/110mmHg，尿素氮80mg，精神弱，面部蝶形红斑仍旧，乃改用验方蟾蜍散治疗。

从3月14日开始服验方，至3月18日尿量开始增加，从前1天380ml迅增为1051ml，到3月28日陆续又增加到1720ml，水肿明显减轻，腹围到3月30日减至75cm，精神好转，以后继续中西医结合治疗，到1974年8月14日出院时，患儿精神、食欲均佳，无不适感，小便多，无明显水肿，四肢关节不痛，颜面蝶形红斑不显，两肺未闻异常，心尖区有轻度收缩期杂音，心音有力，肝脾未触及，血压128/70mmHg，尿常规：红细胞2~6个，尿蛋白（＋），尿素氮27mg。

（《内科疾病名家验案评析·何世英》）

【诠解】　何世英老中医所治李某证属邪盛为主，治疗当以祛邪为主。方中蟾蜍性味辛凉微毒，故专解毒解秽，巴豆性味辛热有毒，善逐水饮，与蟾蜍相配，能疏通气机之痞塞，通三焦之壅滞，达利水消肿之效。虽现代药理研究证明蟾蜍能强心升压，且具有激素样抗炎作用，但其在本例证中的作用机制尚不十分明确，有待进一步研究。蟾蜍散组成：蟾蜍2个，巴豆14粒。制法：用蟾蜍2个，口内各装入7粒巴豆，焙干后轧细面。

杜雨茂医案

（狼疮肾病重难医，若遇圣手亦可愈）

王某，女，34岁，陕西省靖边县某厂工人。2003年10月27日初诊。

病史：浮肿伴蛋白尿血尿1年。患者于2002年11月因外感发热后现颜面下肢浮肿，脱发多，至当地医院住院诊治，查尿常规：蛋白（＋＋＋），隐血（＋），血脂偏高，按肾炎综合征治疗近1个月效果不明显，出院在门诊应用西药继续治疗2个月仍乏效。后于2003年2月14日赴西安某军医大学附属医院住院诊疗，经肾穿刺活组织病理检验提示：光镜下见 20 个肾小球。肾小球增大、分叶，系膜基质及细胞增生，内皮细胞增生明显，毛细血管部分闭锁。偶见双轨，个别血管壁有纤维素样坏死，肾小球内有炎细胞浸润，肾小管偶见萎缩，间质有灶性纤维组织增生，炎细胞浸润少。小动脉增厚。免疫组化：IgG（＋＋）、IgM（＋＋），沿毛细血管壁和系膜分布。

电镜下：查见 1 个肾小球。上皮细胞足突部分融合，并有微绒毛变形，部分毛细血管内皮肿胀，管腔变窄，基底膜呈局灶性增厚，系膜细胞及基质增生，有轻度间位。内皮细胞下、基底膜及系膜基质内有电子致密物沉积。部分肾小管萎缩，基底膜增厚，有较多淋巴细胞呈灶性浸润。最后确诊为：毛细血管内增生性肾小球肾炎，符合狼疮性肾炎（Ⅳ型、活动期）。当时查肾功能：血尿素氮9.7mmol/L，血清肌酐：110μmol/L；血常规：血红蛋白84g/L。尿三杯试验：第1 杯，蛋白（＋＋＋），红细胞 38～42 个/HP，90% 为变形红细胞；第2 杯，蛋白（＋＋＋），红细胞 40～45 个/HP，85% 为变形红细胞；第3 杯，蛋白（＋＋＋），红细胞 42～48 个/HP，90% 为变形红细胞。3 杯中皆有白细胞、单个核及多个核细胞 3～8 个/HP。给予抗感染之后，又给甲泼尼龙、环磷酰胺及对症治疗，最后仅用泼尼松口服及双嘧达莫，环磷酰胺停用。以上治疗持续 8 个月，仅浮肿减轻，尿蛋白减为（＋＋），余均未改善，特转来我院求治于杜老。

中医诊察：颜面肿胀如满月，下肢轻度压陷肿，腰困痛，乏力，时五心烦热，脱发仍多。脉细数，舌淡红、苔白薄。

辨证：属水肿阴水证。经治日久，湿邪宣泄减轻，里热仍盛而酿毒，伤及肾脾，精微血液失于固摄而下泄。

治则：益肾健脾，清热解毒，凉营化瘀。

处方：

1. 生地黄 18g，山茱萸 15g，牡丹皮 15g，白术 12g，白芍 12g，知母 12g，龙葵 15g，鱼腥草 25g，白茅根 30g，槐花 15g，生侧柏叶 20g，仙鹤草 20g，丹参18g，川芎 12g，赤芍 10g。15 剂，每日 1 剂，水煎，分 2 次服。

2. 二黄消白散胶囊，3 瓶，2 粒，每日服 3 次。

3. 芪鹿肾康片三号，4 瓶，6 片，每日服 3 次。

西药：泼尼松 15mg/d、爱若华 30mg/qd、贝那普利 10mg/qd 继服。

二诊：2003 年 11 月 12 日。服上药后上述临床症状减轻，尿常规：蛋白（±），隐血（＋），24 小时尿蛋白定量 0.32g/24h。脉弦细，舌淡红、苔白薄。药已中病，继守初诊治法，用初诊方药 60 剂，煎服法同上。二黄消白散胶囊改为 3 粒，每日 3 次，泼尼松改为 10mg/d，余同上。

三诊：2004 年 1 月 12 日。上药继服用 2 个月，浮肿减轻，下肢无压陷，时觉心烦，仍腰困，夜尿频但无涩痛。尿常规：白细胞（＋），余均阴性。24 小时尿蛋白定量 0.23g。治宗前法，增强健脾益气、滋肾摄精及化瘀之力。

处方：黄芪 35g　党参 15g　白术 12g　生地黄 15g

山茱萸 18g　金樱子 15g　芡实 15g　女贞子 12g

丹参 20g　川芎 12g　红花 8g　龙葵 20g

知母 12g　石韦 15g　鱼腥草 25g　生益母草 25g

全当归 15g　槐花 15g

每日 1 剂，煎服法同上。贝那普利停用，余药继用。

四诊：2004 年 12 月 1 日。坚持守上药继服 10 个月余，中药汤剂有时随症稍事出入加减。二黄消白散胶囊减为 2 粒，每日 2 次，余药同上。现临床症状基本消退，尿常规：均转阴性，24 小时尿蛋白定量 0.15g。舌淡红、苔黄。脉沉滑。

治拟改为服中药丸剂为主，中成药两种均再减量；泼尼松仍 10mg/d。余药停服。

浓缩丸处方：

黄芪 50g　山茱萸 15g　生地黄 15g　菟丝子 20g

粉甘草 4g　丹参 15g　川芎 12g　赤芍 12g

桃仁 10g　红花 10g　秦艽 10g　金银花 20g

连翘 12g　黄芩 10g　石韦 15g　益母草 20g

蒲公英 15g　鱼腥草 25g

上药称 150 剂，分别经水醇提取，精制为小丸，每包 8g，每次 1 包，每日服

3 次。

经如上治疗，病情完全缓解，多次理化检验结果均在正常范围，患者已上班工作。

观察及随访至 2010 年 6 月，从开始治疗病情完全缓解至今已近 7 年，疗效一直稳定，照常上班，身体健康。

（《杜雨茂奇难病临证指要》）

【诠解】 系统性红斑狼疮为具有多种抗体的自身免疫性疾病。在我国患病率 70 /10 万人左右，病情缠绵难治。本病除皮损外，可累及多个系统，而心、肝、肾较为多见。累及肾脏可引起"红斑狼疮性肾炎"（简称：狼疮性肾炎）是本病最严重并且常见的内脏损害。中医学无此病名，而此病发病后若面部红斑典型者相当于中医的"阴阳毒病"（见东汉张仲景所撰《金匮要略·百合狐惑阴阳毒病脉证并治篇》）；如果发展为狼疮性肾炎，则又属于"水肿病"的范畴。

对于狼疮性肾炎，世界卫生组织（WHO）据病理损害之轻重分为Ⅰ、Ⅱ、Ⅲ、Ⅳ、Ⅴ型。西医主张应用肾上腺皮质激素联合免疫抑制药及对轻型者可以有效；重型者可减缓发展，延长其生存期。杜老认为若以中医药为主联合西药激素等治疗，比单独应用西药或中药效果要更好。

本例狼疮性肾炎已达Ⅴ级，病情甚重，由于诊断及治疗尚未过久，故收效尚好。在西药控制病情未进一步发展加重时，又及时转中药用生地黄、山茱萸、白芍、白术滋养肾肝及健脾；知母、龙葵以清热解毒；牡丹皮、槐花、赤芍、白茅根、生侧柏叶、丹参、川芎以凉营化瘀血；仙鹤草合槐花、白茅根、生侧柏叶、生地黄止血又散瘀，使瘀血得止而又不留瘀。如此则正复邪却，精微血液得以固摄，病情自可。药进 15 剂而效显，继服 2 个月病情进一步缓解。守法守方，增力加黄芪、党参、芡实，以健脾益气；加金樱子、女贞子，并提高山茱萸用量，以加红花、当归，增丹参用量，以加强化瘀活血养血之力。可使正复更速、余邪肃清，故又进药 10 个月而病情完全缓解。终以中药丸剂善后巩固，泼尼松给予最低维持量 5~10mg/d，疗效得以长期稳定。

陈以平医案

（热毒炽盛伤五脏，中西合用邪毒消）

张某，女，14岁。

患者1999年7月无明显诱因出现颜面、手足红色斑疹，某医院诊断为系统性红斑狼疮（SLE），予泼尼松治疗效果不显。检查：ANA（＋），1∶80颗粒型，抗RNP（＋），抗Sm（＋），24小时尿蛋白定量2.8g。诊断为狼疮性肾炎。仍予泼尼松治疗，期间曾用CTX 0.6g冲击治疗2次，面部、手足皮损依旧，病情未见明显改善。诊见：颜面、手足均有狼疮皮损，咽痛，尿灼热，激素面容，舌红、苔根部白腻，脉细数。

中医辨证：热毒炽盛。

治则：清热解毒，凉血止血。

处方：生地15g　丹皮15g　黄芩15g　紫草15g
　　　山药15g　半枝莲30g　龙葵30g　薏苡仁30g
　　　青蒿30g　白花蛇舌草30g　女贞子12g　白术12g
　　　当归12g　赤芍12g　苍术12g

二诊：服药后皮损渐隐。后因患者饮食不慎致面部骤起发斑，斑色鲜红，肢体稍肿，心悸、口干、便秘，舌红边尖有点刺、苔薄黄，脉细数。24小时尿蛋白定量3.78g/24h。此乃外邪引动，热毒燔灼，治以清热、凉血、化瘀。

处方：丹参30g　半枝莲30g　桃仁30g　白花蛇舌草30g
　　　薏苡仁30g　青蒿30g　白术12g　茯苓12g
　　　猪苓12g　当归12g　生地15g　丹皮15g
　　　赤芍15g　山药15g

期间配合CTX 0.8冲击2次，服上药后24小时尿蛋白降至1.7g，余症皆有缓解，惟面部斑疹未退，改用初诊方加党参、丹参、藤梨根各30g，桃仁15g，红花6g，并改口服羚羊角粉，每天1支。经治疗后获效明显，皮疹隐退，24小时尿蛋白稳中有降，面部光洁，余无不适，24小时尿蛋白0.75g，首方续治，泼尼松已由初诊时每天9片减至每天3片。

（《陈以平教授治疗狼疮性肾炎的经验》）

【诠解】 陈老认为：狼疮性肾炎以先天肾阴亏损、阴虚火旺为本，外感火毒之邪，与体内阴虚火旺之内热相搏，毒火相煽，即可出现热毒炽盛之症；热毒燔灼，伤津劫液，则迫血妄行，出现衄血、尿血、紫斑。邪热伤心，可见心阴内耗、心阴不足证候。邪热伤肝，可见肝阴不足或肝肾阴虚证候。阴病及阳，肾阴不足可引起肾阳不足；后天失调，脾胃虚弱，可见脾阳不足证候。如脾肾阳虚，则土不制水，肾水泛滥，可见气阴两虚、阴阳俱虚或虚实夹杂的证候。故本病的辨证特点是本虚标实，因而治疗本病须注意扶正与祛邪兼顾。

中西合璧，急则治标，缓则治本。狼疮性肾炎急性发作期应以西药治疗为主，可配合清热解毒、活血化瘀之中药，如犀角地黄汤加味。为防止药源性柯兴征加用生地黄、知母、玄参等。益气健脾药物可减轻激素及免疫抑制剂引起的胃肠不适，补肾养血药可以减轻西药对骨髓和性腺的抑制。缓解期则以中药治疗为主。许多中药对免疫可起到调节作用，如益气药党参、黄芪、白术有提高免疫功能的作用；养阴药生地黄、玄参、麦冬可使抗体生成期延长；清热药白花蛇舌草能刺激网状内皮系统增强白细胞吞噬功能。

本虚标实，扶正与祛邪兼顾。本病辨证特点是本虚标实。病因主要是阳邪、热邪、火毒之邪的侵袭，导致体内阴阳平衡失调，气血运行不畅，瘀凝脉络，热毒燔灼，从而耗血动血，迫血外溢。若热邪、火毒之邪久留不去，进一步损伤阴液，累及脏腑筋骨，逐渐出现本虚标实之象。因而治疗本病必须注意扶正与祛邪兼顾，在热毒炽盛时期，固然以祛邪为要，但亦需顾及正气，可酌加益气护阴之品。在病情缓解之后，大多出现气阴两虚之证候，宜调整阴阳、补益气血，但亦不应忽视祛邪。

护阴为要，热邪最易伤阴，故本病治疗中须处处以护阴为要。"热邪不燥胃津，必耗肾液"，本病由于热毒之邪入侵，故在发病初期或疾病过程中常有高热或低热，颇与温病辨证相符，且热邪最易伤津劫液。因此，无论在邪盛或邪退正虚之时，皆以护阴为要。本病在出现肾脏损害时，辨证属肾阴亏损者居多，即使有阳虚症状，亦是阴阳寒热夹杂，宜选用淫羊藿、菟丝子等温阳之品，非必要时不应遽投辛燥之品。

二、气阴亏虚证

何炎燊医案

（金不生水火邪窜，降服心火益气阴）

王某，女，38 岁。

1980 年患系统性红斑狼疮，已有五载，间歇用激素及环磷酰胺治疗，病情虽稳定，惟肾损害迄未改善。1985 年 9 月恢复工作，操劳过度，即觉神倦腰酸，渐而面浮足肿，小便深红似血。服阿胶等止血药未效，21 日血尿如决如崩，专车送来我院，途中颠簸，又加呕逆不止。入院时血检：白细胞 0.38×10^9/L，杆状 0.02，分叶 0.91，嗜酸细胞 0.01，淋巴细胞 0.05，大单核 0.01，红细胞 1.24×10^{12}/L，血红蛋白 42g/L，血小板 1.5×10^9/L，血沉 59mm/h，血液中找到狼疮细胞游离均匀体。当即输血 250ml，静注 6 - 氨基己酸、维生素 K 等以应急，继由中医诊治。患者面色苍白微肿，眩晕不起，呕逆频频，咽干喜饮，尿如洗肉水样，小腹不痛，无尿频尿急，大便难，脉极虚软而数，舌红不华，舌苔薄黄干，前半光剥。此劳倦伤脾，统血失职。患者平素阴虚火旺，不受温补。拟扶元气补脾阴以摄血，暂佐和胃降逆止呕。

处方：吉林人参[另炖]20g　黄芪 20g　　白术 10g　　茯苓 20g

炙甘草 5g　　　　白芍药 25g　北沙参 25g　麦冬 15g

半夏 15g　　　　　竹茹 15g　　苏叶 5g　　黄连 6g

煎成少少饮下，呕逆即止，在中西药物共同作用下，当晚血尿亦减，惟觉心烦梦扰，口渴咽干。次日，前方去白术、苏叶、黄连，加山药 20g、扁豆 20g、玉竹 20g、石斛 15g 以加强益脾养胃之力。3 天血尿全止，胃纳亦增。9 月 28 日步行出院，门诊治疗。

1985 年 10 月 3 日检查：血象：白细胞 0.48×10^9/L，分叶 0.78，嗜酸细胞 0.01，淋巴细胞 0.21，红细胞 2.2×10^{12}/L，血红蛋白 58g/L，血沉 50mm/h，血尿素氮 25.7mg，蛋白（＋＋＋），红细胞少许，颗粒管型（＋）。患者仍面浮足肿，神倦，头晕，耳鸣，心悸，咽干，少寐，溺黄便艰，脉虚数，舌质淡红、舌苔剥，肾阴亏损显然。

处方：生地黄 30g　　山茱萸 20g　　山药 20g　　茯苓 15g

　　　　泽泻 15g　　　牡丹皮 15g　　女贞子 20g　　旱莲草 20g

　　　　黄芪 20g　　　芡实 30g　　　益母草 20g　　天冬 15g

此后恰守本方，病情日好，1986 年 1 月起，血中已多找不到狼疮细胞。此时浮肿全消，血红蛋白 98g/L，尿蛋白（＋），血沉 22mm/h。此后每月坚持服药 7~8 剂，1986 年 5 月恢复工作，至今年过花甲，健康良好。

（《何炎燊医案集》）

【诠解】　系统性红斑狼疮究属中医何病？颇难对号入座。西医学谓是免疫疾病，机制虽甚复杂，而主要因素有二：一为免疫缺陷，乃 T 细胞受抑制而减少或功能低落；二为 B 细胞功能亢进，此与中医所谓阴阳失其平衡之理相似。且本病大都发生于女性，女与男之比为 9:1，又几乎发生于肾气盛、天癸至之青壮年期。再参照脉症，其病机多是阴虚阳亢，主要病位在肾。亢则害，阳气过亢可转化为热邪，热邪充斥，则入营动血，内伤脏腑，外窜经络肌肤，所损害者至广矣。

本患者病程较长，久服激素，脏阴暗损，加以劳倦伤脾，统血失职，以致血尿如注。然此与一般血淋不同，套用凉血药必徒劳无功，必须补脾以摄血。惟患者虚火燔炽，不能套用归脾汤，惟有从大补脾阴着手，使芪术在大队甘柔药中，既能发挥其补气摄血之功能，又不致温燥助火，故收效亦速。

周仲瑛医案

（先天风势不燎原，祛风清热复生机）

李某，女，32 岁。

初诊：有狼疮性肾炎病史 7 年，前期曾静脉滴注环磷酰胺而使其严重脱发，初诊时维持使用泼尼松 15mg/d。血液检查：抗核抗体（＋），抗双链 DNA 抗体（＋）。尿常规示：尿蛋白（＋＋＋＋）。自觉头晕，饥饿时胃中不舒，腰酸，尿有白沫沉淀，大便尚可，面部成满月貌，最近又患带状疱疹，舌苔薄黄，脉搏细。

辨证：风毒痹阻，下焦湿热，肝肾亏虚。

处方：生地黄 12g　　淫羊藿 10g　　土茯苓 20g　　苦参 10g

地肤子 15g　　苍耳子 10g　　制黄精 12g　　黄芪 15g

青风藤 15g　　炒苍术 10g　　黄柏 10g　　鬼箭羽 15g

7 剂，水煎服，每日 2 次。泼尼松仍用 15mg/d。

二诊：头晕、空腹胃痛已平，不耐劳累，腰酸，尿有浑浊沉淀，食纳尚可，大便正常，舌苔淡黄，脉细。

治则：补益肝肾，祛风化湿，清热解毒。

处方：原方加山茱萸 10g、丹参 12g。14 剂，水煎服，每日 2 次。泼尼松减为 10mg/d。

三诊：尿浊减轻，近来左侧齿龈疼痛，连及颜面、头角、面部潮红，腰酸不著，外阴部有溃破，白带时下，舌质红、苔黄腻，脉细。复查尿常规示：蛋白（＋），白细胞（＋＋）。

辨证：肾虚湿热下注。

处方：粉萆薢 15g　　土茯苓 20g　　苦参 12g　　黄柏 10g

凤尾草 15g　　生地黄 15g　　玄参 10g　　海螵蛸 15g

鬼箭羽 15g　　白薇 15g　　知母 10g　　法半夏 10g

陈皮 6g　　墓回头 10g

14 剂，水煎服，每日 2 次。

四诊：齿痛缓解，面部潮红不著，尿黄无沫，月经量少色淡，舌质红、苔黄腻，脉细。尿常规示白细胞（＋）。

处方：原方去海螵蛸、墓回头，加地肤子 15g、车前草 12g。7 剂，水煎服，每日 2 次。泼尼松减为 5mg/d。

上方服用半年，病情稳定，尿检（－），激素已撤，仍继续中药巩固治疗。

（《周仲瑛治疗狼疮性肾炎经验》）

【诠解】　周老认为本病以肝肾亏虚、阴血耗损为本，风毒痹阻、络热血瘀为标，故治疗期间多用培补肝肾之品；即使血分毒热证，以顾护肝肾之阴，又因其好发于年轻女性，因"女子以肝为先天""乙癸同源"，患者先天禀赋不足，肝肾本虚，怀情久郁，肝郁化火，耗伤肝肾之阴，或接触某些化学毒物，损伤气血，使脏腑气阴亏虚，成为发病之基础，久则可致阴伤及阳，致脾肾两虚。故对脾肾两虚证需气阴双补，不宜多用纯阳之品，以免耗伤阴津。另对本病风毒、郁热为主要因素，故无论何种证型均可祛风解毒、清热化瘀之品，根据具体病情再酌加雷公藤、鬼箭羽、生地黄、牡丹皮、青蒿、蜈蚣、炮穿山甲、蜂房、凌霄花、乌蛇等。

秦万章医案

（阴虚阳亢成狼疮，清热滋阴补先天）

张呆，女，37 岁。1987 年 4 月 25 日初诊。

患者近 3 个月来面部及手背红斑时起时伏，时有发热，一般多为低热，偶有 38℃以上高热。发病以来有明显的全身关节疼痛，以肘关节及膝关节为主，腰脊酸痛亦很明显，时有乏力、眩晕、升火，五心烦热，口干渴喜冷饮，眼花耳鸣，足跟疼痛，夜寐不安，小便色黄，大便秘结，月经超前，头发易脱落。曾怀疑胶原病，用些中西药物，效果不明显。半月前经日晒后面部皮损加重，关节疼痛更为明显，眼睑及下肢出现浮肿，肝区亦疼痛，故来诊治。

现症见：体温 37.6℃，面部呈边缘明显水肿性蝶形红斑，眼睑及下肢凹陷性浮肿，手背部有多形红斑损害，颈部及腋下淋巴结肿大，有触痛，肝肋下一指，有轻度压痛。舌边尖红、舌体带有细裂纹，脉细带数、尺脉虚弱。血化验：白细胞 4.0×10^9/L，红细胞 3.0×10^{12}/L。尿常规：蛋白（＋＋），白细胞（＋），24 小时尿蛋白定量 2.35g。血沉 35mm/h；狼疮细胞阳性。

西医诊断：为系统性红斑狼疮并发肾损害。

辨证：肾阴亏虚。

治则：滋肾益阴，清热解毒。

处方：六味地黄汤和增液汤加减。

生地黄 60g	玄参 30g	麦门冬 15g	女贞子 15g
牡丹皮 12g	知母 9g	雷公藤 20g	红藤 15g

泽泻 9g　　　　　　生甘草 3g

水煎服，每天 1 剂。面部及手背皮损处外擦去炎舒松膏剂，每天 2 次。

二诊：2 周后发热、关节疼痛明显改善，淋巴结缩小，皮疹开始减淡。仍诉乏力明显，舌尖红、苔薄白，脉细软、尺脉虚弱。

处方：上方加黄芪 30g，继续服用。

三诊：1 个月后眼睑及下肢浮肿消退，皮疹亦逐渐消退，部分留有色素沉着斑，乏力、眩晕、升火、耳鸣、睡眠均有改善，关节疼痛消失。尿蛋白（＋），血白细胞上升到 5.0×10^9/L，血沉下降到 16mm/h，狼疮细胞阴性。原方继续服。

四诊：8 周后主观不适除时有手掌心热外，其余均消退，体征及实验室检查亦有明显改善，颈部及腋下淋巴结未触及，手部、面部皮损仅有淡棕色色素沉着，舌、脉均无异常。尿常规阴性。红细胞 3.5×10^{12}/L，血沉 12mm/h。

处方：停用上方，改用六味地黄丸 6g，雷公藤糖浆 10ml，每天 3 次，巩固疗效。

五诊：半年后随访，病情未见反复，六味地黄丸及雷公藤糖浆间断服用，已恢复正常工作。

（《中医药学临床验案范例·秦万章》）

【诠解】　从患者病史中了解，母亲有干燥综合征，姐姐有雷诺病，这些疾病和红斑狼疮一样都属于自身免疫性疾病，自己有肺结核病史，这些情况都称是禀赋不足、久病虚弱，再结合腰脊酸痛、月经紊乱、脱发、耳鸣、足跟痛、尺脉虚弱等见症，符合中医肾虚辨证。病情中又见到升火潮热、五心烦热、口干渴喜冷饮、小便短赤、大便干结、红色皮疹、舌边尖红有裂纹、脉细数等一派阴虚血热征象，故本病符合肾阴虚辨证。秦氏认为，本病的发病机制是以肾为主的阴阳消长及调节功能障碍，阴虚阳亢是本病的主要表现，阳亢能致阴虚，阴虚亦能致阳亢，一般认为以阴虚为本、阴虚阳亢为标。结合本病可能发病的诱因有女性内分泌障碍、光过敏、结核病史、家族史及久病失养、禀赋虚弱，均为伤肾伤阴的原因，可以怀疑为导致本病发生的根源，而治从滋肾养阴为主，结合调节免疫的雷公藤，从而达到标本同治的目的，取得了良好的临床效果。

陈以平医案

（气阴两虚火上冲，滋水降火咸既济）

叶某，女，25 岁。

1987 年出现关节红肿，面部蝶形红斑，1992 年 9 月发热后出现腹水、高度浮肿而收住院，当时查抗核因子（＋），$C_3 0.55U/L$，狼疮细胞未找到，白蛋白/球蛋白 = 1.4/2.0，24 小时尿蛋白定量：9.68g，内生肌酐清除率：112ml/min，胆固醇：9.98mmol/L；经泼尼松 45mg/d、硫唑嘌呤 100mg/d、肝素及中药治疗后，24 小时尿蛋白定量降至 3.78g，$C_3 0.86U/L$，白蛋白/球蛋白 = 1.35/2.2，水肿消退，转门诊治疗。出院时泼尼松每日 40mg。肾穿刺结果：狼疮性肾炎（膜型）。面部红斑隐隐，唇红口干，晨起面部升火，耳鸣骨痛，舌红、苔厚黄。

中医辨证：气阴两亏，虚火上炎，肝肾不足，血瘀渐现。

治则：益气养阴，清热解毒，滋补肝肾，祛风活血。

处方： 炙鳖甲 15g　　首乌 15g　　　玄参 15g　　　生地 30g

　　　 丹参 30g　　　益母草 30g　　菝葜 30g　　　白花蛇舌草 30g

　　　 党参 20g　　　黄芪 20g　　　知母 30g　　　乌梢蛇 30g

经上方加减治疗 1 年后尿蛋白转阴，白蛋白/球蛋白：4.48/2.83，24 小时尿蛋白定量（－），泼尼松减至 20mg，隔日 1 次，症状渐除。随访 1 年余病情稳定。

（《内科疾病名家验案评析·陈以平》）

【诠解】 陈以平所治叶某案，患者证属气阴两虚，虚火上炎，肝肾不足，血瘀痹阻。方中党参、黄芪补中益气，首乌、鳖甲滋阴养血，生地、玄参清热凉血解毒，知母清热泻火、滋阴润燥，乌梢蛇、白花蛇祛风活血，丹参、益母草活血祛瘀。诸药合用，共奏益气养阴、清热解毒、补益肝肾及祛风活血之功。

三、脾肾两虚

姜春华医案

（狼疮邪毒透表里，达表清里阴阳合）

尤某某，女，28 岁。1979 年 7 月 3 日初诊。

1 年前因面颊及鼻梁出现皮疹，形成对称性红斑，并伴有高热畏寒，关节酸痛，头痛。住院检查：血液中找到"狼疮细胞"，骨髓狼疮细胞（＋），诊断为"系统性红斑狼疮"。曾用过激素、硫唑嘌呤、双嘧达莫等药，无明显疗效。诊时见两侧面颊部都有蝶形红斑，面色白，面目浮肿，下肢发现瘀斑，畏寒肢冷，便溏，带下色黄而臭，发热早轻暮甚，口干溲赤。舌质胖嫩、边有齿痕、苔黄，脉沉细而数。血沉 90mm/h，血小板 60×10^9/L。尿检：红细胞（＋＋＋），尿蛋白（＋＋）。

辨证：脾肾阳虚，元气内乏，湿热蕴遏，火毒伏营。

治则：温阳益气以扶正，清泄湿热以祛毒。

处方：炮附片 6g　　党参 12g　　苦参 12g　　牛膝 12g

　　　黄芪 60g　　虎杖 60g　　丹皮 9g　　黄柏 9g

　　　泽泻 9g　　土茯苓 15g　　赤芍 15g　　生地黄 90g

　　　土大黄 30g

每日 1 剂，水煎服。

按此方加减服用 1 个月后，患者激素逐渐减量而后停用。热退，精神好转，带下已少，浮肿退，大便实，下肢紫斑缩小。继续治疗 3 个月后，患者面部红斑消失，仅留色素沉着，其余症状均平复。血沉 15 mm/h，血小板 120×10^9/L。尿检：红细胞少许，尿蛋白（－）。血液狼疮细胞（－）。后用益气养阴法调理，随访 1 年未复发。

（《姜春华治疗慢性炎症的经验》）

【诠解】　系统性红斑狼疮，是一种全身皮肤和内脏器官均受侵犯的结缔组织疾病。此例为阳气衰微，无力振奋以伐邪；顽病消烁，属内蕴伏结之热毒。若单扶其阳，势必更助发其热毒，独清其热，更伤真元，惟温补清泄兼顾为宜。故用附片、党参、黄芪温阳益气，以助真元；用丹皮、黄柏、苦参等苦寒之品，以清泄热毒。药理研究证实，附子温阳与生地凉血同用，有调节肾上腺皮质功能和免疫功能的作用，可代替激素并消除激素引起的副作用。温阳益气药与清热解毒药配伍，相反相成，增加疗效，用于治疗系统性红斑狼疮，往往迎刃而解，如桴鼓相应，疗效显著。

何炎燊医案

（水土相失必成浊，扶土制水危转安）

卢某，男，45 岁。

患者于 2004 年 11 月 6 日发病，初起发热恶寒，下肢浮肿，某医院诊断为慢性肾小球肾炎，治疗 1 个月效果不显。2005 年 7 月 26 日在广州某医院住院 1 个月，确诊为系统性红斑狼疮、狼疮性肾炎。8 天前血压升高（160/100mmHg），经西医治疗，浮肿消退，遂出院。2005 年 9 月 5 日来诊。其人面色萎黄，面部轻微浮肿，四肢无浮肿，精神疲惫，声低气怯。自述纳差，口干，头痛，眩晕，腰腿酸痛，溺黄短，大便正常。舌质红、舌苔薄黄，脉弦大数。血压：158/102mmHg。

2005 年 7 月 15 日检查结果：免疫球蛋白 IgG 6.98g/L，IgA 1.53g/L，IgM 2.5g/L，补体 $C_3$0.84g/L，补体 $C_4$0.20g/L。血沉 28mm/h，抗 ANA <1.00，抗 ds-DNA <0.90，尿常规：尿蛋白弱阳性，尿隐血（＋＋＋），尿红细胞（＋＋＋），余项正常；肝功能正常；肾功能：血尿素氮 4.7mmo/L，肌酐 109μmol/L，余正常。2005 年 8 月 29 日尿常规提示：蛋白阴性，红细胞弱阳性，尿隐血弱阳性。

此为平日熬夜应酬，操持过度，肾阴暗耗，木失水涵，肝阳偏亢化火；劳倦伤脾，脾胃虚弱，腐熟、运化功能失职，脾肾两虚，水液代谢失常，泛滥肌肤，而成水肿。

治则：滋肾养肝，补益脾胃，利水消肿。

处方：六味地黄丸、四君子汤、麦门冬汤复方加减。

干地黄 20g	山药 20g	茯苓 20g	山茱萸 15g
牡丹皮 15g	泽泻 15g	白茅根 30g	仙鹤草 25g
太子参 20g	北沙参 20g	麦冬 15g	石斛 15g
土茯苓 30g	竹茹 15g	谷芽 30g	

7 剂。

二诊：腰部酸痛减轻，尿量稍多，仍纳呆，恶心，呕吐。舌质红、舌苔薄黄，脉弦大数。此乃脾肾久虚，虚甚则损，因而脾之升清降浊、肺之化气布津功能皆告失职，以致水液无主，泛滥莫制，蕴聚脏腑肌肤内外，成为浊邪。浊邪上泛，则纳呆，恶心呕吐。宜滋肾益脾，和胃降浊，清热祛湿解毒。

处方：陈夏六君子汤合温胆汤、六味地黄丸加减治之。

黄芪 20g	太子参 20g	白术 15g	茯苓 30g
半夏 15g	竹茹 15g	积雪草 60g	白茅根 30g
干地黄 15g	熟地黄 15g	山药 30g	山茱萸 20g
牡丹皮 15g	泽泻 15g		

7 剂。

三诊：恶心呕吐稍减，胃纳仍少，大便软，日 1 次。舌质红、舌苔薄黄，脉弦大数。目下湿浊稍化，宜滋肾养肝，补益脾胃，清热祛湿解毒。

处方：六味地黄丸合四君子汤加减。

积雪草 60g	杜仲 20g	牛膝 15g	党参 20g
白术 15g	黄芪 20g	白花蛇舌草 20g	干地黄 15g
熟地黄 15g	山药 25g	山茱萸 20g	牡丹皮 15g
泽泻 15g	土茯苓 30g		

7 剂。

四诊：胃纳增，呕吐止，头部舒，血压 138/90mmHg，精神、面色均好转，腰痛缓解，惟上楼和下蹲时双膝关节疼痛，四肢倦怠。舌质红、舌苔薄黄，脉弦大数。此为脾胃升清降浊之功能渐健，肾阴渐复，肝阳稍敛。

处方：仍守前方加减。

积雪草 60g	白花蛇舌草 30g	银花藤 30g	石斛 15g

牛膝 15g   白茅根 30g   杜仲 20g   土茯苓 25g

黄芪 25g   山药 25g   茯苓 25g   山茱萸 20g

牡丹皮 15g   泽泻 15g

10 剂。

（《何炎燊医案集》）

【诠解】 此例狼疮肾炎乃因虚致实过程，病情错综复杂，虚实互见，在治疗中抓住肾阴虚、脾气弱、肝阳亢、浊邪壅塞等病机，药随证转，缓缓获效。近期疗效尚佳。方中有积雪草一味，乃何老汲取民间经验，临床应用数十年，有降低血氮的作用，曾在一些医刊中介绍推广。

紫癜性肾炎

朱进忠医案

（紫癜顽疾犯肺肾，明辨虚实药如神）

温某，男，16 岁。

患过敏性紫癜，大片紫癜消退后，持续蛋白尿 1 年余。曾确诊为过敏性紫癜性肾炎，以大剂量西药治疗 7 个月仍无功，特别是近 3 个月来，经常出现发热、咽喉疼痛，且近 1 周来连续发热不止，虽用中西药物治疗，症状一直不见好转。

初诊：现症见发热，体温达 38.5℃，疲乏无力，咽喉干痛，口舌干燥，舌苔黄白，脉虚大弦数。

辨证：气阴两虚为本，湿热蕴结、外受风邪为标。

治则：补气养阴、燥热清热，佐以解表。

处方：李东垣清暑益气汤。

党参 10g	甘草 6g	黄芪 15g	当归 6g
麦冬 10g	五味子 10g	青皮 10g	陈皮 10g
神曲 10g	黄柏 10g	葛根 15g	苍术 10g
白术 10g	升麻 10g	泽泻 10g	生姜 3 片

大枣 5 个

水煎服，每天 1 剂。

二诊：服药 2 剂，发热消失，体温 36.7℃。继服上方，加肾康灵胶囊，每日 3 次，每次 4 粒，空腹服。服药 1 个月，诸症消失，尿化验阴性。

（《中医临证经验与方法·朱进忠医案》）

【诠解】 某医云：紫癜性肾炎难治之疾也，前用激素及中药清热解毒、凉血活血而不愈，今不治此病而反愈者，何也？朱氏答曰：不察虚实，但予祛邪，反复发热，不知其过。仲景云：观其脉证，知犯何逆，随证治之者，云其先见其脉而论病，今此病既不见热毒，又不见血热，又不见瘀血，反大剂用药，此误也。至于用肾康灵胶囊何以治之取效者，乃有其脉证也。

杜雨茂医案

（血瘀湿毒损肾脏，据函确诊技艺高）

马某，女，10 岁，住兰州空军司令部宿舍。1986 年 12 月 21 日初诊。

病史：该患者家长来函述：女儿双下肢紫癜月余，伴大量腹水，蛋白尿 20 余日。该患儿于 1986 年 11 月 15 日突发全身性荨麻疹，经治消失。因劳累后双下肢自膝以下出现大小不等的紫癜，大者约 1.5cm ×1.5cm，小者如针尖状，密集分布，即入兰州军区总医院就诊。门诊以"过敏性紫癜"收住入院，治疗 3 天，紫癜消退，继之出现水肿，查尿蛋白（＋＋），红细胞满视野，确诊为紫癜性肾炎。经用肾上腺糖皮质激素等西药及中药治疗 2 周，病情反而急剧发展，出现大量腹水，少尿（＜400ml/d），体重较前 5 天增重 4kg，尿蛋白（＋＋＋），肉眼血尿，血压升高，126/90mmHg，急进性贫血（血红蛋白 4g）及低蛋白血症，神志时清时寐，血清肌酐升高 185.6μmol/L，院方即下病危通知，急行特级护理及抢救措施，病情未能控制，举家惊慌，特慕名致函求治。

辨证：据其来函所述，此病属葡萄疫重证继发水肿及尿血。分析当为血分热毒蕴结，耗伤肾阴，水湿不化，阻滞下焦，泛溢肌肤而致。

治则：凉血解毒、利水化湿，佐以滋肾。

处方：

生地黄 9g	白芍 8g	牡丹皮 8g	山茱萸 6g
茯苓 12g	泽泻 12g	槐花 5g	白茅根 30g
生益母草 25g	石韦 9g	墨旱莲 8g	车前子 9g
沉香^{后下}2g			

水煎服，每日服 1~2 剂，处方交由其家属星夜抵兰，当时视患儿已不识人，腹大如鼓，奄奄一息，速购药急煎，希效万一。

12月28日接兰州电报：第1剂药服下4小时后，患者小便忽多，1小时内便红色尿液约700ml，腹水顿消，4剂服完，精神好转，尿蛋白已降至（＋＋），肉眼血尿消失，血压略降。遂撤除特护及病危通知。

处方：乃将上方加大蓟、小蓟各12g，增生地黄、白芍各1g，益母草3g。继服。

1987年1月16日电话告知：服上药13剂，水肿渐消，尿蛋白（＋），红细胞（＋＋），血压下降，食欲尚好。

处方：当归8g　　　生地黄9g　　　猪苓10g　　　泽泻10g

　　　　茯苓12g　　　车前子9g　　　墨旱莲8g　　　生益母草25g

　　　　白茅根30g　　连翘12g　　　槐花6g　　　　山茱萸6g

　　　　石韦9g　　　　牡丹皮8g

每日1剂，清水煎，分2～3次内服。

服15剂后，病情稳定，上方稍作加减，继续服至1987年2月17日。来电报告曰：近段病情稳固，蛋白微量，红细胞0～3个/HP，血压130.5/80mmHg。

处方：上方去当归、车前子、牡丹皮，加薏苡仁12g。水煎服，每日1剂，煎服法同上。

上方服至4月19日，诸症消失，尿检阴性，即告痊愈。乃给予笔者自配滋阴益肾之肾炎2号片（邮寄），以巩固疗效。

1988年及1991年随访，一切正常，照常上学。2006年2月患者家长特来告知：女儿大学毕业后已在上海工作，身体一直健康。

（《杜雨茂奇难病临证指要》）

【诠解】　紫癜性肾炎是继发性肾小球肾炎之一，属中医学的葡萄疫并发水肿的范畴。病情轻微者，如恰当施治，预后一般较好，但部分患者病情顽固，易发展成为慢性肾衰竭，若来势凶险，呈急进性肾炎状态者，每伴有迅速发展的肾功能损害，此时若治疗措施不力，患者大多于半年到1年死亡。故而应引起高度重视。杜老认为本病之治，中医药疗法有一定的优势，原则上与急慢性肾小球肾炎辨治分型相似，但应时刻注意，毕竟该病为血分热毒为患，所以应当重视凉血止血、解毒散瘀，在上述分型论治的基础上，随机佐入生地黄、牡丹皮、生益母草、丹参之属，疗效方佳。

　　该例患者，起病较急，病情发展较为迅速，尿量进行性减少，尿蛋白在短时间内上升至（＋＋＋＋），肉眼血尿，迅速出现腹水，体重5天内增加4kg，血压迅速升高，及迅速发展的贫血，低蛋白血症，血清肌酐升高，符合急进性肾炎指征，病情十分凶险。分析病情后，断为肾阴亏虚、热毒壅盛、湿阻血瘀之证，先以解毒凉血、利湿化瘀，佐以滋肾为法，以生地黄、白芍、牡丹皮、槐花、墨旱莲滋补肾阴、凉血解毒，且生地黄、牡丹皮，功善养血、凉血止血，又兼有活血散瘀解毒之妙，凉而不寒，止而不滞，颇合病情；佐以生益母草，既可利尿消肿，又可入血散瘀、通络清热；用山茱萸滋补肝肾、养阴制火，同时又可涩精止漏，以消除尿蛋白；配以白茅根、石韦，利尿清热，直入血分，凉血止血，对血尿疗效颇佳；用茯苓、车前子、泽泻淡渗利湿而益脾，宣通水道，加强摄血之功；少佐沉香，降气温肾，化气行水，同时又可防诸药过寒伤阳之弊。故药进4剂，病势顿挫。又加大凉血止血之大蓟、小蓟并增重益阴凉血药物，守方继服，终致佳效。待病去邪散，转以滋阴益肾为主之片剂以善后巩固，达到全效。

　　该案自始至终未见患儿，确为遥诊。近年来，笔者平素屡收求治信件，只要患者叙述准确，据病情处方，一般疗效尚好。

何炎燊医案

（紫癜肾炎多血尿，正本清源祛风热）

　　尹某，男，6岁。1995年12月初诊。

　　初因感外邪，又过食鱼虾，即发热、恶寒、头痛、骨楚，继而四肢发红色斑疹，瘙痒难忍，西医用抗过敏药治之7日不愈。继而血尿、形浮。检查（摘要）：血沉30mm/h，血小板及凝、出血时间正常。尿蛋白（±），红细胞（＋＋＋＋），白细胞少许。诊断为紫癜性肾炎。何老诊其脉浮滑数，舌正红苔黄。现寒热、头痛、骨楚等表证仍未解。

　　处方：蝉蜕 15g　　　僵蚕 15g　　　石膏 30g　　　浮萍 15g

　　　　　银花 15g　　　栀子皮 12g　　丝瓜络 15g　　荆芥 10g

黄芩 10g　　　滑石 20g　　　石韦 15g　　　茅根 30g

生徒见方，间曰："血尿及斑疹并见，何不用血分药？"何老曰："病由风热邪毒郁于肌表，血络为热所迫外渗而为斑疹，热邪下迫太阳之腑而为血尿，脉舌与症状皆无邪传营血之据，今表证仍在，不宜过早用血分药。叶氏云：若不循先后缓急之法，虑其动手便错，反致慌张矣。故先用轻透风热之剂，解其肌表之邪，佐以淡渗通调水道，乃正本清源之法。"

1剂而寒热、头痛、骨楚尽解，2剂而瘙痒大减，小便量多，此时红色斑疹转为风紫，是外证已解，而离经之血，郁而为瘀，须加入凉血散血之品，然与温邪逆传究有不同。

处方：生地、益母草、白芍、冬瓜皮各15g，茅根、滑石各20g，丹参、丝瓜络、金银花各10g，甘草5g，三七3g。3剂斑疹消退，诸恙向安，不劳余药。

（《中国百年百名中医临床家丛书·何炎燊》）

【诠解】　从此例可知小儿肾病，虽见血尿，未必邪在血分，且小儿稚阴未充，稚阳未长，易实易虚。凉血之药易伤阳，散风之药易伤气，不可妄投，确须用者，又不可过峻也。

张琪医案

医案1（毒热蕴结血妄行，化瘀止血效堪夸）

王某，女，7岁。1984年8月13日初诊。

两月前突然腹痛，继则下肢关节疼痛并出现紫斑点，尿化验红细胞充满，蛋白（＋＋＋）。随之入哈医大一院住院，被诊断为过敏性紫癜肾炎，曾用大量激素等药物治疗，疗效不显，遂来门诊求治。尿检：蛋白（＋＋＋），红细胞50个以上，白细胞4~6个。全身乏力，嗜卧，自汗，溲赤，手足心热，面貌呈柯兴征，便秘，舌尖赤、苔白干，脉象滑数。

辨证：毒热蕴结于血络，迫血妄行外溢。

治则：清热解毒，凉血止血。

处方：白花蛇舌草30g　　大黄7.5g　　桃仁15g　　藕节25g

生地 20g　　　　侧柏叶 20g　　　小蓟 40g　　　　茅根 50g

黄芩 10g　　　　甘草 10g

水煎服。

二诊：1984 年 8 月 20 日。服上方 6 剂，紫斑减轻，尿检红细胞 10～15 个，尿蛋白（＋＋），舌赤，脉滑数。

处方：前方加公英 30g，地丁 30g。

三诊：1984 年 8 月 27 日。服药 6 剂，手心热减轻，力气增加，尿检红细胞 8～10 个，蛋白（＋＋），舌尖赤，脉滑。

四诊：1984 年 9 月 4 日。出现反跳，尿检：红细胞 50 个以上，蛋白（＋＋），苔白脉滑。综合分析，热邪虽减，但血络受损未复。宜在清热凉血基础上加炭类药以修复损伤之血络。

处方：大黄炭 10g　　血余炭 10g　　地榆炭 15g　　蒲黄炭 10g

黄芩 10g　　　焦栀子 10g　　生地 20g　　　丹皮 10g

侧柏叶 20g　　茅根 50g　　　桃仁 15g　　　小蓟 30g

白花蛇舌草 50g　生甘草 10g

五诊：1984 年 9 月 14 日。服上方 10 剂，诸症悉减，尿检：红细胞 3～4 个，苔白滑。病情渐趋稳定，遂以上方加黄芪 30g 调治，继服 20 余剂而痊愈。

（《张琪临证经验荟要》）

【诠解】　本案初起即为毒热蕴结、迫血妄行所致，虽迭经激素治疗尚未缓解。故以蒲公英、地丁、白花蛇舌草清热解毒，小蓟、生地、黄芩清热凉血止血，藕节、柏叶以增止血之效。临床上，凡属紫癜肾正气未衰者，余常喜用大黄与桃仁配伍，确有泄热开瘀止血之效，尤其是对屡用激素而有瘀热之象者，首选大黄、桃仁，常收到满意效果。

医案 2（毒热内散又外侵，标本兼顾两相匡）

贾某，女，7 岁。1994 年 3 月 14 日初诊。

主诉：镜下蛋白尿、血尿 6 个月。

现病史：患者 6 个月前，出现双侧下肢皮肤紫癜，继则出现镜下蛋白尿、血尿，经北京市某医院诊断为"过敏性紫癜肾炎"，经中西医结合治疗双侧下肢皮肤紫癜消失，复检尿常规无明显变化，为求治疗来我门诊。

初诊：症见手足心热，尿黄赤，舌红，脉滑数。查尿常规：蛋白（＋＋＋），红细胞：满视野。

中医诊断：尿血（热毒内蕴）。

西医诊断：过敏性紫癜肾炎。

治则：以清热解毒、凉血止血为主。

处方：生地黄20g　　白茅根30g　　小蓟30g　　白花蛇舌草30g
　　　黄芩10g　　　牡丹皮15g　　赤芍10g　　蒲公英30g
　　　侧柏叶15g　　贯众20g　　　甘草15g

20剂，水煎，每日1剂，早晚分服。

二诊：1984年4月15日。服上方20剂，诸症减轻，舌边稍红，脉滑。尿常规：蛋白（＋＋），红细胞3～5个/HP。效不更方，继以前方为主加减。

处方：黄芪30g　　贯众20g　　　白茅根50g　　白花蛇舌草50g
　　　蒲黄15g　　侧柏叶15g　　黄芩15g　　　益母草30g
　　　牡丹皮15g　藕节20g　　　生地黄15g　　甘草15g

20剂，水煎，每日1剂，早晚分服。

三诊：1984年6月5日。服上方20剂，尿常规：蛋白（－）～（＋），红细胞1～2个/HP。苔白腻，脉滑。守法以上方略有加减服药50余剂，尿检阴性，诸症除而告愈。

（《张琪肾病医案精选》）

【诠解】　此案辨证为毒热蕴结于血络，迫血妄行外溢。治以清热解毒、凉血止血法。病机为感受毒热之邪，或热蓄日久，瘀结成毒，毒热迫血妄行，损伤脉络，血溢于脉外，渗于肌肤，发为紫斑；毒热循经下侵于肾，损伤脉络，而为溺血。《内经》谓："胞热移于膀胱，则癃，溺血。"故毒热迫血妄行是引起过敏性紫癜肾炎的主要原因。其表现为肌肤突然红色紫斑，分布稠密，痛痒不显，舌红绛，脉滑数等症状。治疗当以清热解毒、凉血止血为法。常用水牛角、大青叶、板蓝根、生地黄、牡丹皮、黄芩、赤芍、小蓟等药物。因热蕴下焦，每与湿邪搏结，致湿热蕴结于下，故常加白花蛇舌草、萹蓄、木通、白茅根、瞿麦等清利湿热以止血。此类患者初起紫斑甚者，当重在清热解毒；若尿血重者，当重在清利湿热毒邪以止血；若兼有风邪表证者，以紫斑、瘙痒，肢节痛，遇风甚，鲜红成片而突发为特点，可酌加荆芥、防风、牛蒡子、升麻等疏风解毒之品；然用量不宜大，防化燥伤阴。

午雪峤医案

（温热入营成紫癜，透热转气兼养阴）

庞某，男，12 岁。1987 年 11 月 27 日初诊。

主诉：目胞浮肿，小便混浊 10 天。

病史：1 月前全身及下肢出现丘疹样紫癜，经住院诊为"过敏性紫癜"，并伴有腹痛便血，经治疗好转出院。近 10 多天来突然目胞浮肿，小便混浊、量少，经尿常规检查，蛋白（＋），红细胞（＋＋），白细胞（＋），特来此就诊。

检查：发育中等，营养欠佳，精神尚可，面色㿠白，目胞浮肿，舌质红、苔厚稍腻，咽红，脉滑数。

诊断：紫癜肾，毒盛血热型。

治则：疏风清热利湿，解毒凉血活血。

处方：白茅根 30g　　蝉蜕 9g　　　紫草 9g　　　半枝莲 9g

　　　大青叶 10g　　生地 9g　　　杭芍 6g　　　白花蛇舌草 12g

　　　小蓟 10g　　　大蓟 9g　　　甘草 3g

水煎服。上方共服 25 剂，此期间病情稳定，小便量可，但仍混浊，并伴有阵发性腹痛，下肢有少许细小出血点，尿常规检查蛋白及红细胞消失。

二诊：1987 年 12 月 21 日。近两日因感冒、咳嗽致病情复发，小便量少，目胞及下肢轻度浮肿。舌质红、苔白厚，咽红，脉数。尿常规检查：蛋白（＋），红细胞（＋＋＋），白细胞（＋）。此为湿热未解，复感风热外邪，肺失宣降。

治则：拟清热解毒，宣肺止咳兼利湿。

处方：鱼腥草 15g　　黄芩 6g　　　麻黄 3g　　　杏仁 6g

　　　石膏 10g　　　薄荷 6g　　　僵蚕 6g　　　白茅根 30g

　　　小蓟 10g　　　泽兰 10g　　　蝉蜕 9g　　　甘草 4g

水煎服。

三诊：4 剂后感冒、咳嗽稳定，尿常规检查未见蛋白、红细胞及白细胞。舌质红、苔稍厚，脉细数。此为湿热渐退，应在清热利湿的基础上加补气活血之品。

处方：白茅根 30g　　蝉蜕 10g　　　地肤子 10g　　大青叶 10g

　　　小蓟 10g　　　厚朴 6g　　　　益母草 10g　　半枝莲 10g

　　　黄芪 10g　　　车前子 8g　　　滑石 10g　　　木通 6g

四诊：1988 年 3 月 7 日。全身紫癜消失，纳可，腹痛减，浮肿消失，二便正常，小便时有混浊，舌质红、苔稍厚，脉数。尿常规检查正常。嘱继服上方7 剂。

半年后随访，患儿痊愈，肾炎未复发。

（《内科疾病名家验案评析·午雪峤医案》）

【诠解】　本案初期属热属实，当以疏风清热利湿、凉血止血、解毒为主，方中白茅根、大青叶、半枝莲、白花蛇舌草、滑石均为清热解毒之品；地肤子、蝉蜕疏风清热，根据现代药理研究它们都具有抗过敏作用；泽兰、大小蓟、生地等凉血止血，该病日久可致阴虚生内热，血去气虚而转为气虚不能摄血，再则本病出血后又致瘀血内阻，故后期用生地、益母草活血之品以善后调理。午老重点抓住温热入营之病机，以祛邪为主，兼以养阴，后期善用补气活血之品，一方面固摄气血，另一方面祛除离经之血，使气血得固，瘀斑消散，新斑不生。

刘宝厚医案

（小儿紫癜多风热，辨病辨证两相兼）

雷某，男，10 岁。因反复皮肤紫癜伴尿检异常 3 月余就诊。

2005 年 3 月因上呼吸道感染后出现双下肢皮肤紫癜伴双侧膝关节疼痛。尿检示：蛋白（＋＋）、潜血（＋＋＋），镜检红细胞 7～8 个；肝肾功能正常。西医诊断为过敏性紫癜性肾炎。在当地医院就诊，效果不佳，遂求诊于刘教授。建议做尿红细胞形态检查。结果示：变形红细胞占 88%，提示肾小球源性血尿。

刻症：双下肢鲜红色皮肤紫斑，呈对称性分布，微痒，无关节痛及便血，咽部略红、不发热，纳差，小便量可，有泡沫，大便调，舌淡红，苔白腻，脉沉细。

中医辨证：血证、紫斑，湿热血瘀型。

治则：清热利湿，祛风解毒，活血通络。

处方：方用清热健肾胶囊自拟，白花蛇舌草、半枝莲、龙葵、益母草、石韦、莪术、青风藤、蝉蜕、金银花、白茅根等。4粒，3次/日，同时给予益肾1、2号胶囊。

二诊：紫癜减轻，尿检示：蛋白（±）、潜血（＋＋）。原方继服。

三诊：紫癜消退，尿检仅潜血（±），镜检红细胞3～4个/HP。停服益肾1号。1周后，尿检蛋白、潜血转阴。

（《刘宝厚教授治疗儿童过敏性紫癜性肾炎经验》）

【诠解】 刘教授认为，小儿过敏性紫癜性肾炎的发生、复发和加重常因风热之邪的入侵感冒而诱发。《诸病源候论》所言："风入于少阴则尿血。"风邪致病又可诱发免疫反应。现代药理研究表明，蝉蜕、荆芥、防风、苏叶、僵蚕、地龙等祛风药有抑制抗体产生，抑制过敏介质释放，提高中和抗体、抗原等作用。刘教授认为，风邪不能独伤人，在正气虚弱的状况下，风、湿、热、毒、瘀邪相合而发于肌表、关节，内聚于肾。故在辨证论治的基础上常加入祛风解毒药，如防风、蝉蜕、僵蚕、薄荷、金银花、连翘等，既能祛风解毒，减轻血尿、蛋白尿，又可增强抗过敏作用，防止病情反复或加重。《医林改错》言："久病入络为血瘀。"唐容川言："凡吐衄，无论清、凝、鲜、黑，总以祛瘀为先。"说明治血证勿忘行瘀，使血行其道其出血自止。在肾小球疾病的病理基础上存在着全身和（或）肾脏局部的高凝状态，肾脏局部有血小板聚集凝血酶原活化纤维蛋白相关抗原沉积和（或）微血栓形成。肾小球内沉积与蛋白尿、肾功能减退、肾小球硬化密切相关。而现代药理研究表明，活血化瘀药可增加纤溶酶活性促进纤维蛋白溶解，抑制血小板聚集，促进毛细血管内皮损伤的修复，降低毛细血管通透性和改善微循环，促进瘀血吸收，促进肾脏病变修复和纤维蛋白吸收等，并有非特异性抗炎及一定的免疫调节作用。刘教授根据多年的临证经验和开展血液流变学的研究结果认为，血瘀在肾小球疾病中是百分之百存在。因此，他主张活血化瘀法应贯穿治疗始终，认为中药丹参、川芎、红花、益母草、莪术、水蛭都有很好的活血化瘀作用。水蛭既有抗凝血酶作用，又有纤溶作用，还可降低血液黏稠度。在中药清热利湿基础上，运用水蛭活血化瘀且贯彻始终，能有效降低蛋白尿，体现了中西医结合、辨病与辨证相结合的优越性。

糖尿病肾病

一、瘀毒互结

陈以平医案

（瘀浊不去成肾消，标本兼顾赖成药）

赵某，男，58岁。2006年12月6日初诊。

以"多饮、多尿14年，反复双下肢浮肿9个月"就诊。患者自1992年发现糖尿病，口服降糖药血糖控制欠佳，2001年开始胰岛素治疗，2006年3月双下肢浮肿明显。查肾功能：血清肌酐200μmol/L，2006年4月行肾穿刺示：糖尿病肾病。B超示：左肾104mm×48mm×50mm，右肾103mm×38mm×50mm。患者于2006年12月6日初次就诊，查血浆白蛋白31.6g/L，血清肌酐240μmol/L，尿酸630μmol/L，24小时尿蛋白定量7.88g。既往史：高血压病史10年，血压最高200/100mmHg，目前口服硝苯地平，血压控制可。刻诊：双下肢浮肿，腰酸不适，平素畏寒肢冷，动辄气喘，面色萎黄，纳可眠差，大便干结，2~3日一行，夜尿增多；舌淡、苔薄黄腻，脉细沉。

西医诊断：慢性肾脏病Ⅳ期，糖尿病肾病Ⅳ期。

中医诊断：肾消。

辨证：瘀浊内蕴、水湿泛滥型。

治则：活血化瘀，温阳利水。

处方：
黄芪45g	黄精20g	灵芝30g	葛根20g
川芎15g	山萸肉20g	红花10g	鸡血藤30g
蝉花30g	山药15g	积雪草15g	制大黄10g

丹参30g　　　　鹿角霜15g　　　　苍术12g　　　　土茯苓30g

牛蒡子30g

并辅以活血通脉胶囊活血化瘀，黑料豆丸益气提升血浆白蛋白。

患者服上方3个月后复诊，查血浆白蛋白升至34.2g/L，血清肌酐降至221μmol/L，24小时尿蛋白降为5.355g。原方加用白僵蚕20g。1个月后复诊，查24小时尿蛋白降为1.8g，血浆白蛋白33.9g/L。患者诉反复双下肢肿，故原方中加用桂枝6g、巴戟天15g。服药1个月后复诊，浮肿减轻。此后随访至今，尿蛋白约1.2g，血清肌酐约230μmol/L，血浆白蛋白34g/L。

（《陈以平辨治糖尿病肾病经验撷要》）

【诠解】　陈氏在临床中喜用成药，以方便患者服用，提高患者的依从性。常用于治疗糖尿病肾病的中成药有以下3种。

金芪降糖片：主要成分为黄芪、金银花，具益气清热之效，且有降糖作用；有研究证实，金芪降糖片的主要药效特点是改善糖代谢、脂代谢，改善机体的胰岛素抵抗，增强体液免疫和细胞免疫，有益于糖尿病某些微血管并发症的防治。陈氏常用该药治疗消渴病初起气虚有热者。

活血通脉胶囊：活血通脉胶囊原料为水蛭，主要成分是水蛭素。功能破血逐瘀、通脉止痛，用于治疗痰瘀凝聚诸症。糖尿病肾病虚与滞并存，应慎用破血之品，水蛭喜食人血而性迟缓，借其善入之力攻积，借其迟缓之性则气血不伤。

黑料豆丸：主要组方为黑料豆、黄芪等，功能益气健脾，长期服用可提升血浆白蛋白。临床观察证实，黑料豆丸能降低患者尿蛋白，升高血白蛋白，调节免疫功能，降低血脂，对肾病综合征低蛋白血症具有良好的治疗作用。

南征医案

（瘀毒伤络肾元亏，解毒活血诸症平）

李某，男，40岁，大学教师。2005年3月8日初诊。

患糖尿病4年，口服消渴丸治疗，2年前发现蛋白尿，开始用胰岛素，近1个月发现肾功能改变，服包醛氧淀粉、爱西特疗效欠佳。就诊时症见腰酸膝软，恶心欲吐，腹胀，手足心热，时有四肢厥逆，气短乏力，浮肿，夜尿增多，消瘦，舌红隐青、苔黄腻，脉沉细无力。血压 130/90mmHg。血糖 6.5 mmol/L，尿蛋白（＋＋），潜血（＋＋），血尿素氮 14.6mmol/L，血清肌酐 300μmol/L。

诊断：消渴肾病（湿浊兼瘀毒证）。

治则：益气保肾，通络解毒。

治疗：

1. 胰岛素控制血糖。

2. 严格控制饮食，适当运动、低盐、低蛋白饮食。

3. 处方：藿香 30g，竹茹 20g，姜半夏 5g，大黄 10g，厚朴 15g，枳实 10g，牡蛎 50g，车前子 10g，茯苓 15g，泽泻 10g，双花 20g，连翘 15g，土茯苓 100g，白茅根 50g，地榆 30g。日 1 剂，水煎取汁，日 4 次，早、午、晚、睡前分温服。

4. 灌肠：大黄 10g，黄芪 50g，土茯苓 100g，丹参 30g，双花 20g，连翘 10g，厚朴 15g，枳实 10g，牡蛎 50g。水煎取汁灌肠。

二诊：2005 年 3 月 15 日。患者浮肿、腹胀略改善，恶心明显。

处方：上方加苏叶 10g、黄连 10g。连服 12 剂。

三诊：2005 年 3 月 29 日。恶心改善，患者尿蛋白（＋＋），潜血（＋＋）。

处方：原方加入泽兰 30g 化瘀通络。

四诊：2005 年 4 月 12 日。上方连服 14 剂后，尿蛋白（＋＋），潜血（±），血尿素氮 7.1 mmol/L，血清肌酐：320μmol/L。患者浮肿消，恶心不明显，乏力减轻，舌暗红、苔黄腻。

处方：上方加苍术 15g，黄柏 10g 以清热利湿。

五诊：2005 年 4 月 19 日。尿蛋白（－）、尿潜血（－），患者自觉肢端微麻。

处方：上方加水蛭 10g、地龙 10g 化瘀通络。

2005 年 4 月 26 日复查：尿蛋白（－）、尿潜血（－）。2005 年 4 月 30 日复查：尿蛋白（－）、尿潜血（－），血尿素氮 7.0 mmol/L，血清肌酐 240μmol/L。诸症渐消，疗效明显。

（《南征教授治疗消渴肾病经验浅析》）

【诠解】　消渴肾病（糖尿病肾病）基本病机特点为本虚标实。本虚为气血阴阳五脏亏虚，以肾为根本；标实多为血瘀、痰凝、湿阻、浊毒内生等毒邪入络，胶着病结，病机核心是毒损肾络。毒寓于邪，毒、虚并存，正虚邪毒交争是糖尿病肾病的基本病理，毒损肾络、肾元亏虚、肾之体用俱病是糖尿病肾病迁延难愈的根本原因。在糖尿病肾病中把握毒邪致病的环节，就是抓住了糖尿病肾病的共性发病环节，也就是抓住了矛盾的主要方面，并当结合虚实缓急的不同，根据毒邪的性质特点、停留部位、兼夹及病势的发展情况及正气祛邪情况，综合考虑、判断、立法组方，随症治之。针对消渴肾病的临床特点，应注重气阴两虚、肾失封藏、毒损肾络的病机，以此病机为依据，确立解毒通络补肾法，重在保肾。

二、脾肾两亏

赵绍琴医案

（中阳不足夹瘀浊，祛邪扶正两兼顾）

梁某某，女，62岁。

初诊：胰岛素依赖性糖尿病10余年，每日用胰岛素针剂，血糖得以控制。1年前发现尿中蛋白阳性，持续不降。诊断为糖尿病继发肾炎。半年前查出肌酐、血尿素氮明显增高。近1个月来逐渐出现颜面及下肢浮肿，乏力殊甚，皮肤瘙痒，恶心欲吐，脘腹胀满，不欲饮食等症。近查肌酐为442μmol/L，血尿素氮19.2mmol/L。二氧化碳结合力17mmol/L。脉象濡软，按之有力，舌胖苔白而腻，面色苍白浮肿，下肢水肿，按之陷而不起，小便短少色白，大便不畅，夜寐梦多，心烦急躁。此中阳不足，又兼血分郁热，益气行水，凉血化瘀，两兼顾之。

处方：　生黄芪30g　　　荆芥6g　　　　苏叶10g　　　防风6g

　　　　白芷6g　　　　生地榆10g　　　炒槐花10g　　　丹参10g

　　　　茜草10g　　　　茅芦根各10g　　冬瓜皮30g　　　茯苓皮30g

　　　　大腹皮15g　　　槟榔10g　　　　大黄2g

7剂。

二诊：药后小便增多，大便畅行，面肿已消，下肢肿消大半，呕恶减轻，瘙痒尚存。脉仍濡软沉滑，舌白苔腻，继用前法进退。

处方：黄芪30g　　　荆芥6g　　　　苏叶10g　　　防风6g

　　　白芷6g　　　　生地榆10g　　炒槐花10g　　丹参10g

　　　茜草10g　　　地肤子10g　　白鲜皮10g　　草河车10g

　　　冬瓜皮10g　　大腹皮10g　　大黄2g

7剂。

三诊：下肢浮肿全消，皮肤瘙痒大减，微觉呕恶，脘腹稍胀，脉象濡滑，舌白苔润，再以疏调三焦方法。

处方：黄芪30g　　　荆芥6g　　　　苏叶10g　　　生地榆10g

　　　炒槐花10g　　丹参10g　　　茜草10g　　　青陈皮各10g

　　　木香6g　　　　焦三仙各10g　水红花子10g　大腹皮10g

　　　槟榔10g　　　大黄3g

7剂。

四诊：胀消纳增，夜寐梦多，脉象濡滑，按之弦数，舌白苔腻，时觉心烦，肝经郁热未清，再以前法，参以清肝方法。

处方：柴胡6g　　　　黄芩6g　　　　川楝子6g　　荆芥6g

　　　防风6g　　　　生地榆10g　　炒槐花10g　　丹参10g

　　　茜草10g　　　炒枳壳6g　　　竹叶茹各10g　焦三仙各10g

　　　大腹皮10g　　槟榔10g　　　大黄3g

7剂。

五诊：药后眠安梦减，大便日二三行，小便如常。惟觉疲乏，余症全安。近查肌酐为283μmol/L，血尿素氮9.97mmol/L。尿蛋白（±）。脉象濡软，舌白苔润，继用前法进退。

处方：荆芥6g　　　　防风6g　　　　苏叶10g　　　白芷6g

　　　生地榆10g　　炒槐花10g　　丹参10g　　　茜草10g

　　　茅芦根各10g　焦三仙各10g　大腹皮10g　　槟榔10g

　　　大黄3g

7 剂。

后以上方加减，续服 3 个月，并以控制饮食，每日运动为配合，肌酐、尿素氮恢复正常水平，尿蛋白保持在（±）~（+）之间。

（《赵绍琴验案精选》）

【诠解】 糖尿病继发肾炎肾衰，治疗较为困难。因为糖尿病属气虚者多，肾炎肾衰则为郁热。补气则增热，清热恐伤气，故为两难。本案即是其例，其水肿的发生，既有气虚不适的一面，又有湿热蕴郁的一面。赵老在治疗中采服两顾之法，一方面重用黄芪补气，另一方面群集疏风化湿、凉血化瘀、利水消肿之品，使补气不碍邪，祛邪不伤正，辄投之即收消肿之效。其后数诊，在大法不变的前提下，随症治之，如瘙痒加地肤子、白鲜皮、草河车；腹胀满加青陈皮、木香、焦三仙；夜寐梦多加柴胡、黄芩、川楝子、竹叶茹等，药随症变，症随药消。既以不变应万变——其基本治法始终如一，又有应变之变——有是证则用是药。这体现了在把握病机的前提下的辨证论治精神，此为赵老独到经验之精华。

南征医案

医案 1（阴阳两虚毒损络，解毒通络调阴阳）

患者，男，55 岁。于 2004 年 5 月 29 日初诊。

患糖尿病 8 年。就诊时症见身体消瘦，饥饿感明显，小便频数，浑浊如膏，形寒怕冷，怕热，阳痿不举，腰膝酸软，舌红苔黄有裂纹，脉沉细无力。查：空腹血糖 14.5mmol/L，果糖胺 4.1mmol/L，血尿素氮 8.0mmol/L，肌酐 128μmol/L，尿糖（++），尿蛋白（+）。中医诊断：消渴肾病，证属阴阳两虚兼毒损肾络型。西医诊断：糖尿病肾病（氮质血症期）。治疗：嘱注意控制饮食，根据体重指数（BMI），按日需热量给予饮食。

治则：中药以滋阴补阳为主，兼以解毒通络保肾之法。

处方：土茯苓 100g　　白茅根 50g　　地榆 30g　　生地 10g

　　　知母 10g　　　玉竹 20g　　　地骨皮 20g　枸杞子 30g

　　　肉桂 10g　　　小茴香 10g　　五味子 20g　黄芪 50g

地龙 15g　　　　　甘草 5g

每日 1 剂，水煎服。

同时外用中药灌肠给药。

处方：藿香 30g　　　　大黄 10g　　　　枳实 10g　　　　金银花 20g

每晚 1 次。

二诊：2004 年 6 月 13 日。饥饿感减轻，下肢出现轻度浮肿。

处方：上方去知母、玉竹、地骨皮，加榛花 15g、覆盆子 10g、菟丝子 20g、茯苓 15g、泽泻 15g、车前子 30g。续服 2 周，继用灌肠药。

三诊：2004 年 6 月 27 日。饥饿感消失，怕冷、怕热、腰膝酸软等症状改善。复查：空腹血糖 6.5mmol/L，果糖胺 2.2mmol/L，血尿素氮 6.7mmol/L，肌酐 112μmol/L，尿糖（－），尿蛋白（－）。病情稳定，建议定期复查。

（《南征教授从毒损肾络说论治消渴肾病经验》）

【诠解】　本病例由于久病入络，毒邪伤及脾肾之阳，渐致阴阳两虚。南征教授应用阴阳双补、解毒通络等大法，方以黄芪、五味子、肉桂、枸杞子、小茴香、覆盆子、菟丝子、茯苓、泽泻、车前子补气健脾，温肾助阳；生地、知母、玉竹、地骨皮养阴生津，寓阴中求阳之意，以期"阴平阳秘"；土茯苓、白茅根、榛花、地榆、地龙解毒降糖，利尿通络；以甘草为使调和诸药。诸药合用，直达病所而见效，配灌肠药达到泻毒之目的。

医案 2（脾肾阳虚瘀毒伏，调散膏兮达膜原）

患者，男，58 岁。2010 年 4 月 5 日初诊。

主诉：糖尿病肾病 3 年，加重 2 个月余。现尿频，夜尿多，颜面、四肢水肿，神疲乏力，腰膝酸痛，畏寒肢冷，纳少腹胀，大便溏薄，舌有瘀斑、苔白腻，脉沉细无力。血压 135/90mmHg。化验检查：空腹血糖 9.0mmol/L，餐后血糖 13.0mmol/L。尿常规：蛋白（＋＋），红细胞（＋＋）。曾应用胰岛素强化治疗 1 个月余后自行停用胰岛素。

诊断：消渴肾病（脾肾阳虚兼瘀毒）。

治则：健脾温肾，解毒通络，活血化瘀，开达膜原。

处方：

制附子 5g	菟丝子 20g	生地 10g	知母 15g
黄连 10g	覆盆子 10g	人参 10g	黄芪 50g
丹参 10g	络石藤 10g	白蔻仁 10g	小蓟 10g
白茅根 50g	穿山甲^{先煎}8g	血竭^{冲服}3g	土茯苓 60g
草果 10g	槟榔 10g	厚朴 10g	金荞麦 10g
木蝴蝶 10g			

每日 1 剂，每次 120ml，每日 4 次温服。并结合控制饮食，适量运动，避免劳累。

二诊：2010 年 5 月 22 日。复查空腹血糖 9.0mmol/L，餐后血糖约 11.0mmol/L，尿常规：未见，红细胞（＋）。患者主诉双下肢仍感发凉，故上方加肉桂 10g，连服 8 剂。患者自述近日饮食控制欠佳，空腹血糖 9.2mmol/L，餐后血糖 12.0mmol/L；尿常规：蛋白（＋＋），红细胞（＋＋＋）。

三诊：2010 年 6 月 19 日。空腹血糖 8.5mmol/L，餐后血糖约 10.0mmol/L；尿常规：蛋白（＋＋），红细胞未见。患者主诉睡眠不佳，故上方加酸枣仁 30g、柏子仁 20g；口服汤剂连服 6 剂后空腹血糖降至 7.6mmol/L，餐后血糖 10.0mmol/L；尿常规：蛋白（－），红细胞（＋）。

四诊：2010 年 7 月 31 日。空腹血糖 8.0mmol/L，餐后血糖约 9.0mmol/L；尿常规：蛋白（＋），红细胞（－），患者主诉偶感恶心，故上方加苏叶 10g、黄连 10g。

五诊：2010 年 8 月 28 日。空腹血糖 7.8mmol/L，餐后血糖约 9.0mmol/L；尿常规：蛋白（±），红细胞（－）。患者自述临床症状基本消失。

六诊：2010 年 10 月 16 日。空腹血糖 7.5mmol/L，餐后血糖约 8.5mmol/L；尿常规：蛋白（±），红细胞（－）。患者自述无明显临床不适感。

七诊：2010 年 11 月 20 日，空腹血糖 6.8mmol/L，餐后血糖约 8.0mmol/L；尿常规：蛋白（－），红细胞（－）。患者自述无临床不适感。予中草药 10 剂，5 剂口服，每日早晚分 2 次口服，每 2 天 1 剂；5 剂研末，每次 3g，每日 2 次口服，未药善后，随诊半年，该患者空腹血糖均维持在 6.8mmol/L 左右，餐后血糖控制在 8.0mmol/L；尿常规示均正常。

(《南征教授治疗糖尿病肾病新路径——调散膏，达膜原》)

【诠解】《圣济总录》中提出了"消肾"的概念，"消肾，小便白浊如凝脂，形体羸弱"，指出消渴肾病会出现蛋白尿。方中附子和菟丝子为君药，温肾助阳，以化气行水，兼暖脾火，以温运水湿。知母质润多液，下则润肾燥而滋阴，上则清肺金而泻火（《本草纲目》）；生地，《珍珠囊》载："养阴生津，凉血生血，补肾水真阴。"上二药以养阴润燥、凉血泻火之功效。黄连，《本草纲目》载："止消渴。"人参，《本经》载："大补元气，止渴生津，补五脏，安精神。"黄芪补气升阳补虚，可补脾肺之气，为补气要药。两者补五脏，补气健脾，津血得生，帅血有力，瘀血通畅。白蔻仁化湿行气；络石藤凉血消肿；土茯苓解毒除湿，通利关节。共奏化湿行气，利水消肿，解毒通络。小蓟、白茅根凉血止血；覆盆子以固肾培元。金荞麦，《本草纲目拾遗》云："治喉闭，喉风喉毒。"木蝴蝶，《晶珠本草》云："清热解毒，治咽喉病。"共奏清热解毒利咽之功。穿山甲善于走窜，活血散瘀，通利经络，宣通脏腑，透达关窍（《医学衷中参西录》）；血竭活血化瘀止痛，止血收敛生肌（《雷公炮炙论》）；丹参化瘀通络，养血除烦。《温疫论》云："槟榔能消能磨，除伏邪为疏利之药，又除岭南瘴气；厚朴破气消结；草果辛烈气雄，除伏邪盘踞，三味协力，直达其巢穴，使邪气溃败，速离膜原，是以为达原也。"即调散膏，达膜原之意。

三、气阴亏虚

叶景华医案

（气阴两虚兼瘀血，内外合治效方显）

王某某，男性，62 岁。

患者有糖尿病病史 15 余年，发现高血压 10 年，平时使用胰岛素、盐酸贝那普利等西药治疗，血压血糖控制接近正常，近 2 年来发现尿蛋白增加，血清肌酐逐渐升高至 263μmol/L，血尿素氮 15mmol/L。刻下：精神软，胃纳差，口不干，大便 1 次，小便尚多，双下肢轻度浮肿，舌苔薄质暗红，脉细弱。

西医诊断：糖尿病肾病Ⅴ期，CKD Ⅳ期。

中医诊断：虚劳。

中医辨证：气阴亏虚兼瘀浊蕴阻。

治则：益气养阴，活血化瘀泄浊。

处方：黄芪 30g　　灵芝 30g　　制首乌 15g　　女贞子 10g

桃仁 10g　　当归 10g　　红花 10g　　制大黄 20g

川芎 6g　　天麻 6g　　川萆薢 30g　　枸杞 10g

胡芦巴 10g

同时在两肾区敷红花酊再加微波照射，每次 20 分钟，每天 1 次。另外予肾衰膏脐疗，每日 1 次。肾衰膏制作：丁香、肉桂、生大黄、炮山甲、水蛭、留行子按 1∶1∶2∶2∶2∶2 量研末，甘油调糊，搓成桂圆大小，其功能：扶正解毒，利湿泄浊，化瘀解毒。

二诊：经上述内服外敷治疗 1 个月后，症状好转，舌较红苔厚，脉细有力，血清肌酐降至 145μmol/L，血尿素氮 14.6mmol/L，尿蛋白（＋）～（＋＋），于上方中去除熟女真、枸杞子，加入葛根 15g、留行子 30g、土茯苓 30g、皂角刺 30g、鬼箭羽 30g。此后上方随症加减连服 1 年余，间断施以肾区照射和脐疗，病情稳定，血糖血压控制在正常范围，血清肌酐维持在 150μmol/L 左右，尿蛋白（＋）。

（《叶景华教授对糖尿病肾病的认识及用药经验》）

【诠解】　叶老对糖尿病肾病的治疗强调脾与肾的关系，重视"脾气"在疾病的发生、发展及治疗中的作用，提倡从脾肾论治糖尿病肾病。叶老认为糖尿病肾病发病的内在原因是脾肾亏虚，同时由于该病病程长且迁延难愈，必然导致瘀血阻滞。糖尿病肾病源于糖尿病，故病因追溯到糖尿病的生成之源，即脾虚气脱、阴津下流，脾为后天之本，为气血生化之源，人赖之而生存，今脾气亏虚，升运失职，阴津下流。上不奉心肝则燥热，下不滋肝肾则阴虚，阴虚燥热，复而损及脾阴故不能化生津液，早期就出现渴饮不自拔、饥而不饱、大便干燥等特点。糖尿病久治不愈，其肾损害随之产生，正如《圣济总录》云："消渴病久，肾气受伤，肾主水，肾气虚衰，气化失常，开阖不利，能为水肿。"脾肾同病，是先有清浊不分、浊留清流，继有开合失司，气化失功；日久浊邪内蕴，伤及五脏六腑则气血失畅；糖性本黏滞属阴，流行脉中，碍血则血流缓慢。

脾失健运是糖尿病肾病进展的关键因素。在糖尿病肾病从早期向中、晚期进展的过程中，由于脾气虚损，脾失健运，运化失司，水谷精微输布失常则积而为湿，湿邪留恋，气机失调，水液代谢失常，水湿泛滥肌肤而形成水肿，湿邪内蕴，日久生痰、生瘀使病情加重。消渴肾是由五脏阴液虚极所致的经络血行滞涩。气阴两虚证贯穿于糖尿病肾病始终，是其基本的证型，尤其肾气、肾阴的亏虚是糖尿病肾病转化及发展的内在基础和主要矛盾。正是由于糖尿病肾病与脾肾关系密切，脾失健运，肾亏湿阻，病机上属"虚实夹杂，病本于脾虚，脾虚伤肾，因虚致实，湿瘀阻络化聚成积"。

根据"虚则补之，实则泄之，结者散之"的法则，以"益气扶正，解毒泄浊、软坚散结"立法，拟定中晚期糖尿病肾病的基本治疗肾衰方（药物组成：黄芪30g，当归10g，灵芝30g，胡芦巴10g，黄连5g，制大黄30g，土茯苓30g，皂角刺30g，留行子30g，徐长卿15g等），长期应用于临床取得了良好的效果。黄芪入药能降低血糖，改善糖、脂代谢；提高血浆白蛋白水平，减少尿蛋白排出，增加肌肉蛋白贮备，提供必需氨基酸，从整体上改善肾小球疾病的蛋白质代谢紊乱；抑制肾脏NO合成，可部分纠正糖尿病早期的肾脏高灌注、高滤过；抑制糖尿病大鼠肾皮质转化生长因子$-\beta$（$TGF-\beta$）的过度表达，影响糖尿病的发生和发展；抑制肾脏肥大，改善肾功能，尤其对糖尿病肾病有较好的防治作用。灵芝等在降低血糖，降低高脂血症，提高造血功能，促进血浆蛋白合成，保护肾功能方面，具有明显疗效；黄芪配当归，为当归补血汤，益气生血扶正，胡芦巴温肾阳，利水祛邪，以扶正益气、养阴血、温肾利水。土茯苓首载于《滇南本草》，其性甘淡平和，入肝胃经，系清热毒、除湿浊、疗疮肿、利关节之要药。现代临床应用广泛，用于多种炎症、自体免疫性疾病。李时珍言："土茯苓能健脾胃、祛风湿，脾胃健则营卫从，风湿去则筋骨利。"叶老认为该药"入脾胃而化湿，入肾而淡渗利水，祛风湿，解浊毒，为治疗湿浊瘀毒之要药"，临床用于多种肾病、肾衰竭的治疗。制大黄、黄连、土茯苓、留行子配伍能活血清热、解毒泄浊。皂角刺软坚散结，具有抗菌、抗炎、抗病毒、免疫调节、抗凝血和抗癌等多种作用。徐长卿祛风通络，除湿解毒。全方配伍，共奏扶正祛邪、益气养血、健脾补肾、化湿泄浊解毒的功效。

叶老还强调临床应该采用内服外敷一体化治疗：在内服方剂同时，还予以肾区微波以增加肾区血供，改善局部血液循环，并以自制肾衰膏外敷神阙穴、肾衰方水煎灌肠，以达从肠道排毒的效果。神阙穴，即肚脐，是神气通过的门户，脐（神阙）与经脉关系非常密切，尤其是与奇经八脉的任脉、督脉、冲脉和带脉直接关联。神阙穴位于任脉，而任脉属阴脉之海，与督脉相表里，共同司管人体诸经之百脉，所以脐和诸经百脉相通。另外，脐部结构最有利于药物吸收，其表皮角质层最薄，无脂肪组织，和筋膜、腹膜直接相连，渗透力强；脐下腹膜有丰富的静脉网，浅部和腹壁浅静脉、胸腹壁静脉相吻合，深部和腹壁上下静脉相连，腹下动脉分支也通过脐部。药物在脐穿透后，直接扩散到静脉网或腹下静脉分支而入体循环；脐动脉壁结构特殊，为髂内动脉的内脏分支终端，所以吸收快。总之，叶老认为消渴病本身就是脾气不足，水谷运化失权，导致"精流浊留"，水谷不化精而化为邪，糖性黏滞，则属湿浊之邪，失治或治不得法，伤阴耗气，加之湿浊之邪久积体内，流注脉道，成痰成瘀，"肾为阴中之至阴"，同气相求，则更易阻于肾，肾主水液代谢，湿浊内阻水道，水湿交织日久，浊邪不得正常排泄，蕴而成毒，形成"湿浊瘀毒"交织的状态。叶老强调糖尿病肾病的治疗应遵循辨病分期与辨证分型相结合，平补优于峻补、缓泻优于峻泻，活血化瘀贯穿治疗始终，重用活血不忘健脾的原则。

南征医案

医案1（气阴两虚兼瘀毒，用药精当方建功）

单某，女，58岁。1999年12月11日初诊。

现病史：咽痛红肿，气短乏力，睡眠不佳，饮食控制，大便干，尿多（±），口渴（±），起夜，舌红苔黄，脉沉弦有力。血糖（空腹）：11.9mmol/L。尿常规：葡萄糖（＋＋＋），蛋白（＋＋），白细胞1~6个，红细胞0~1个。血压：150/90mmHg。

诊断：（1）消渴肾病（气阴两虚兼瘀毒）。（2）高血压Ⅰ期。

处方：生地50g　　麦冬20g　　挂金灯20g　　射干15g

　　　金银花20g　　玄参20g　　当归20g　　甘草50g

　　　知母50g　　玉竹20g　　黄连15g　　丹参30g

　　　榛花15g　　地骨皮20g　　枸杞子30g

4剂，水煎服。

至2000年7月20日为第1阶段：血糖（空腹）降至10.1 mmol/L，尿糖（－），尿蛋白（＋）。

1999年12月23日~2000年4月20日：以生地、知母、黄连、人参、黄芪、玉竹、丹参、益母草、枸杞子、地骨皮、陈皮、大黄为主方进行加减。小便涩，加"三泄"：车前子、茯苓、泽泻；尿路感染，加土茯苓、马齿苋、黄柏、白头翁、金银花。

2000年4月20日~6月17日：知母减为5g，人参加至25g，水煎服。

2000年7月22日：丹参15g，黄芪30g，陈皮15g，益母草30g，菟丝子10g，淫羊藿15g，大黄10g，连翘10g，金银花20g，甘草5g，马齿苋20g，白头翁20g，黄柏15g，鸡内金30g，党参10g。4剂，水煎服，患者以为病情已好转，未复诊。

2000年10月12日~2001年8月22日为第2阶段：血糖（空腹）由19.3mmol/L降至8.6mmol/L。尿糖（＋＋＋）转为（－），尿蛋白（＋＋）转为（－）。

此阶段始终以黄芪、生地、丹参、榛花、知母、玉竹、益母草、陈皮、大黄、连翘、黄连、枸杞子、地骨皮、金银花、甘草为主方加减。咽痛则加金莲花、金荞麦；胁痛加延胡索、柴胡；身痛加豨莶草；反复感冒、咽痛加贝母、孩儿茶压面含服。

2002年10月31日~2004年5月17日为第3阶段：血糖（空腹）由14.8mmol/L降至9.6mmol/L。尿糖由（＋）降至（－），尿蛋白由（＋＋＋）降至（－）。

此阶段也以上方为主方，不同的是生地、知母、人参、黄芪的剂量减少到了最小用量。如皮肤疼痛严重，加苦参；大便干，服大黄仍不通，则酌加芦荟（冲服）。

（《南征教授治疗消渴肾病（糖尿病肾病）的经验》）

【诠解】 此病案为保肾解毒通络汤之灵活应用的典型病历。①第1阶段中，知母减为5g，人参加至25g，充分体现了处理"毒"与气阴两虚之间关系的精当之处。此后在解毒的同时，更加淫羊藿、菟丝子等补肾之品，更说明了这一点。②贝母、孩儿茶压面含服，是《串雅内编》中的一首验方，有清热解毒、润肺利咽之效，因感冒为加重本病的重要诱因，故必须时时含服之。③第3阶段之所以减少生地、知母、人参、黄芪的用量，是机体功能已经得到部分恢复时，在少用药甚至不用补益药的情况下，机体自身也能逐渐达到阴平阳秘。

医案2（肾消后期百症生，综合治疗法多样）

耿某，女，54岁。2000年1月23日就诊。

主诉：糖尿病史2年，肾盂肾炎10年，右肾切除10年。曾服格列吡嗪等西药。症见口渴多饮，多食易饥，尿频尿多，倦怠乏力，盗汗，大便溏泄，时有肢麻疼痛，舌体紫暗、苔黄腻，脉沉细无力。血压：174/95mmHg。血糖（空腹）：20.3mmol/L。尿常规：葡萄糖（＋＋＋），蛋白（＋＋），白细胞满视野。

诊断：（1）消渴病（气阴两虚兼瘀毒）；（2）高血压2期。

处方：

生地50g	知母50g	黄芪50g	黄连10g
玉竹20g	豨莶草30g	丹参30g	益母草30g
大黄10g	陈皮10g	木瓜10g	生地30g
枸杞子20g	地骨皮20g	金银花20g	

4剂，水煎服。

至2001年5月5日：血糖（空腹）降至9.25mmol/L，尿糖由（＋＋＋）降至（＋＋），尿蛋白由（＋＋）降至（±）。

服首方后，口渴多饮（＋），多食易饥（－），尿频尿多（－），倦怠乏力（－），盗汗（－），大便正常，效不更方，如两腿疼痛，加二妙（苍术、黄柏）；畏寒甚，去大黄，加肉桂、小茴香，黄芪加至100g；尿路感染，大黄、枳实、厚朴、金银花、白芍水煎熏洗；脚痛，白术一味100g水煎外洗。

（《南征教授治疗消渴肾病（糖尿病肾病）的经验》）

【诠解】 此患者的治疗中，保肾解毒通络汤配合外洗法很有特点。大黄等苦寒之品外洗，起到清热解毒的作用较易理解，而脚跟痛，白术一味，水煎外洗则不常见。原来在《本草纲目》里，李时珍曰："白术主治风寒湿，除湿益气，消足胫湿肿"，"用白术以除其湿则气得周流而津液生矣"，是内病外治之法也。南征教授治疗消渴痛病大法——益肾通络解毒法实为有效创新之法。消渴病日久不愈，久病入络，肾络受损，毒邪从气街处入络，损伤肾间动气之处，肾之体用皆损，病情越来越恶化，南老从益肾入手，重用解毒之品，达到通络保肾之目的。以上病例中可见，其大法可重复，是安全、有效、可操作之良法，此法的普及推广将使消渴肾病治法上填补空白，还将给广大消渴肾病患者带来福音。

多　囊　肾

张镜人医案

（肝肾两虚络脉伤，化湿通络水木荣）

翁某某，男，45 岁。

初诊日期：1991 年 3 月 20 日。

主诉：腹胀、尿血 2 周。

病史：有多囊肾、多囊肝病史，肝肾功能已受到损伤，经常腰酸，腹胀，神疲乏力。近 2 周来见尿血。查体见形体消瘦，面色暗滞。舌质黄、苔薄腻，脉细。

检查：肝右肋下 3 指，腹部膨隆，腹壁静脉显露。尿常规：蛋白（＋），红细胞（＋＋＋）。

辨证：肝肾两虚，湿热交结，络脉受灼。

西医诊断：多囊肾，多囊肝。

中医诊断：尿血，鼓胀。

治则：化湿清热，兼益肝肾。

处方：

炒生地 12g	炒山药 12g	赤芍 9g	白芍 9g
水炙甘草 3g	炒知母 9g	炒黄柏 9g	连翘 9g
银花藤 30g	炒丹皮 9g	仙鹤草 30g	荠菜花 30g
贯众炭 9g	蒲公英 30g	白茅根 30g	白花蛇舌草 30g
香谷芽 12g			

20 剂。

二诊：1991 年 4 月 10 日。血尿已止，腰酸较减，腹胀便溏，脉细，苔薄黄腻。前法续进。

处方：上方去丹皮，加白术9g、炒楂曲（各）9g、黄芩9g。

随访：药后尿血未见反复，上方继续服用，病情较长时期一直稳定。

（《国医大师临床经验实录·张镜人》）

【诠解】 本病系遗传性疾病。缘由先天肝肾不足，但后天湿热内蕴，损伤络脉是病情恶化的重要诱发因素，故治疗以清热化湿、安络止血，只有这样才能保护损伤的肝肾。

方药中医案

（阳虚血瘀成尿毒，益气化瘀理中焦）

叶某某，女，47岁，干部。

尿急尿频尿血5年，加重1月入院。入院时诊为多囊肾合并尿毒症。经治2个月，未见好转，乃请方老会诊。会诊时头晕乏力，恶心，食欲不振，面色萎黄，腰酸胀而疼，大便秘结，每日需服大黄粉方能解便，尿血不止，月经色暗、量不多，口干口黏不欲饮，面部有黑斑，舌淡胖有瘀点、有齿痕，脉浮中沉取皆细弱。

辨证：阴虚血瘀。

治则：养阴化瘀。

处方：生脉散、增液汤和血府逐瘀汤加减。

天麦冬各15g	玄参15g	生地30g	五味子10g
当归12g	桃仁10g	红花10g	甘草6g
枳壳10g	柴胡10g	川芎10g	牛膝15g
赤白芍各15g	桔梗6g	人参15g	

服3剂后尿血止，口干减轻，不服大黄粉而大便正常。后守方继服月余，诸症减轻。惟脾胃未健，纳差。守方加党参、山楂、神曲、扁豆，配枳术丸散内服。诸症好转出院。

（《方药中副教授辨治"瘀血"的经验》）

【诠解】 本例取得良效的关键有四：①血瘀是在阳虚基础上继发，久病阴虚，阴精不足，血循不畅，故用养阴增液的增液汤。②血出必瘀，血不归经，久出则久瘀。故用活血化瘀之血府逐瘀汤。血府逐瘀汤之用一在桃红四物汤养血活血，一在四逆汤之疏肝养阴，可使气血通调。③寓生脉散以益气养阴。④重用人参另煎兑服。重在益气，使气载血行。其用意周到，故疗效确切。

罗中汉医案

（气滞血瘀成积聚，调通气血聚自消）

患者邱某，男，4岁。1987年4月5日初诊。

主诉：左侧腹腔内有一巨大肿瘤向外膨胀突起1年余。患儿自出生一贯健康，1986年1月20日患麻疹，愈后10多天始发现左侧腹部逐渐肿胀增大，旋复跌倒1次，碰伤腹部，患处并发疼2周，后经某医院诊治疼痛遂止，但腹部肿胀不消。刻下腹围周径65cm，以手按肿胀处，则觉坚硬如石，患儿稍事活动即见气促，叩诊有轻浊音，无腹水。肛门指诊：空虚未摸及肿块。心肺正常，饮食及二便一般，余无特殊变化。1年来曾投医多家医院，服药数百剂未愈。前几天在某医院检查B超报告单示：腹腔见一巨大囊腔，上至脐下，下至髂嵴，外有包膜，整齐光滑，大小约22.7cm×19cm×12.7cm，内又分蛹多房，囊腔后壁回声增强，小囊腔提高灵敏度时可见少许细光点，反射内壁上黏附着1~2个小光团（直径约0.6cm左右）。超声意见：（1）腹腔囊性肿瘤；（2）可疑巨结肠症？又X线钡透：（1）直肠无明显病变，疑肠外肿物；（2）左下腹部结合透视，可见一较大的包块影。再尿液检查报告：蛋白少许，白细胞（+），红细胞（+）。

西医诊断：先天性左侧巨大多囊肾。

中医辨证论治：左腹肿胀处按之坚硬如石，固定不移，显然为瘀血积聚、气机欠通。法当活血祛瘀，佐以行气。俾气行则血行，血行瘀祛则积聚自消。

处方：三七100g、地鳖虫50g、香附50g共研粉末，日服3次，每次服2g，开水冲服。

连服38天，腹腔内积块彻底消除，腹部平坦如常人。为巩固疗效，嘱原方减量续服，每日服 2 次，早、晚每次服 1g，连服 6 个月。1990 年 12 月 8 日随访，小孩健康活泼如常人。

(《内科疾病名家验案评析·罗中汉》)

【诠解】　罗中汉先生所治邱某属中医学"积聚"之范畴。其病机为外感后气机不畅，影响血液之运行，加之跌倒损伤更致脉络不畅，瘀血内积，故治以活血化瘀，佐以行气。方中三七化瘀止血，兼以补益气血；地鳖虫破血逐瘀，消瘕散结；香附理气，以使气行则血亦行，血行瘀祛则积聚自消。

唐英医案

(西医束手多囊肾，温阳散结出良效)

徐某，男，58 岁，工人。

素感腰酸腹胀，于 1990 年始下腹部日渐胀满，腰酸加剧，小便短少，下肢浮肿，即来我院就诊。体检：腹围 112cm，按之坚实。尿检验：蛋白（＋＋＋），白细胞 2~4 个，肌酐 283μmol/L，尿素氮 17mmol/L，B 超提示：肾区有数个巨大囊性液性暗区。CT 提示：多囊肾。转求治于中医。

初诊：腰酸乏力，精神疲软，纳差腹胀，四肢不温，形寒怕冷，大便时干时溏，尿频量少，下肢浮肿，舌胖质暗淡、苔薄白，脉沉细。

辨证：脾肾阳虚，兼有血瘀。

治则：温补脾肾，行气活血。

处方：
黄芪 15g	制附片 10g	猪苓 30g	茯苓 30g
泽泻 10g	紫丹参 30g	炮山甲 15g	三棱 15g
莪术 15g	山慈菇 15g	生牡蛎 30g	夏枯草 12g

1 日 2 次，药后小便量增。2 周后，腰酸渐缓，腹胀渐舒，继以原方随症加减，连续服药 5 个月，诸症悉平，腹围减至 88cm，尿检验肾功能恢复正常。B 超比较后提示：肾脏囊肿明显减小。随访 1 年余未见复发。

(《内科疾病名家验案评析·唐英》)

【诠解】 本案用党参、黄芪、附片温补阳气，以治其本；泽泻、茯苓利水渗湿、健脾补中，以治其标；丹参、山甲、三棱、莪术活血祛瘀；牡蛎、山慈菇、夏枯草软坚散结，诸药合用，共奏温补脾肾、化瘀软坚、利水消肿之功。本病疗程较长，故治疗贵在守方守法，持之以恒。

急性肾功能衰竭

一、邪毒内蕴

邹云祥医案

（肺胃热结气机逆，救阴回阳复气机）

王某，男，32岁，已婚。1958年10月12日初诊。

患者于1958年10月6日起发热39℃，头痛，全身酸痛，食欲不振，白细胞正常，某医院急诊室予服复方阿司匹林，体温不退，上升至40℃，并有轻度咳嗽，呕吐1次，全身症状加重，于10月10日住入某医院。入院后予输液、肌注青霉素等。翌日晨，体温退至36.7℃，此间呕吐8次之多，每次量为150～200ml，全为咖啡色，无小便，无尿意，膀胱不膨胀，注射部位及背部、腋下皮肤均出现小出血点（10余年来，曾皮下出现紫斑和鼻出血多次）。血压不高，血尿素氮40mmol/L。10月12日上午8时导尿，得黄色尿液75ml，查得蛋白（＋＋＋），尿素氮38.45mmol/L，二氧化碳结合力180mmol/L。体温升至38.5℃。再次导尿仅得1.5ml，尿毒症现象已十分显著，乃请中医会诊。面赤，舌尖红、中灰，口渴，诊脉右部数大，左手较细，小溲涓滴不通。升降气机窒塞，急则治标，先予镇逆清热、和养肺胃之阴。

处方：白蒺藜9g   紫苏叶9g   黑玄参9g   西洋参2.4g

      香青蒿12g   姜川连0.9g   橘红络各9g   海蛤粉9g

      姜竹茹9g   麦门冬12g   制半夏6g   天花粉15g

      鲜芦根^{去节}3尺   鲜藕^打5片

二诊：1958年10月13日。服上方1剂，导尿得95ml，尿检仍有蛋白

（＋＋＋），红细胞（＋＋＋）。眼睑浮肿甚著，鼻唇沟为之消失，一度意识朦胧。肺主气，肾主水，肺气不宣，肾气衰竭，通调必失其常，患者平日劳累过甚，既伤其气，又损其肾，肺肾之气内戕，卒然无尿，不为无因。今因小溲不通，水毒凌心犯胃，呕逆不止，神识似有昏糊之象。体发红紫瘀点，湿毒自内达外之兆。舌质红绛，肺胃之阴亦耗。故欲止其吐，当先和胃，欲和其胃，必须降逆，待清升浊降，吐止尿通，方有生机，否则难许言治。方拟开泄肺气、清养胃阴，佐以芳香淡渗，俾上窍开，下窍或可开。

处方：西洋参12g　　白桔梗3g　　　甘草梢6g　　　泽泻9g

川通草1.5g　　麦冬9g　　　　姜竹茹6g　　　姜川连1.2g

滑石末18g　　　冬瓜子皮各30g　枇杷叶^{包煎}4片　石菖蒲^{后下}3g

车前子^{包煎}30g

另用蟋蟀干3只、血珀3g、真麝香0.09g，研匀吞服。

三诊：1958年10月14日。服上方后，意识较清楚，颜面浮肿消退，有尿意但仍难排出，导尿得170ml。昨日下午起，腹痛，下腹部肌肉紧张，无压痛及反跳痛，无移动性浊音。白细胞 16.65×10^9/L，中性85%，尿素氮49mmol/L，二氧化碳结合力14.37mmol/L。昨用开肺气、养胃阴，佐以渗利之法，药入仍稍有呕逆，小溲仍未自解，呕吐时甚至有痰血之块，舌干绛、苔罩黄灰、唇色干裂，显属水毒化热、凌心犯胃、肺胃津液日渐干涸之象。脉来软弱，神识尚未清醒，昏糊欲脱变意中事。症情险恶，殊难挽救，姑再宣肺气、养胃阴，以冀肺气得以下降，肾气亦有通利之机，未知能弋获。

处方：西洋参12g　　姜川连1.5g　　鲜石斛18g　　肥知母6g

麦门冬9g　　　姜竹茹6g　　　广郁金6g　　　福泽泻9g

枇杷叶^{包煎}4片　鲜芦根^{去节}60g　石菖蒲^{后下}3g　车前子^{包煎}12g

服上方后翌日，有尿532ml，黄红色，比重1.012，蛋白（＋＋＋），红细胞满视野，白细胞0~2个/HP，管型未见。腹痛缓解，尿量逐渐增加，达2210ml/d。至10月19日下午起，血压上升至150/96mmHg，一度出现神情烦躁不安，两目凝视，唤之不应，手足瘛疭，且有癫痫样发作，每次1分钟左右，一日五六次。血压升至180/110 mmHg，脉细数（120次/分）。医院予输液，注射硫酸镁，口服金霉素。躁动时注射安眠药，但入睡约 1 小时即醒，醒后烦躁依然。

四诊：于 1958 年 10 月 28 日第 4 次会诊。急进性肾炎、尿毒症，经用开肺气、养胃阴法，通利，继而腹胀，神志模糊，是浊气上攻所致，给以开窍养阴利湿之剂，诸恙悉解。迩来猝然抽风，两手瘈疭，牙关不利，神志不清，时而发狂，自哭不已，舌干无津，脉象细数，小便 1 日 3000ml，大便秘结。津液偏渗，阴伤阳亢，肝风内动，筋脉失养使然。拟法救阴熄风，镇摄虚阳。

处方：大麦冬 9g　　嫩钩藤 12g　　真阿胶^{烊化冲入}12g　大生地 24g

鲍鱼干 15g　　鸡子黄^{冲入}1 个　青龙齿^{先煎}24g　　羚羊角^{磨汁冲入}1.2g

左牡蛎^{先煎}24g　上血珀粉^{吞下}0.9g 西洋参^{另煎}12g

五诊：1958 年 10 月 29 日。昨进参麦阿胶鸡子黄汤，幸能顺利服下，神志转清，手足舞动已平，半日内小便有 1400ml，大便经灌肠后亦已通，能进食少许，体温正常，时或自悲，或噫气，左脉沉软数（右脉因注射葡萄糖故未切），舌红尖干少津。虚阳未平，气阴大伤。再拟补肾阴、生津益气继进。

处方：西洋参 9g　　大麦冬 9g　　大生地 18g　　五味子 3g

大白芍 9g　　黑料豆 12g　　制黄精 6g　　广郁金 6g

炙远志 4.5g　陈橘皮 3g　　合欢皮花各 12g

服上方后，二便通调，能进稀粥，以后转入调理培本养阴之治法，病情日趋佳境。1958 年 10 月 31 日尿检：蛋白（±），红细胞偶见，白细胞 0～2 个/HP。血尿素氮 24.5mmol/L，二氧化碳结合力 32.3mmol/L。至 11 月 18 日症状完全消失，体力日趋恢复，尿常规检查完全正常，血生化检验酚红排泄试验 62.5%（2 小时）。1959 年 1 月 3 日出院。出院时西医诊断：①急进性肾小球肾炎；②尿毒症；③过敏性紫癜。（说明：服第一、二、三次会诊方的同时，曾配合针灸治疗）

（《邹云祥医案选》）

【诠解】 本例为中西医结合抢救成功的病例。抢救大致可分两个阶段。第一阶段：西医诊断为急进性肾炎，肾功能衰竭，无尿四昼夜以上而形成尿毒症。中医辨证为肺肾热结，不能生水，以致小便不通，浊气上递。故治以清心宣肺以开上焦，清养胃阴以滋水液。一剂未知者，是病重而药力未达病所，况且三焦气化不利而无尿，亦非一剂所能愈。三诊方中加入大剂养阴清肺益肾之品，如是上焦既宣，肾能气化，水液得以下行入膀胱，故小便遂自利矣。第二阶段：西医认为，因尿毒症未根本缓解，血压又高，以致出现躁动不安、意识不清等神经系统症状。中医认为，由于水毒上攻，阴虚风动，筋脉失养，故致狂躁瘛疭。经用镇静、降压等西药处理，未能获效，病渐加重。当时诊得两脉细数，舌干无津。此缘病经多日，肺燥不能生水，阴津消耗，经投养阴开肺、清润通阳之剂，小便自利，尿量持续增加。但阴液虚损于下未复，虚阳浮越，肝风随动，此际如不及时救阴熄风、镇摄虚阳，则阴液势将涸竭，阴阳便可能由此而离决。方用西洋参、麦冬、生地、阿胶、鸡子黄养阴滋液；羚羊、钩藤、龙齿、牡蛎熄风镇肝；鲍鱼咸温润燥，滋而不腻；血珀通阳泄浊、宁心安神，且能引药下达入内，故获效甚捷。

何炎燊医案

医案 1（外毒内侵伤正气，祛邪扶正灵活变）

黎某某，男，15 岁。

1976 年 3 月为群蜂所蛰，送某院急救，诊断为：急性肾功能衰竭。第二天转广州某医院救治，住院两月，已度过危险期，惟肾功能仍未好转，医者虑其迁延难愈，乃出院就诊于中医。6 月初来院门诊。

初诊：病者形瘦肉削，而面目虚浮，肌肤甲错，色瘁不泽，神气疲惫又兼咳逆上气，溺短色黄，舌质淡晦、边光有紫斑、苔黄而腻，脉弦细而涩。血象：白细胞 $5.8 \times 10^9/L$，分叶 75%，嗜酸细胞 2%，淋巴细胞 23%，红细胞 $3.1 \times 10^{12}/L$，血红蛋白 10.2g/L；二氧化碳结合力 14.4mmol/L，尿素氮 23.7mmol/L；尿检：蛋白（＋），红细胞（＋＋），白细胞（＋），颗粒管型（＋）。此病由蜂毒所伤，目前见证犹是余邪阻遏气机，滞留血络，虽病久体虚，未宜骤补。《内经》谓："二虚一实，偏治其实。"先予枇杷叶煎加凉血祛瘀药气血同治。

处方：枇杷叶 18g　　通草 12g　　杏仁 12g　　焦栀皮 15g

　　　　桃仁 15g　　　香豉 15g　　滑石 30g　　白茅根 30g

　　　　茵陈 30g　　　茯苓皮 24g　益母草 24g　川芎 9g

服第 1 剂即溺量增，浮肿减。乃守方不更，随症加减：如腹满便溏则暂去桃仁加麦芽、砂仁；如口干内热则暂去川芎加丹皮、黄芩。服至 20 剂，小便清，面肿消退过半，惟小便检查未见好转，尿素氮不降，血红蛋白反降至 9g/L。病者自述神倦气怯，腰腿乏力，头晕目花，虚象显然。改用六味地黄汤合二至丸加活血祛瘀药。

处方：生地 15g　　熟地 15g　　泽泻 15g　　女贞子 15g

旱莲草 15g　　赤芍 15g　　山萸肉 15g　　怀山药 24g

益母草 24g　　茯苓 24g　　丹皮 12g　　川芎 9g

当归 9g。

服后精神好转，腰膝似有力，但 3 剂后，即胃纳渐差，令少少食盐，而尿量渐少，面目再度浮肿。不得已复用第一方去桃仁，加麦芽、鸡内金，3 剂后溺畅肿消，惟胃纳仍呆，神气仍疲。因思此病迁延日久，以致上下交病，虚实错杂。上则肺病及脾，肃降失职，运化无权，故水湿易聚，是实中有虚；下则肾阴亏损，精血不足，而宿瘀滞留不去，新血不生，是虚中有实。病机复杂，常法不应，须变法治之。乃厘定甲乙两方。

处方：甲方仍以枇杷叶煎为主，加芪术补肺脾，砂仁佐其健运：枇杷叶 15g，杏仁 12g，焦栀皮、香豉各 9g，苡仁 30g、茯苓（皮肉各半）各 30g，滑石 24g，黄芪（初用 15g，渐增至 45g），白术（初用 9g，渐增至 24g），砂仁 6g。

乙方仍以六味地黄合二至填补真阴，兼佐活血祛瘀：熟地 18g，怀山药、芡实、益母草、茯苓各 24g，山萸肉、丹皮、泽泻、女贞子、旱莲草、赤芍各 15g，川芎 9g。

两方相间服用，再令食盐，从微量递增。从此形神日佳，胃纳日好，小便流畅，化验检查亦渐好转。两方交替服用 3 个月后，面色红润，舌之瘀斑仅余痕迹，脉转细软。10 月初复查血象：红细胞 4.15×10^{12}/L，血红蛋白 11.5g/L，白细胞 5.8×10^9/L，分叶 72%，淋巴 28%；二氧化碳结合力 20.6mmol/L，尿素氮 13.14mmol/L；尿检：蛋白（±），余正常。以后每月服补脾肾药五六剂，又半年始停药，迄今十载，健康良好。

（《运用叶天士枇杷叶煎治肾炎水肿·何炎燊医案》）

【诠解】　患者前来就诊时病机为余邪阻遏气机，滞留血络，治疗上从上、下二焦为重，上焦予枇杷叶、杏仁、栀子等清上焦邪热，白茅根、茯苓、泽泻等利下焦水湿；同时中焦缓而补之，黄芪、白术、砂仁、薏苡仁等健脾益气，有助于水湿的排泄；同时，丹皮、益母草、赤芍等活血化瘀，血行则邪毒易于排出，同时辨证加减用药，治法上三焦同治，以清利为主，补益为辅。其中，枇杷叶：为蔷薇科植物枇杷的叶子。味苦、微辛，性微寒。《本草经疏》载其："入手太阴、足阳明经。"功效清肺止咳，降逆止呕。主治肺热咳嗽，气逆喘急，胃热呕吐，哕逆。可治疗口干消渴、肺风面疮、粉刺等。《本草再新》载："清肺气，降肺火，止咳化痰，止吐血呛血，治痈痿热毒。"

医案2（风湿邪毒遏三焦，大力祛邪挫病势）

袁某某，男，7岁。

1年前因上呼吸道感染治疗5天后，外症解而见浮肿、少尿，病情日重求何老诊治。刻诊：病孩全身浮肿，面色苍白，精神疲乏，低热（体温38.0℃），神昏谵语，鼻衄，呕逆恶食，便秘，尿赤涩（日200ml），舌苔黄腻浊，脉弦数。化验室检查：血尿素氮25mmol/L，血清肌酐234μmol/L，CO_2结合力15mmol/L，尿蛋白（＋＋＋），尿潜血（＋＋＋＋），尿白细胞（＋＋），颗粒管型（＋＋）。

西医诊断：急进性肾炎，急性肾功能衰竭。

中医辨证：风温邪毒，郁遏三焦，治节不行，水道不通，玄府闭塞。

处方：病情危重，予加味神芎导水汤。

川芎10g	大黄10g	牵牛子10g	黄连10g
滑石30g	白茅根30g	积雪草50g	黄芩15g
紫苏叶15g	竹茹15g	薄荷5g	

日1剂，水煎服。

1剂无动静，2剂泻下秽粪少许，尿量稍多，3剂得畅下，热退神清，鼻衄呕恶止，尿量增（日350ml），病势得挫，转方用展气通津、泄热祛风之枇杷叶煎加味。

处方：枇杷叶 15g　　苦杏仁 15g　　栀子皮 15g　　淡豆豉 10g

通草 10g　　茯苓皮 20g　　薏苡仁 20g　　滑石 20g

积雪草 30g　　白茅根 30g　　黄芩 12g

此方加减服用经月，肿消尿畅，化验室检查：血尿素氮、血清肌酐、CO_2 结合力均正常，尿潜血（＋＋），尿蛋白（＋）。改用清养肺胃和阴之剂，治疗 4 个月后小便连续 5 次检查转阴而愈。

（《中国百年百名中医临床家丛书·何炎燊》）

【诠解】　急进性肾炎多见于中青年，学龄儿童亦不少见。此病发病急骤，病情发展迅速，常导致急性肾衰竭，死亡率高。此例病因外感风温邪毒，化热最速，邪踞肺胃三焦，内迫营血，内闭甚则外脱立至。所幸病孩体质尚可，病程不长，正气未大伤，可用攻逐峻剂，顿挫病势，转危为安。中医治疗肾炎水肿，古有开鬼门（发汗）、洁净府（利尿）、去宛陈莝（攻下）三法，而刘河间之神芎导水丸则是三法并用，施于重症，每收良效。而积雪草与紫苏叶合用，则有降血氮之功，仅 3 剂，邪从下夺，则溺畅肿消，诸恶候亦随之而退。然余邪未净，仍留三焦，最易候机复燃，此刻又不堪攻伐，乃用叶天士枇杷叶煎，肃肺化气，通调三焦水道，使邪无滞留之处。且方药轻清，服之匝月，而无克伐之弊。小儿肾炎若非迁延日久，以实证为多，最忌过早畏虚进补。病愈之后，调理身体，则以健脾益肾为主，仍须步步小心。本例以治水为法，从三焦分治，清上焦邪热，化中焦湿滞，利下焦水饮。

加味神芎导水汤是为何炎燊治疗急、慢性肾功能衰竭常用方。

组方：川芎 12g，黑丑 20g，大黄、黄芩各 15g，黄连 10g，薄荷 9g，滑石、苏叶各 30g，鲜崩大碗 500g。

功能：荡涤浊邪，泻热行水，降低血中尿素氮。

主治：急、慢性肾功能衰竭。

用法：加水 1200ml，煎诸药得 300ml，放入大黄，微火煮沸 3 分钟，去渣，另将鲜崩大碗温开水洗数遍，捣烂后绞取汁约 200ml 左右，和所有药汁共混匀，1 日分 3 次服。

方解：血中过高的氮质，就是中医所谓"邪"。故用大黄、黑丑荡涤实邪，推陈致新；黄芩、黄连清热解毒；滑石通调水道；又用川芎、薄荷宣行气血，以通其壅塞。诸药合而为剂，攻邪之力甚猛。再加入苏叶、鲜崩大碗，降血氮之力更大。

加减：神昏加安宫牛黄丸 1 粒；咯血、衄血，加白茅根 60g、黑栀子 15g；呕逆不止，加竹茹 18g、法半夏 9g；水邪射肺，喘急不得息，加葶苈子 30g、桑白皮 15g；闭尿不通，加川牛膝 15g、地龙 12g；热盛动风，头痛眩晕抽搐，加羚羊角 9g、钩藤 15g。

积雪草：又名崩大碗，为双子叶植物积雪草的干燥全草或带根全草。全国各地除甘肃、青海、新疆及西藏外，均有分布。性味：苦、辛，寒。归肝、脾、肾经。功效：清热解毒，利湿消肿，可益脑提神。研究表明具有滋补、消炎、愈合伤口、利尿通便和镇定作用。对麻风病、溃疡也有疗效，对血液净化及免疫力有激活作用，因其可刺激深层皮肤细胞的更替。它是神经滋补剂，能提高记忆力，减轻精神疲劳；还可降血压，治疗肝病等。（附注：剂量过大会引起眩晕。）功能主治：清热利湿，解毒消肿。用于湿热黄疸，中暑腹泻，砂淋血淋，痈肿疮毒，跌仆损伤。用法用量：内服：煎汤，15～30g；鲜品加倍。或浸酒，或捣汁。外用：适量，捣敷或绞汁涂敷。

张琪医案

（热毒入血肾损伤，清热泄浊危转安）

曲某，女，9 岁。1994 年 10 月 10 日初诊。

病史：患儿 10 余天前感冒发热，在当地用抗生素治疗，体温下降，但出现肉眼血尿，周身浮肿，尿少，精神萎靡，随在哈尔滨市某西医院住院治疗，经检查诊断为"急进性肾小球肾炎，急性肾功能衰竭"，建议透析治疗。经人介绍转入我院肾内科住院治疗，来院时患者已少尿 3 天，24 小时尿量为 200～300ml，肉眼血尿，周身浮肿，恶心呕吐，大便质稀，呈柏油状，体温 37.4℃，精神萎靡，目不欲睁，鼻衄少许，下肢肿较甚。血压 82/43mmHg，脉滑数，舌质紫少津。按急性肾衰竭给予西医对症治疗后，小便量增多，浮肿大消，然恶心呕吐不止。

中医辨证：热毒郁于血分，损伤及肾。

治则：急以清热解毒、活血泄浊法治疗。

处方：活血汤加减。

大黄 10g	桃仁 20g	连翘 20g	葛根 20g
赤芍 20g	生地 20g	红花 15g	当归 20g
柴胡 15g	牡丹皮 15g	甘草 15g	焦栀子 15g
丹参 20g	藕节 20g	黄连 10g	

二诊：服药两剂后，患儿体温转为正常，恶心呕吐明显减轻，肉眼血尿消失，尿量增加，24 小时尿量达 800～1000ml，继服 3 剂，患儿恶心呕吐已止，24 小时尿量增至 1500ml，已能进食，大便呈黄色，精神好转，继服上方调治 20 天余。

此病孩经 1 个月治疗后，服药 30 剂，恶心呕吐止，浮肿消失，小便增多，大便日 2 次，食欲正常。尿量开始由少尿转为多尿，尿量最高曾达 3000ml。持续两天，后尿量转为正常，惟尿常规检测：尿蛋白（±）～（＋），红细胞 20～30 个/HP，改用清热凉血止血之剂，治疗两个月镜下血尿转阴，痊愈出院。远期随访两年，疗效巩固。

（《国医大师临床经验实录·张琪》）

【诠解】 本案经西医诊断为急进性肾小球肾炎、急性肾功能衰竭，势甚危笃，以浮肿少尿、肉眼血尿、呕吐为主要症状。开始西药对症治疗后，随小便量少，浮肿大消，但恶心呕吐不止，血尿不减。检查血清肌酐、血尿素氮均高于正常值数倍，此属急性肾功能衰竭，脉滑数，舌红少津，辨证为热毒郁于血分，损伤及肾，进一步发展为尿毒症，可危及生命，估计以清热解毒、活血泄浊法加凉血止血之品，以截断其病势之发展。予以解毒活血汤加减治疗。

二、湿浊蕴结

张镜人医案

（治疗失宣损脾肾，降逆祛邪理中焦）

周某某，男，64 岁。

初诊日期：1985 年 5 月 6 日。

主诉：发热伴恶心、呕吐，继而浮肿已 1 月。

病史：患者初起高热，泛恶，呕吐。经治疗两旬余，身热渐退，但恶心、呕吐未止。继而颜面浮肿，尿少。当地医院仍给庆大霉素治疗。嗣后出现腰酸，肉眼血尿。血沉 42mm/h，B 超示前列腺炎。于 4 月下旬来沪治疗。4 月 29 日市某医院查血清肌酐 495mmol/L，血尿素氮 31.68mmol/L。拟诊"肾功能不全，尿毒症"。当时，颜面灰滞，精神萎靡，口气秽臭，呕恶厌食，伴低热，咽痛，夜寐不宁。舌苔黄厚而浊腻、质暗，脉细滑。

辨证：此外感风热之邪，内犯少阴，肾气受损，开阖失常，水湿潴留，邪毒内盛，充斥中焦，以致清气不升，浊阴不降，形成关格重症。

西医诊断：肾功能不全。

中医诊断：关格。

治则：急拟和脾胃而化湿浊。

处方：

炒白术 9g	赤白芍各 9g	土茯苓 15g	六月雪 30g
川连 3g	生甘草 3g	炒陈皮 6g	制半夏 6g
银柴胡 6g	连翘 9g	晚蚕沙[包] 9g	黑大豆 30g
米仁根 30g	石韦 15g	大蓟根 30g	白花蛇舌草 30g

7 剂。

二诊：1985 年 5 月 13 日。精神略振，呕恶亦止，但颜面发黄，纳谷呆滞。自诉曾口服透析药，因胃脘胀痛、泛酸难受而停用，5 天来仅进中药。诊察舌苔黄腻，脉细滑带数。盖湿遏热伏，气机失调，胆液不循常道，与胃之浊气共并，因而面见黄色。

治则：和中化浊，清泻胆热。

处方：

炒白术 9g	赤白芍各 9g	小川连 3g	土茯苓 15g
六月雪 30g	茵陈 30g	炒黄芩 9g	旋覆花[包] 9g
代赭石[先煎] 15g	制半夏 9g	米仁根 30g	石韦 15g
大蓟根 30g	晚蚕沙[包] 9g	黑大豆 30g	半枝莲 15g
白花蛇舌草 30g			

30 剂。

三诊：1985 年 7 月 1 日。迭进和中化浊、清泻胆热之剂，面黄已退，低热呕恶均除，纳谷转馨，小溲通利，惟觉神疲乏力，脉细，苔薄腻。中州得运，湿浊渐化，少阳瘀热亦获清泄。拟予健脾益肾，兼清湿浊余邪。

处方：孩儿参 12g　　生白术 9g　　怀山药 9g　　香扁豆 9g

　　　　女贞子 9g　　旱莲草 15g　　黑大豆 30g　　赤白芍各 9g

　　　　香谷芽 12g　　白花蛇舌草 30g

随访：患者服药期间曾多次检查肾功能，肌酐、血尿素氮逐渐下降至正常范围，6 月底查肝功能正常。肾功能：肌酐 106μmol/L，血尿素氮 5.11mmol/L。临床症状亦逐步缓解。

（《国医大师临床经验实录·张镜人》）

【诠解】　本案系一过性肾功能损害。此时之治疗尤为关键。成则逆转，败则功能趋于恶化而最终肾功能衰竭。此患者病由外感，治疗失宜，内损脾肾，清不升而浊不降，浊邪弥漫而诸症峰起。治疗从化湿泄浊为主，兼以清热解毒，使症情较快获得转机，转危为安，是一个较有意义的成功案例。

何炎燊医案

医案 1（尿毒重症危难复，祛邪导水建奇功）

王某，男，36 岁。1999 年 12 月 3 日初诊。

2 个月前出现全身浮肿、疲乏、气短、尿少、头晕、呕吐、牙龈出血。曾用激素等西药综合治疗未见好转，准备血液透析时，家人要求用中药治疗来本院。入院时患者神迷昏睡，不能进食，气促，尿少，全身浮肿，腹胀，大便 3 天未解，齿龈出血。体格检查：重度贫血貌，血压 200/120mmHg，呼吸深大、29 次/分，心率 120 次/分，各瓣膜听诊区可闻 SM 3/6 杂音、粗糙，双肺呼吸音粗。腹部移动性浊音，舌质淡、有裂纹、苔黄腻浊，脉沉细数。辅助检查，小便常规白细胞（＋＋），红细胞 2~3 个，蛋白＞3.0g，血尿素氮 79.8mmol/L，血清肌酐 926μmol/L，血钾 6.8mmol/L。

诊断：急进性肾炎，尿毒症。

治疗：常规用西药激素、利尿剂、降压药、抗生素等治疗，未有起色。中医辨证认为水湿内渍，气化失职，三焦隧道不通，水邪停潴益甚，郁而化火，横逆莫制，内迫营血，即进加味神芎导水汤（王肯堂《证治准绳》神芎导水丸，改丸为汤加崩大碗、苏叶）以攻逐实邪。

处方：川芎 12g　　大黄^{后下}20g　　　黑白丑 12g　　　　黄芩 15g

黄连 10g　　滑石 60g　　　　苏叶 30g

并以鲜崩大碗捣汁 200ml 鼻饲服，加强清热解毒之功。

连服 3 天，患者神志渐清，有饥饿感，齿龈出血减少，尿量增多，泻数次黄秽大便。去大黄、黑白丑、黄连，重用茅根 60g，加冬瓜 15g、大腹皮 15g、泽泻 15g，加中药灌肠，取其泻下清热解毒之功。因血压持续升高不降。停用激素，输新鲜全血以改善贫血。治疗 1 周，神清，气促减轻，能下床活动，纳改善，尿量正常，血压 150/90mmHg，颜面、四肢肿大消，腹胀减轻，复查尿蛋白 1.0g，血尿素氮 30.1mmol/L，血清肌酐 380μmol/L，血钾 3.6mmol/L。共住院治疗 2 个月出院，转门诊治疗。

（《何炎燊运用下法治疗内科急症举隅》）

【诠解】　尿毒症病机极为复杂，且非一经为病，而是几个脏腑同时受累，很难机械分型，须因人因证灵活施治。一般认为，肾炎水肿发展至尿毒症阶段时，无论急性还是慢性肾小球肾炎，下法仅能治标而已，更有人说攻下逐水只图快利一时，而遗无穷之后患，张景岳就力主温剂而痛斥攻逐者。然而何老加味神芎导水汤治疗肾炎重症的经验，即一个很好的反例，值得临床上进一步研究。

医案 2（邪热内陷血妄行，扶正祛邪临证变）

邓某，男，15 岁，学生。1987 年 1 月 17 日入院。

患者两岁时曾患黄疸，体质素虚。10 天前碰伤小腿，继发感染，随即咽喉红痛，疼痛缓解后，即颜面浮肿，四肢远端肿胀，恶寒发热，经门诊治疗未效，17 日呕吐神烦，急诊入院。体温 37.5℃，血压 130/90mmHg，血常规：白细胞 12×10^9/L，杆状 1%，分叶 78%，淋巴细胞 21%，红细胞 3.73×10^{12}/L，血红蛋白 118g/L，血尿素氮 51.7mmo/L，二氧化碳结合力 16.17mmol/L，诊断为：急进性肾炎合并急性肾衰。用宣肺行水、清热解毒大剂治疗 4 天，浮肿减退，小便反转深黄带赤，神烦，心悸，纳呆，呕逆。23 日晨，突然眩晕跌仆，昏不知人，汗出。心电图显示：频发性室性期前收缩（呈三联律）。经救治苏醒后，即血尿如注，色纯赤，溺时无痛感。尿检：血红蛋白阳性，蛋白（＋＋＋），红细胞（＋＋＋），白细胞（＋），血尿素氮升至 55mmol/L。是日请何老会诊。诊其脉结代缓大空豁，舌质干红不华，苔薄黄而燥。眩晕不能稍动，动则心悸汗出，静则心烦口渴，目中冒火，间其溺时无痛觉，但觉尿如热汤，可知非有淋浊砂石，此西医学所谓急进性肾炎。先按阳邪内陷，迫血妄行，心阴耗损立法，湿热余邪，徐图后治。

处方：大补阴丸、人参固本丸加减。

龟甲 25g	生地 30g	知母 15g	黄柏 15g
洋参 15g	麦冬 15g	天冬 15g	北黄芪 20g
甘草 5g	旱莲草 20g	白茅根 30g	银花炭 10g

24 日精神稍振，血尿如前，方中加阿胶 15g。

26 日会诊：前方已服 3 剂，眩晕已止，脉结代亦渐减，溺红稍淡，转浑浊，口秽，腹满，心烦，4 日未解大便，正气稍振，改用滋阴泻火通腑。

处方：西洋参 15g	元参 25g	生地 30g	麦冬 15g
大黄 12g	滑石 25g	白茅根 30g	蒲黄 10g
栀子 15g	琥珀 10g	甘草 5g	藤梨根 30g

另用鲜崩大碗 500g 捣汁和服。

此方连进 3 剂，每日解坚粪数枚，第 3 日开始解溏粪，烦热大减，能进食，小便量亦增，脉之结代仍见于清晨时，血尿素氮降至 40mg/dl。尿检：蛋白（＋＋），红细胞（＋＋＋），血红蛋白尿阴性。此时湿热之邪渐解，心肾之阴仍亏，再拟六味地黄合复脉法，以治其本。

处方：西洋参 10g	阿胶 20g	麦冬 15g	白芍 25g
炙甘草 5g	生地 30g	怀山药 20g	茯苓 20g
黄肉 15g	丹皮 15g	泽泻 25g	女贞子 20g

旱莲草 20g

此后悉本此法加减，治之匝月，诸恙悉蠲。3 月 3 日出院，出院时检查，血象：白细胞 $8 \times 10^9/L$，分叶 68%，淋巴细胞 32%，红细胞 $3.84 \times 10^{12}/L$，血红蛋白 112g/L，血尿素氮 23mmol/L，二氧化碳结合力 27.4mmol/L，小便未见异常。

出院后常来门诊检查，健康良好。

（《中国百年百名中医临床家丛书·何炎燊》）

【诠解】 此病血氮升高，血尿如注，眩晕失神，脉结代，心动悸，显示心肾功能皆受损害，而病能速愈者，关键在于权衡邪正消长之机。在湿热邪甚鸱张之际，猝然晕厥，血尿，脉结代，故急急益气、强心、育阴潜阳以止血，无暇顾及湿热；《伤寒论》177 条云："伤寒，脉结代，心动悸，炙甘草汤主之。"既曰"伤寒"，是知尚有邪气未解也，而脉结代，心动悸，则都城震撼，虽有邪气，而攻取之法，亦无所施，待里虚渐复，方可攻邪。何老遵仲景之法，故先用参、芪、龟、地以匡其正；次用大黄、滑石、栀子、崩大碗以攻其邪，又于扶正剂中，佐以凉血清火；祛邪方内，辅以益气养阴，此临证变化之妙也。

张琪医案

（药毒伤肾水无主，辛开苦降除邪毒）

刘某，女，65 岁。2003 年 3 月 8 日初诊。

病史：该患者 8 天前因出汗后出现皮肤丘疹，于当地医院服氯雷他定，静脉注射头孢噻肟钠后出现腹胀、无尿。血常规：白细胞 $21.4 \times 10^9/L$，血红蛋白 162g/L。尿常规：蛋白（＋），红细胞 8～10 个/HP；肾功检查：肌酐 469.0μmol/L，血尿素氮 22.30mmol/L。B 超：双肾大小正常，现无尿、无大小便 4 日，恶心、腹部隐痛、胀满，舌质淡紫、苔薄白，脉沉。

西医诊断：急性肾功能衰竭。

中医诊断：癃闭。

辨证：气血瘀滞，肾络损伤，气化失司，水液不行，湿浊余毒不能排出体外。

治则：辛开苦降、温阳利水、活血解毒之法。

处方：半夏泻心汤加减。

半夏 15g	黄芩 15g	大黄 15g	黄连 15g
干姜 15g	砂仁 15g	桃仁 15g	桂枝 15g
车前子 15g	赤芍 15g	白豆蔻 15g	枳实 15g

白花蛇舌草 30g

水煎服，每日 1 剂，早晚分服。

二诊：服药 4 剂，患者大便通畅，尿量逐渐增多，24 小时约 2100ml，腹部隐痛减轻、胀满，无恶心，可进少量饮食，舌质淡紫、苔薄白，脉沉。肾功能检查：血尿素氮：17.15mmol/L，血清肌酐 461.6μmol/L。

处方：黄芩 15g	黄连 15g	枳实 15g	厚朴 15g
草果仁 15g	茵陈 15g	紫苏 15g	葛根 15g
红花 15g	赤芍 15g	陈皮 15g	半夏 15g
甘草 15g	神曲 15g	山楂 15g	大黄 15g
丹参 20g	连翘 20g	麦芽 30g	

三诊：2003 年 3 月 17 日查房。服药 5 剂后，患者腹微胀、无痛，纳食好转，大便日 1 次，24 小时尿量约 1700ml，继用上方治疗。

四诊：2003 年 3 月 21 日。患者状态良好，无明显症状，纳食、二便正常。肾功能检查；血尿素氮 4.26mmol/L，血清肌酐 108μmol/L，痊愈出院。随访 3 个月，肾功能正常。

(《国医大师临床经验实录·张琪》)

【诠解】 本案患者系因药物意外伤肾，致使气血瘀滞，肾络损伤，气化失司，水液不行，湿浊余毒不能排出体外。故以半夏泻心汤加减，治以辛开苦降、温阳利水、活血解毒之法使二便通利。半夏泻心汤：半夏散结消痞，降逆止呕，为君药。干姜温中散寒；黄芩、黄连泄热开痞，均为臣药。君臣相使为用，辛开苦降，分解寒热，散结除痞。有实验研究：半夏泻心汤既可兴奋胃肠，促进胃肠蠕动；又可降低平滑肌张力，解除胃肠道平滑肌痉挛，对改善胃肠道紊乱是十分有益的。

叶景华医案

（湿热壅滞失气化，通脏泄热法先施）

顾某，男，73 岁。

初诊日期：2007 年 7 月 16 日。

患者尿少、浮肿 10 天，因右上腹痛 1 天余伴发热，以"急性胆囊炎"于 2007 年 6 月 26 日收入我院外科治疗。入院后经抗炎、解痉、制酸对症治疗，2 周后腹痛缓解，但无明显诱因出现全身浮肿、乏力，查血清肌酐 1155.0μmol/L，血尿素氮 29.3mmol/L，血红蛋白 84g/L。经 5 次透析后，血清肌酐、血尿素氮明显下降，水肿消退。但仍全身乏力，口干，纳差，腹胀不适，右上腹轻度压痛，小便量少，约 600ml/d，大便不通已 5 天，夜寐欠安。为进一步治疗而转入我科。

初诊：神疲乏力，口干，腹胀，大便不通 5 天，小便量少；舌质红，体偏胖，苔黄腻，脉弦。既往有糖尿病史多年，目前用胰岛素控制血糖，血糖稳定。查体：贫血貌，睑结膜苍白；两肺呼吸音低，未闻及明显干湿啰音；腹平软，无明显压痛，双下肢轻度凹陷性浮肿。血常规：白细胞 5.7×10^9/L，嗜中性粒细胞 59%，红细胞 2.23×10^{12}/L，血红蛋白 64g/L，血小板 343×10^9/L；肾功能：血尿素氮 6.43mmol/L，肌酐 232μmol/L；电解质：血钾 3.1mmol/L，血钠 138mmol/L，血氯 106mmol/L。

西医诊断：急性继发性肾衰竭，急性胆囊炎，胆石症。

中医诊断：腹痛（湿热壅滞），水肿（湿热壅盛）。

治则：泻热通腑，理气化湿利水。

处方：生大黄 10g　　玄明粉 6g　　　枳实 10g　　　厚朴 6g

　　　黄连 3g　　　　黄芩 10g　　　青皮 10g　　　陈皮 10g

　　　玉米须 30g　　　车前子 30g　　赤茯苓 10g　　猪苓 10g

　　　金钱草 30g　　　甘草 4g

7 剂。另以灌肠方灌肠：制大黄 15g、土茯苓 30g、生牡蛎 30g、王不留行子

30g，水煎取汁100ml，日1剂，保留灌肠。肾衰膏脐疗，双肾区微波治疗；并维持血透治疗。

二诊：2007年7月23日。患者用药1周，症情明显转好，乏力、腹痛已不明显，无发热及腹胀；大便2次/天，24小时尿量约1000～1300ml。查体：神志清，贫血貌，睑结膜苍白；两肺呼吸音低，未及明显干湿啰音，心率85次/分；腹部略饱满，双下肢压迹阴性。肾功能：血尿素氮6.00mmol/L，肌酐189.3μmol/L，尿酸398μmol/L；血糖7.38mmol/L，果糖胺1.88mmol/L；电解质：血钾3.51mmol/L，血钠147mmol/L，血氯107mmol/L。仍以原方治疗，停止血液透析。

三诊：2007年7月30日。患者症情平稳，无明显不适，自感精神较前好转，纳可；大便2次/天，24小时尿量约2000ml；舌质淡、苔薄，脉细弦。血压130/80mmHg；血常规：红细胞2.86×10^{12}/L，血红蛋白79g/L，血小板318×10^9/L；肾功能：血尿素氮5.4mmol/L，肌酐152.2μmol/L，尿酸314μmol/L；血糖7.32mmol/L，果糖胺1.91mmol/L；电解质：基本正常。予以出院，门诊随访；嘱其避风寒，慎饮食，定期复查。

处方：黄芪30g　　　当归10g　　　党参15g　　　生白术15g

　　　灵芝30g　　　制大黄15g　　　鬼箭羽30g　　　怀牛膝15g

　　　桑寄生30g　　　生甘草4g

日1剂，长期服用。

随访（2007年12月10日）：无明显不适；血糖稳定，血尿素氮5.2mmol/L，肌酐108μmol/L，尿酸184μmol/L。目前服用金水宝补肾扶正。

（《通腑泄浊法治疗继发性急性肾衰竭1例·叶景华医案》）

【诠解】　本患者为老年男性，既往有糖尿病史多年，虽无规则监测，但糖尿病所致肾功能损害可能已然潜在，加之胆道急性感染，乃是亏损之肾脏的一个"增恶因素"，致肾功能急剧受损而失其所主。中医辨证该患者证属本虚标实，脾肾亏虚为本，湿热内盛为标。肾受邪实所攻，加之久病素亏，则肾之功能急剧衰竭，水液代谢失常，故突发浮肿。肾藏精，主前后二窍。今湿热熏蒸，湿热之邪阻于肾，肾失气化，则二窍不利，小便量少，大便不通。叶景华教授在急性肾衰竭的治疗中，非常重视二便的通畅与否。他指出汗与二便是人体排邪、保持内环境平衡的三大方式。大便通则胃肠道的积滞邪毒得解，热、毒之邪随之而解，病情有望迅速好转。而下法是保持大便通畅的主要方法，在临床急腹症治疗中应用广泛。下法取效较快，应用得当，则效如桴鼓。但是对临床医生来说，如何应用下法比较难掌握，是为"易补难攻"。基本用药则以承气类方、三黄泻心汤、大柴胡汤、小柴胡汤互取其长，并用为治。有燥屎如大便干燥或闭结不通、腹胀腹痛者，以承气类为主；热盛如口干口苦、口舌生疮、咽痛、舌红苔黄燥者，加用三黄类；邪热熏蒸，外及少阳，症见胁痛胁胀、情志郁怒，则以大柴胡汤为主。该患者病已2周，少阳证情不明显，而以大便5日不通、舌质红、苔黄腻的湿热之邪阻于胃肠所致的腑气不通为主要表现，故以大承气汤合三黄泻心汤治疗，使二便得通，邪有出路而正安，故可停止血液透析。

患者经一诊、二诊治疗后，腑气畅通，湿热邪毒得清，三焦气机通畅而病愈。邪祛则正安，后期调养则以调补脾肾以治其本，扶正最宜以缓图。予以黄芪、当归、灵芝、党参、生白术益气养血健脾，怀牛膝、桑寄生平补肾阴，制大黄、鬼箭羽活血泄浊，生甘草调和诸药。全方旨在平补脾肾，兼以泄浊活血药，以祛瘀毒。用药半年后患者症情平稳，肾功能各项指标正常。

叶师临床用药常中有变，机圆法活，尤其注重不同给药途径的选择。口服是最常用的给药方法，此时患者神志清醒，愿意口服中药治疗。部分慢性病患者，大便长期需要保持通畅，又不愿口服中药，可予以脐部给药，即脐疗。因脐部是人出生以前的主要血液供应处，对药物的吸收较快，而且可直接作用于腹部，促进胃肠蠕动而起效。我们有多种效验脐疗药膏，根据不同病情选用，临床应用效果较好。该患者以肾衰竭为主要表现，故用肾衰膏脐疗以通便活血。肾衰膏为叶师经验方，主要组成为生大黄、地鳖虫、水蛭、肉桂、王不留行子、急性子等具有通便活血、温肾利水作用的药物。

灌肠常用于两种情况：其一，用于患者长期排便不畅，就诊时症情较急，或急腹症患者，或外科手术后有肠道功能紊乱的患者。一般急性病患者以大黄粉单用，或大黄和芒硝同用，取效快而且效果显著，常有逆流挽舟之效。其二，用于急慢性肾功能不全患者，以协定灌肠方（制大黄15g、土茯苓30g、生牡蛎30g、王不留行子30g等）以通利二便、泄浊排毒为目的。另外，叶师亦善用大黄，味苦、性寒，入胃、大肠、肝经；功能泻热毒，荡积热，行瘀血。临床常用于治实热便秘、谵语发狂、食积停滞、湿热黄疸、溲赤、吐血、衄血、积聚等。大黄生用力猛，熟用力缓。长期用以通便泄浊、排毒活血，用制大黄，可以30g久服；病情急，取其急下通秘或临时起用，则用生大黄10g，后下入药，也可以药粉吞服。同时也可根据病情与他药合用。如大便干结者与芒硝合用，中焦气滞者与青皮、陈皮合用，下焦气滞与乌药、制香附等合用。

慢性肾功能衰竭

一、湿毒壅滞

邹云翔医案

（腹泻呕吐病危笃，中西联手救肾衰）

董某，男，43岁，干部。1970年7月16日初诊。

1970年7月初发热腹泻，日解20余次，质稀如水，呈酱油色，稍带黏液。前几年有腰酸乏困病史。用抗菌药物热退，大便次数减少。但又反复呕吐，吐出深咖啡色液体，不欲进食，大便色黑。诊断为上消化道出血，于7月7日入某医院。入院后仍呕吐不止，进食即吐，色如咖啡，胃脘部胀痛，面部和四肢轻度浮肿，尿量减少。尿检：蛋白（＋＋＋＋），尿素氮66.79mmol/L，二氧化碳结合力19mmol/L，肌酐1149μmol/L。诊断为慢性肾小球肾炎尿毒症，尿毒症性胃炎，上消化道出血。采用补液、纠酸、补钾、止血等措施，出血减少，仍呕吐不能食，于7月16日请邹老会诊。病始腹泻发热，继则呕逆仍频，今已泻止热退，但恶心呕吐，不思饮食已周余，口渴不欲饮，大便已由酱色转为棕色，精神倦怠，卧床不起，脉细数（96次/分），舌淡绛。血压130/80mmHg。暑热为患，致胃逆呕恶，病史重笃，未可忽视。

治则：清暑益气，芳香宣浊，和胃降逆。

处方：

鲜荷叶9g	广藿梗9g	紫苏叶0.9g	潞党参12g
川石斛12g	姜汁炒川连3g	姜竹茹9g	云茯苓15g
佛手片9g	六一散^{包煎}12g	炒红花9g	鲜芦根^{去节}30g

六一散包煎12g

鲜芦根去节30g

西药继用补液、补钾、补钙等措施治疗。

二诊：1970 年 7 月 18 日。前拟清暑益气方，昨日呕吐已减，今欲进食。复查尿素氮 41mmol/L，病有转机，仍以原方踵进。

处方：生黄芪 12g　　潞党参 15g　　鲜荷叶 5g　　广藿梗 6g

云茯苓 15g　　川石斛 9g　　焦白芍 9g　　炒川连 2.5g

扁豆衣 12g　　炒红花 9g　　鲜芦根^{去节}60g

三诊：1970 年 7 月 20 日。食欲略振，已能进些食，精神好转，口不渴。血尿素氮下降至 32mmol/L，二氧化碳结合力升为 25.5mmol/L。从 18 日后停止补液、补钾等措施。食后仍感胃部不适，偶感恶心，脉细数（104 次/分）。血压 140/90mmHg。方拟斟酌前制，以冀续效。

处方：紫苏叶 1.5g　　炒川连 2.4g　　姜竹茹 12g　　鲜荷叶 5g

潞党参 9g　　云茯苓 12g　　枸杞子 9g　　肥知母 9g

黄柏炭 3g　　姜枳实 3g　　生玉竹 9g

四诊：1970 年 7 月 22 日。泛恶已止，纳食增加，胃气已醒，脘不胀痛，大便色黄，质已成形，小溲通畅，浮肿退，寐不实，脉细数（96 次/分），苔色正常。病情已属稳定，昨日上消化道钡餐透视未见异常。原方有效，再拟化裁前制。

处方：紫苏叶 0.9g　　姜川连 1.8g　　潞党参 12g　　云茯苓 12g

鲜荷叶 3g　　广藿梗 5g　　生薏苡 12g　　枸杞子 12g

炒玉竹 5g　　炒陈皮 3g

五诊：1970 年 7 月 28 日。病情大有好转，自觉不适感消失，食欲佳。查血尿素氮 28.5mmol/L，酚红排泄试验 30%（2 小时），血压 140/96mmHg。病势已稳定，脾肾双亏，气血两虚，从健脾补肾、补气养血图本治疗。

处方：潞党参 12g　　云茯苓 12g　　枸杞子 9g　　骨碎补 9g

西当归 9g　　活磁石^{先煎}9g　　杭白芍 9g　　炒玉竹 5g

炒陈皮 3g　　熟枣仁 9g　　真阿胶^{烊化}3g

六诊：1970 年 8 月 3 日。胃气振奋，纳谷增加，近日觉胸闷不适，晨起时面部轻度浮肿。血压 136/90mmHg；血尿素氮已降至 10.95mmol/L，肌酐 155.6mmol/L；尿检：蛋白（-），上皮细胞 0~2 个，脓细胞 0~1 个；肾图示左侧肾功能曲线分泌段正常，排泄段部分受阻；摄 X 线腹部平片，无阳性结石发现。仍宗上法补益治本。

处方：炒潞党参 12g　　炒山药 9g　　　云茯苓 9g　　　炒白术 5g
　　　枸杞子 9g　　　　西当归 9g　　　杭白芍 9g　　　干河车 3g
　　　真黄柏 2.4g　　　广藿梗 3g　　　肉桂粉^{吞服}0.6g

西药自 1970 年 7 月 18 日后仍用苯丙酸诺龙 25mg，肌内注射，一周 2 次；利血平 0.25mg，每日 3 次，间断应用。其他还用过维生素 C、复合维生素 B。观察至 8 月 6 日，症情稳定，血压 130/80mmHg，血尿素氮 9.86mmol/L，尿检正常而出院休养。出院后觉气短寐差，8 月 21 日又至邹老处门诊，专服中药，方用补气温阳、益肾健脾，又和络宁心法巩固疗效。

处方：潞党参 12g　　肉桂粉 0.9g　　枸杞子 12g　　炒山药 9g
　　　云茯苓 9g　　　西当归 9g　　　紫丹参 9g　　　合欢皮 18g
　　　柏子仁 12g　　　干荷叶 5g

经上方治疗至 9 月中旬，已无自觉不是之感，尿复查无异常，肾功能正常，血化验红细胞 3.59×10^{12}/L，血色素 7g/L。至 11 月 11 日复诊时，症情稳定，以原意巩固之。

处方：潞党参 15g　　淡附片 3g　　　枸杞子 12g　　西当归 9g
　　　紫丹参 9g　　　单桃仁^杵9g　　炒红花 9g　　　柏子仁 12g
　　　朱茯苓 9g　　　炙远志 6g　　　炙甘草 3g

服至 11 月底停药，参加车间轻体力劳动。1971 年 5 月复查酚红排泄试验已升至 72%（2 小时）。

1973 年 2 月，发热后病情反复，腰痛乏力，胸痛心悸。2 月 22 日查血尿素氮 20.8mmol/L；尿检：脓细胞（＋＋），红细胞（＋＋＋）；血压正常。脉细数（120 次/分），苔薄腻。从补气通阳、健脾化湿、活血化瘀、滋阴宁心法治疗。

处方：潞党参 24g　　薤白头 5g　　　瓜蒌仁 9g　　　制苍术 5g
　　　单桃仁 9g　　　炒红花 9g　　　紫丹参 9g　　　朱云苓 9g
　　　二至丸^{包煎}12g　　川石斛 15g　　杭白芍 9g　　　芦苇根^{去节}60g

服药后自觉症状逐渐消失，各项化验亦复正常，至 4 月份停药，上班工作，但劳动时体力仍差。至1976年后，体力渐渐恢复正常，可参加重体力劳动。1977年全年满勤。1978年5月来院复查，形体发胖，体重由1970年时的40kg余增加至60kg余，身体壮实，面色红润，实难辨认是数年前患严重肾病的患者，自述胃纳很好，日进一斤二两（600g）。自1973年4月停药之后，直至1978年夏季未再服药。1978年6月1日复查，血尿素氮5.3mmol/L，二氧化碳结合力26mmol/L，肌酐亦正常，胆固醇6.1mmol/L；血压116/78mmHg；尿检：偶见透明管型。随访8年，肾功能恢复良好，疗效巩固。

（《邹云翔医案选》）

【诠解】 此例患者，原系慢性肾小球肾炎，病前数年，觉腰酸乏力，能坚持工作而未重视。此次患急性菌痢后导致肾病加重，肾功能衰竭。西医诊断为慢性肾小球肾炎尿毒症，尿毒症性胃炎，上消化道出血。中医诊断为暑热呕吐。病史危笃。其治疗过程，可分为4个阶段，前2个阶段在医院中西医结合治疗，后2个阶段则单服中药。

第1阶段：西医考虑患者菌痢后又呕吐、呕血，失水失血情况存在，血生化检查氮质血症、酸中毒、电解质紊乱存在，故作出上述诊断，并用补液、止血、纠酸、补钾、促进蛋白质合成等措施治疗。1周后，出血已减少，呕吐仍不止，病情危急。邹老视诊后，分析此证为暑热呕吐，暑气袭人，耗气伤阴，气逆夹内毒上泛，致呕吐不止，胃气大伤。所以治疗从清暑益气、芳香泄浊、和胃降逆着手。方中荷叶为清暑升阳、解毒醒胃、止血消食之品；藿香芳化湿浊、调中快胃、祛暑醒脾，为暑令要品；苏叶下气宽中，解毒开胃；姜竹茹、姜川连益胃和降，与补气养阴药同用治标治本。故1剂后呕吐即减，病有转机，2剂后欲饮食。即停用主要西药，以中药清暑醒胃为主调治，并配适合之饮食，使暑热渐清，胃气渐降而趋恢复。

第2阶段：五诊时病情已大有好转，胃气醒，精神佳，血化验尿素氮下降至78mg/dl，即转治本。因脾肾两亏，气血双虚，故从健脾益肾、调养气血法调治巩固。经治疗，自觉症状消失，脾肾功能改善，阴阳趋向协调，气血得以充养，检查肾功能正常而出院休养。

第3阶段：患者出院后活动量增多，又觉气短，寐差。为巩固疗效，在前段治疗的基础上运用补气温阳、益肾健脾、活血化瘀、和络宁心法治疗，并逐步加重活血化瘀的成分，致病体恢复而上班工作。根据邹老经验，肾病标象缓解后，从本治疗中，为提高肾功能，补肾中一定要调摄阴阳，以达阳生阴长、阴平阳秘之目的。同时必须健脾，补后天以养先天，并须运用补气活血之品，才能达到提高肾功能之目的。

第4阶段：1973年2月份发热后，病情稍有反复，主症是胸痛心悸，脉细数。血生化检查氮质血症存在。中医辨证为气阳两虚，脾虚湿蕴，心络瘀阻。运用补气通阳、健脾化湿、活血化瘀、滋阴宁心法治疗，辨证得当，用药准确，2个月后病又稳定，即上班工作至今。

刘渡舟医案

（三焦瘀废水毒侵，畅达气机通水道）

杨某，男，28岁。1995年3月8日初诊。

患者于3年前患慢性肾小球肾炎，常因感冒、劳累使浮肿、腰痛反复发作，经多方治疗，效果不彰。现症见：近半月来，浮肿加剧，以下肢为甚，小便短少，腰区酸冷，纳差，腹胀，肢软，便溏，时有咽痒，咳嗽，面色晦暗不泽。舌苔厚腻，脉滑略弦。尿化验：蛋白（＋＋），红细胞20个/HP，白细胞少许，血红蛋白80g/L；肾功能：血尿素氮19.5mmol/L，肌酐335.5μmol/L，二氧化碳结合力17.1mmol/L。

辨证：三焦邪毒。

治则：溃邪解毒，通利三焦。

处方：用经验方荆防肾炎汤。

荆芥6g	防风6g	柴胡10g	前胡10g
羌活4g	独活4g	枳壳10g	桔梗10g
半枝莲30g	白花蛇舌草15g	生地榆15g	炒槐花12g
川芎6g	茜草12g	赤芍10g	茯苓30g

水煎服，每天1剂。

二诊：服用上方 14 剂后，浮肿明显消退，小便量增多，诸症减轻。肾功能：血尿素氮 14.2mmol/L，肌酐 273.7μmol/L，尿化验：蛋白（＋），红细胞少许。药已中的，再服 21 剂。

三诊：服药后，浮肿尽退，肾功能化验：血尿素氮 6.9mmol/L，肌酐 167.8μmol/L，二氧化碳结合力 24mmol/L；血红蛋白 105g/L。尿化验：蛋白（±）。舌淡苔白微腻，脉软无力。此大邪已退，正气未复之象，以参苓白术散 10 剂将息，诸症皆瘥。

（《中医杂志·刘渡舟验案》）

【诠解】 刘渡舟认为病至慢性肾衰尿毒症阶段，其证为湿毒壅滞三焦，肺脾肾功能俱损所致。湿毒壅滞，三焦气化不利，使肺失宣降，"水之标"遏；脾失健运，"水之制"溃；肾失蒸腾，"水之根"摇。表里升降出入之机弛废，邪毒泛滥全身。本证虽有虚候，然亦非正气本虚，实为邪盛伤正使然。于此之时，当行祛邪以扶正之法，以溃败三焦邪毒为主，自拟荆防肾炎汤（荆芥、防风、柴胡、前胡、羌活、独活、桔梗、枳壳、半枝莲、白花蛇舌草、生地榆、槐花、川芎、赤芍、茜草、茯苓）。本方为疏利三焦表里上下升降出入之代表方，可使三焦畅，气血和，表里通，上下达，"大气一转，其气乃散"，"人即安和"（《金匮要略》）。

吕承全医案

（下焦湿热成结石，温肾降浊通肾络）

刘某，男，53 岁，工人。1992 年 9 月 7 日初诊。

主诉：腰痛乏力 2 年，下肢肿 11 个月。

现病史：患者 1990 年 8 月因患左肾结石，予超声碎石、排石后出现纳差乏力。1991 年 4 月，出现双下肢水肿，查尿：蛋白（＋＋＋），厂医给慢肾宝、三金片、泼尼松等治疗 7 个月余无效，转我院治疗。诊时患者脉搏 64 次/分，呼吸 16 次/分，血压 130/80mmHg，面色萎黄，精神不振，腰痛、双下肢水肿，畏寒乏力。舌质红、苔白腻，脉沉细。尿常规：蛋白（＋＋），红细胞 0～1 个/HP，白细胞 0～2 个/HP；血常规：红细胞 10×10^{12}/L；血红蛋白 10g/L，白细胞

6.8×10^9/L；中性粒细胞 0.68%；血生化：总蛋白 55g/L，白蛋白 35g/L，球蛋白 20g/L，胆固醇 7.94mmol/L，三酰甘油 2.75mmol/L，血尿素氮 9.3mmol/L，肌酐 240μmol/L，二氧化碳结合力 18mmol/L；B 超示：双肾体积略有缩小，双肾实质弥漫性损伤；酚红排泄实验：酚红总排泄量 49%。

诊断：梗阻性肾病，慢性肾功能不全。

辨证：下焦湿热，伤及于肾，肾衰水泛，湿浊化生。

治则：温肾利水，和胃降浊，扶正祛邪。

处方：大黄附子汤合二陈汤加减。

藿香 10g	白蔻 10g	陈皮 10g	半夏 10g
茯苓 30g	白术 10g	砂仁^{后下}10g	制附子^{先煎}10g
炒麦芽 15g	莲须 30g	肉苁蓉 10g	仙灵脾 15g
大黄炭 10g			

每日 1 剂，水煎服。

二诊：1992 年 10 月 15 日。上方略有加减，服用 36 剂，水肿基本消退，饮食正常，仍畏寒乏力，舌质淡红、苔薄白，脉沉细。尿常规：蛋白（＋＋）。证属脾肾阳虚，继用温补脾肾法。

处方：真武汤加减。

制附子^{先煎}15g	白芍 15g	茯苓 30g	白术 15g
干姜 6g	泽泻 15g	肉桂 3g	山药 30g
川牛膝 15g	丹参 30g	黄芪 30g	仙灵脾 15g
鹿茸^{冲服}1.5g			

三诊：1992 年 12 月 26 日。上方略有加减，服用 2 个月余，病情基本缓解，精神饮食转佳，舌质淡红、苔薄白，脉沉缓，四肢温和。查尿常规：蛋白（＋）；血生化：总蛋白 68g/L，白蛋白 48g/L，球蛋白 20g/L；电解质：钾 4.0mmol/L，钠 135mmol/L，氯 109mmol/L，钙 2.45mmol/L，磷 1.4mmol/L；肾功能：血尿素氮 7.3mmol/L，肌酐 180μmol/L，二氧化碳结合力 19.3mmol/L。证属脾肾两虚，继用真武汤加减。温补脾肾法巩固疗效。

（《吕承全学术经验集》）

【诠解】 本例患者系肾结石梗阻所致。其病位在肾，下焦湿热，灼津成石，阻塞尿系；伤及于肾，梗阻虽已解除，但病延久，肾气衰微，水湿泛滥，湿浊化生，而成正衰邪实证。梗阻解除后，可因泌尿系内压力突然降低，肾髓质渗透梯度被破坏，致排尿突然增多，而常引起电解质紊乱及酸碱失衡，出现精神不振，表情淡漠，软弱无力，心律失常，纳差腹胀；脉沉细，舌质红、苔薄白等症，以气阴两虚证、脾肾两虚证最为常见。吕老针对梗阻性肾病因失治误治而致肾功能不全者多属脾肾虚衰、湿浊内蕴证，治疗以正邪兼顾为主，选用大黄附子汤合温胆汤及大黄、槐花之类加减，祛邪安正，配合西药纠正电解质、酸碱平衡等疗法，促使患者病情向好的方面转化，待病情稳定后，则治疗重在益气养阴、健脾补肾，故选用当归补血汤合生脉散、增液汤、真武汤等，扶正为主，巩固疗效。

赵绍琴医案

医案 1（浊毒瘀血困三焦，综合调理赵师高）

包某，男，38 岁。内蒙古某林场工人。

1992 年 11 月确诊为慢性肾功能衰竭，尿毒症期。1993 年初来京医治，在某大医院做血液透析。1993 年 4 月就诊于赵老。当时患者每周血液透析 3 次，已连续进行了 3 个多月。透析前血清肌酐 592.3μmol/L，尿素氮 19.3mmol/L，血红蛋白 50g/L。现症见：面色苍黄晦浊，神疲乏力，恶心欲吐，皮肤瘙痒，下肢浮肿，小便短少，大便干结，舌质暗淡、舌苔垢厚且腻，脉象弦滑数，按之有力。合而观之，其证属邪蕴成毒，深入血分，络脉瘀阻，三焦不畅，将成关格。

治则：凉血化瘀，清泄浊毒。

处方：

荆芥炭 6g	防风 6g	佩兰 10g	藿香 10g
生地榆 10g	炒槐花 10g	丹参 10g	茜草 10g
白鲜皮 10g	地肤子 10g	草河车 10g	大腹皮 10g
灶心土 30g	大黄 6g		

水煎服，每日 1 剂，每次少量，多次分服以防其呕吐。并反复叮咛，一定要严格控制饮食，每天坚持走路锻炼 2~3 小时。

二诊：上方服用后，呕恶即止，小便渐增，浮肿见消，大便通畅，患者自觉精神好转，气力有增。复查血清肌酐和血尿素氮也有所下降。此后治疗，均以凉血化瘀、疏调三焦为基本大法，而随症灵活加减。在患者的密切配合下，治疗2周之后开始延长透析间隔时间，由开始治疗时的每周3次逐渐递减为每周2次、每周1次，直到1993年9月停止透析，完全用中药治疗。

三诊：1993年12月复诊。患者停止透析已67天，面色较润，精神爽适，知饥欲食，二便如常，自觉气力增加，每天散步3~4小时，不觉疲劳。近日化验血清肌酐为203.3μmol/L，血尿素氮9.6mmol/L，血红蛋白103g/L。说明停止透析后病情基本稳定，未出现反复。患者要求携方返里。根据其病情现状分析，认为回去之后，只要能够按照既定的治疗方案进行综合调理，是可以逐渐好转的，于是为患者拟定下方。

处方：荆芥炭6g　　防风6g　　　白芷6g　　独活6g

生地榆10g　　炒槐花10g　　丹参10g　　茜草10g

焦三仙各10g　大腹皮10g　　槟榔10g　　大黄6g

水煎服，每日1剂。并再三谆谆叮嘱，务必谨慎饮食，坚持运动锻炼，不可松懈。患者遵嘱，遂携上方回家治疗。1994年3月，该患者介绍其同乡前来就诊，告之包某回去后身体较前强壮，已能干些轻活，仍在依法治疗云。

（《赵绍琴临证验案精选》）

【诠解】　本例为慢性肾功能衰竭、尿毒症，且已进行血液透析3个多月。按一般规律推论，是不可能停止透析的。只能长期依赖透析，等待机会换肾而已。赵老以凉血化瘀、清泄邪毒为法进行治疗，并严格控制其饮食，有效地降低了血清肌酐和血尿素氮。又根据化验指标的改善情况，适时地逐渐拉长透析的间隔时间。这期间，随着患者坚持治疗和适度的运动锻炼，其肾功能也渐渐得到部分恢复，终于达到了完全停止透析的目的。从这个病例的治疗过程中，我们可以看出，赵老对慢性肾病的治疗是综合性的，中医药辨证论治、患者注意饮食控制和运动锻炼，这3个方面缺一不可。这就是赵老治疗慢性肾病成功的秘诀。

医案2（湿热积滞络脉瘀，治以营血畅气机）

孙某，男，47岁。1989年5月31日初诊。

自1988年10月发现尿少、尿浊，下肢浮肿，未引起重视。于1989年1月7日突然晕倒昏迷，医院以一氧化碳中毒抢救10余天无效，后查血尿素氮89mmol/L，血红蛋白40g/L，确诊为尿毒症，改血液透析疗法，每周2次至今。现求赵老诊治。刻诊时，患者面色褐浊，体质较差，口中秽浊较重，时恶心呕吐，皮肤作痒，大便干结，小便黄赤，周身乏力，腰酸嗜睡，下肢麻木，行走不利，舌红苔白厚腻，脉弦滑有力。查血尿素氮39.16mmol/L，肌酐353.6μmol/L，尿蛋白（＋），血压140/90mmHg。

辨证：湿热积滞互阻，湿阻气分，热郁血分，络脉瘀阻。

治则：清化湿热，消食导滞，活血化瘀，佐以通络方法。

处方：荆芥6g　　防风6g　　生地榆10g　　丹参10g
　　　茜草10g　　赤芍10g　　藿香后下10g　　佩兰后下10g
　　　白芷6g　　紫草10g　　地丁草10g　　白鲜皮10g
　　　大黄2g

服药10剂，症状见轻，皮肤痒止，以上方去白鲜皮、地丁草、紫草，加半夏10g、竹茹6g、灶心土30g，又服药10余剂，腰酸嗜睡好转，恶心呕吐未作，饮食二便正常，惟下肢麻木，舌红苔白，脉滑数，查血尿素氮5.12mmol/L，肌酐97.24μmol/L，尿蛋白（＋），改透析每周1次，用清化湿热、益气活血通络方法。

处方：荆芥炭10g　　防风6g　　丹参10g　　茜草10g
　　　生地榆10g　　炒槐花10g　　赤芍10g　　黄芪30g
　　　丝瓜络10g　　桑枝10g　　大黄2g

服药20余剂，无其他不适，停透析。停透析1个月后，查血尿素氮4.16mmol/L，肌酐106μmol/L，血红蛋白110g/L，尿蛋白（－），病情稳定。停透析半年后，复查肾功能、尿常规、血常规均在正常范围，未见复发，尿毒症痊愈，惟留下透析后下肢麻木行动不利后遗症。

（《赵绍琴临证验案精选》）

【诠解】　此患者为尿毒症晚期，中毒症状较重，且已经血液透析，经赵老治疗后，不但临床症状全部消失，而且停止血透后化验指标全部正常，而获痊愈。这充分证明尿毒症并非不可逆转，肾功能衰竭患者完全有可能恢复部分肾功能。

赵老创造性地把温病卫气营血的理论应用到内科杂病治疗中，对一些疑难病症主张从营血进行辨证，如慢性肾小球肾炎、肾病综合征、慢性肾衰竭、尿毒症等，均从营血论治，取得满意效果。就拿本例来说，根据初诊时辨证为湿阻气分，以及治疗时的用药特点就可看出卫气营血辨证的思想，方中用药以荆芥、防风、白芷、藿香等发表透邪，宣解气分湿浊，气机得畅，则湿邪可化，从而达到活血化瘀、疏通经络的作用；生大黄活血化瘀，清热解毒，通腑泻浊；地榆、槐花、丹参清热凉血活血；焦三仙消食和中化滞，杜绝生湿之源等。

医案 3（心肾合病病势危，祛湿化瘀水火济）

李某，男，64 岁，退休工人。1988 年 12 月 28 日初诊。

患者于两个月前发现纳差，乏力，心慌，恶心呕吐时作，检查尿蛋白（±），某医院以慢性肾小球肾炎、肾功能不全收入住院。入院后查血尿素氮 39.8mmol/L，肌酐 884μmol/L，血红蛋白 65g/L。诊断为肾功能衰竭、尿毒症期，继发性贫血。经输液及中医结合药物治疗 1 个月余，疗效不明显，并渐增皮肤瘙痒，小便减少，浮肿，大便不畅，症状日益加重，检查血尿素氮 44.1mmol/L，肌酐 1538μmol/L，血红蛋白 62g/L，且合并高血压、冠心病、心房纤颤。因此无法行血液透析疗法，西医束手无策，嘱其回家准备后事。其家属在绝望之际，试求中医一治，邀请赵老会诊。会诊时患者面色㿠白，周身浮肿较甚，呕吐频作，气喘吁吁，手足发冷，舌质红苔白厚腻，脉濡软且滑，沉取三五不调，按之有力。询问之，尽食膏粱厚味。全是湿热积滞互阻、三焦不畅之象，先以芳香化浊、疏调气机、清热凉血方法，并嘱其清淡饮食。

处方：荆芥 6g　　防风 6g　　藿香^{后下}10g　　佩兰^{后下}10g

黄连 2g　　苏叶^{后下}10g　　生地榆 10g　　茜草 10g

白鲜皮 10g　　地肤子 10g　　草河车 10g　　灶心土 60g

大黄 3g

服药 5 剂，呕吐减轻，又进 5 剂，病情大转，恶心呕吐、皮肤作痒皆止，浮肿见轻，略有食欲，精神转佳。

二诊：1989 年 1 月 9 日又请会诊。舌红苔白且干，脉滑数，沉取不稳，虽有转机，仍中阳不足，病势较重，用清化湿热、凉血化瘀，佐以甘寒益气养阴之品。

处方：荆芥炭 10g　　　防风 6g　　　白芷 6g　　　大黄 5g

生地榆 10g　　　赤芍 10g　　　丹参 10g　　　茅芦根各 10g

小蓟 10g　　　沙参 10g　　　西洋参^{单煎另服}3g　　　麦冬 10g

服药 10 剂，复查血尿素氮 19.36mmol/L，肌酐 574.6μmol/L，出院来门诊治疗。

三诊：1989 年 3 月 8 日。因感冒咳嗽发热，而出现胸水、肺水肿，喘促不能平卧，脉滑数，舌白苔厚，先用宣肃化痰方法。

处方：苏叶子各 10g　　　前胡 6g　　　浙贝母 10g　　　麻黄 2g

荆芥穗 6g　　　防风 6g　　　白芷 6g　　　生地榆 10g

桑白皮 10g　　　地骨皮 10g　　　大黄 2g

服药 7 剂，感冒愈，喘平咳嗽止。

四诊：1989 年 4 月 3 日。查血尿素氮 16.48mmol/L，肌酐 442μmol/L，血红蛋白 9.6g。下肢浮肿见轻，饮食二便正常，仍以前方加减。

处方：苏叶子各 10g　　　浙贝母 10g　　　荆芥 6g　　　防风 6g

白芷 6g　　　生地榆 10g　　　炒槐花 10g　　　丹参 10g

茜草 10g　　　赤芍 10g　　　大黄 5g　　　焦三仙各 10g

水红花子 10g

以此方为主加减服药 1 个月余，病情稳定，查血尿素氮 16.02mmol/L，肌酐 406.64μmol/L，血红蛋白 95g/L。家人很高兴，于 5 月初由其女婿陪同乘飞机去广州等地旅游 2 周，安全顺利返京，并未反复。

（《赵绍琴临证验案精选》）

【诠解】　此患者系尿毒症晚期，浮肿、尿少、肤痒、呕吐频作，并合并冠心病、心房纤颤。不能透析，西医畏之。经赵老治疗后，患者积极配合，以清淡饮食，绝对禁蛋白，下地活动，仅服 5 剂，病状大减，又进 5 剂，病情大转。中途因感冒出现肺水肿、胸水，又仅服药 7 剂很快平息。前后共治疗半年，已能外出旅游。血尿素氮由 44.1mmol/L 降至 16.02mmol/L，肌酐由 1538.16μmol/L 降至 405.26μmol/L，血红蛋白由 62g/L 上升为 96g/L，疗效满意。这充分证明，中医能够治疗尿毒症，而并非透析一途。其治疗方法，先以芳香化浊、清热凉血，湿浊已去，再以凉血清热、活血化瘀，佐以甘寒益气养阴而取效甚佳。

叶景华医案

（风湿热瘀致肾损，疗效确切慢肾方）

朱某，男，37 岁，农民。

7 岁时曾患肾炎，近 2 个月来尿中又出现蛋白，面部浮肿，用激素和双氢克尿噻治疗未见好转。患者面部及下肢浮肿，小便黄，口干苦，纳可，大便正常，舌苔薄黄质红，脉细缓。血压 120/72mmHg。化验：尿蛋白（＋＋＋），24 小时尿蛋白定量 6.9g，有少许红、白细胞，血清肌酐 159μmol/L，血尿素氮 7.1mmol/L，血胆固醇 9.3mmol/L，三酰甘油 2.3mmol/L，血白蛋白 30.5g/L，球蛋白 28g/L。住院后予服"慢肾方"。因湿热偏盛，故加重清化湿热。

处方：黄柏 10g　　　制茅术 30g　　　川牛膝 15g　　　鹿含草 30g

半枝莲 30g　　　金雀根 30g　　　白茅根 30g　　　赤芍 10g

丹皮 10g　　　徐长卿 30g　　　菝葜 30g　　　毛冬青 30g

夏枯草 10g

服药 3 周，浮肿消退，余症亦除，尿蛋白渐减少而转阴，复查血脂亦下降。住院 4 周后出院，又门诊治疗 5 个月，一般情况好，恢复工作。

（《辨证与专方结合内治与外治相辅擅治肾病的叶景华》）

【诠解】 患者感受风湿热邪，湿热较重，2 个月来虽有大量蛋白尿，但无明显虚证。因邪阻气滞而致血瘀，故治拟清热利湿、活血祛风为主，疗效甚佳。叶老在近半个世纪的行医生涯中，博采众长，深入钻研，善于总结。他倡导辨证论治为医之要，提出"五要"：一要抓主证，二要分主次，三要找个性，四要注意阶段性，五要局部疾病整体分析。主张辨证论治与专方专药相结合，内治与外治相结合，中西医结合，宏观与微观相结合，从而使疗效明显提高。对五脏病证的治疗强调抓住标本缓急，急则治标，以祛邪为先；缓则图本，尚须兼顾祛邪。对六腑病症的治疗，强调用理气法和通下法，取得满意疗效。对外感高热，提出按辨证用汗、清、下、和四法，一日2剂，每隔3小时服药1次；病急重者多途径给药，内服、外治、保留灌肠、针灸、脐疗等，以提高疗效。对肺脓肿治疗有研究，提出清热解毒、祛痰排脓两大治法，制订出复方鱼桔汤，取得较好的疗效。近30多年来，叶老以中医药治疗肾炎积累丰富经验，对慢性肾小球肾炎治以益肾清利、活血祛风法，组成慢肾方；对慢性肾功能衰竭治以扶正解毒、化瘀荡浊利湿法，组成肾衰甲方和乙方。不仅临床疗效明显，且经动物实验初步阐明了作用机制。慢肾方：鹿含草30g，怀牛膝30g，楮实子15g，金雀根30g，徐长卿30g，半枝莲30g，白茅根30g，黄柏10g，菝葜30g，山海棠片15片（分3次吞服）。功用：益肾清利，活血祛风。主治：慢性肾小球肾炎，症见浮肿、腰部酸痛、乏力、蛋白尿、血尿等。用法：每日1剂，煎两汁，每隔3～4小时服1次；病重者1日2剂。

附：1. 菝葜：也称金刚藤，百合科菝葜属，多年生藤本落叶攀附植物；性味：甘、酸、平，无毒；归肝、肾经。功能：祛风利湿，解毒消痈。主治：风湿痹痛、淋浊、带下、泄泻、痢疾、痈肿疮毒、顽癣、烧烫伤，解毒、祛风，疮科要药，有发汗、祛风、利尿及治淋病、癌症、消渴的功用；叶捣烂外敷治恶疮。用法用量：内服：煎汤，10～30g；或浸酒；或入丸、散。

2. 金雀根：为豆科植物锦鸡儿的根或根皮；性味：苦、辛、平，入肺、脾二经；功效：清肺益脾，活血通脉。主治：虚损劳热、咳嗽，高血压，妇女白带、血崩，关节痛风，跌打损伤。《本草纲目拾遗》载："治跌打损伤，咳嗽。暖筋骨，疗痛风。性能追风活血，兼通血脉，消结毒。"又有《开宝本草》载："清肺益脾。治头晕，咳嗽，哮喘，五劳七伤，衄血。"

3. 毛冬青：为冬青科冬青属的植物。性平，味苦涩；归肺、胃经。功效：清热解毒，活血通络。主治：风热感冒，肺热喘咳，喉头水肿，扁桃体炎，痢疾，冠心病，脑血管意外所致的偏瘫，血栓闭塞性脉管炎，丹毒，烫伤，中心性视网膜炎，葡萄膜炎，以及皮肤急性化脓性炎症。用于冠状动脉硬化性心脏病、急性心肌梗死、血栓闭塞性脉管炎；外用治烧烫伤、冻疮。

王自敏医案

（浊毒聚表湿难耐，气血两清重祛风）

于某，男，62 岁，干部。2008 年 4 月 4 日初诊。

全身皮肤瘙痒 1 个月。原患慢性肾小球肾炎 8 年，近两年来发现肾功能异常，血清肌酐、血尿素氮日渐升高，住某省级医院治疗。1 个月来皮肤瘙痒严重，夜不能寐，用西药内服外用均效不佳，欲配服中药治疗，遂来就诊。

初诊：面色晦暗，精神不振，恶心欲吐，心烦急躁，口干苦，手心发热，下肢乏力，皮肤瘙痒，身有抓痕，小便短少，大便干结。舌质暗红、舌苔黄垢厚，脉弦滑数。肾功能：血清肌酐 489μmol/L，血尿素氮 15.2mmol/L，二氧化碳结合力 17.1mmol/L，尿酸 496μmol/L。尿常规检查：红细胞 0 ~ 5 个/HP，蛋白（ + ）。

西医诊断：慢性肾功能衰竭。

中医诊断：肾衰病。

辨证：湿热壅盛，蕴结成毒，深入血分。

治则：清热凉血，化瘀解毒。

处方：金银花 30g　　蒲公英 20g　　生地黄 20g　　牡丹皮 15g
　　　　地骨皮 15g　　防风 10g　　　荆芥 15g　　　地肤子 30g
　　　　白鲜皮 15g　　潼蒺藜 15g　　丹参 30g　　　赤芍 15g
　　　　厚朴 15g　　　大黄 9g

二诊：2008 年 4 月 12 日。上方服 5 剂，大便通畅，每日 2 ~ 3 次，内热大减，手心发热、心烦急躁、皮肤瘙痒均轻，仍口干苦，舌质红、舌苔黄腻，脉弦滑数。治则不变，方略有加减。

处方：金银花 30g　　蒲公英 20g　　生地黄 20g　　牡丹皮 15g
　　　　黄芩 10g　　　防风 10g　　　荆芥 15g　　　地肤子[包] 30g

白鲜皮 15g　　蛇床子 30g　　玄参 15g　　丹参 30g

赤芍 15g　　白豆蔻 10g　　制大黄 6g

三诊：2008 年 4 月 21 日。上方服 7 剂，皮肤瘙痒已愈，夜能入寐，口不干苦，恶心欲吐已止，精神转佳，近日纳差，食量减少，疑其前药苦寒，伤及脾胃所致，今改用健脾和胃、化瘀解毒。

处方：北沙参 15g　　生山药 20g　　白术 10g　　生薏苡仁 15g

焦三仙各 10g　　生地黄 20g　　牡丹皮 15g　　金银花 30g

生槐花 30g　　白花蛇舌草 30g　　丹参 30g　　赤芍 15g

鸡血藤 30g　　积雪草 30g　　甘草 6g

四诊：2008 年 4 月 30 日。上方服 7 剂，胃脘部舒畅，食量增多，两腿有力，外出散步 1～2 小时不觉疲劳。复查肾功能：血清肌酐 301μmol/L，血尿素氮 9.2mmol/L，尿酸 389μmol/L，二氧化碳结合力 19mmol/L。尿常规检查：蛋白微量。舌质偏红、舌苔薄黄，脉弦细。血清肌酐、血尿素氮虽有下降，但血内浊毒仍偏盛。今用滋阴凉血，化瘀解毒。

处方：生地黄 20g　　牡丹皮 15g　　金银花 30g　　白花蛇舌草 30g

丹参 30g　　赤芍 15g　　茜草 20g　　生地榆 15g

生槐花 30g　　六月雪 30g　　积雪草 30g　　制大黄 6g

砂仁 10g　　白茅根 30g　　甘草 6g

此方随症加减，患者服药坚持半年，诸症悉平，恢复工作，复查血清肌酐 170μmol/L，血尿素氮 7.3mmol/L，尿酸 364μmol/L，二氧化碳结合力 20mmol/L。

（《浅述王自敏教授治疗慢性肾衰竭 8 法》）

【诠解】　皮肤瘙痒是慢性肾功能衰竭晚期患者常见的症状之一，由于血液中代谢毒素无法排出体外，而在体内大量潴留，并随汗液排出体表，尿毒症毒素能使患者皮肤汗腺、皮脂腺萎缩，从而使毒素在皮肤沉积，刺激皮肤产生瘙痒。常因其全身发作，奇痒难忍，甚则反复搔抓导致溃破感染，难以愈合而使患者痛苦万分，极易诱发病情恶化。因此，在尿毒症期的辨治过程中十分重视对皮肤瘙痒的治疗，同时认为其辨治关键在于清解血分热毒，常常以宣风散热、清解血毒之金银花、蒲公英为君为首，再以生地黄甘凉滋阴、凉血解毒，牡丹皮入血分、清血分邪热为臣，辅以荆芥、防风、地肤子、白鲜皮、潼蒺藜等一派祛风止痒药品，又因血分毒邪久恋难去，易伤阴生热酿瘀，故常加地骨皮、白薇等清解虚热，丹参、赤芍活瘀清心，值得注意的是在清解血中毒邪的同时，不忘应用大黄、厚朴使邪有去路，一解一排，首尾相应，血分热毒得以化解排出，则瘙痒自止。

二、气血阴阳亏虚

祝谌予医案

（肝肾阴虚阳上亢，潜阳滋阴复水主）

董某，男性，40 岁，工人。1992 年 11 月 2 日初诊。

主诉：水肿、头痛伴视物不清 2 个月。

患者于今年 9 月初自觉颜面水肿，并出现阵发性头痛、头晕伴视物不清，当地医院检查血压（200 ~ 182）／（135 ~ 100）mmHg，尿蛋白（＋＋）~（＋＋＋），红细胞满视野。血清肌酐、血尿素氮均增高。肾图示双肾功能重度受损。眼底检查：动脉硬化、渗血。乃以急性肾小球肾炎收住入院。经用青霉素、硝苯地平、卡托普利等治疗 1 个月，水肿好转，血压下降，但肾功能未恢复。来京进一步诊治。本院门诊检查：血压 150/100mmHg，尿蛋白（＋＋），红细胞（－），血清肌酐 618.8μmol/L，血尿素氮 30.26mmol/L。

症状：双眼睑轻度水肿，头痛头晕，视物模糊，腰膝酸软，二便如常。舌淡胖、边有齿痕、苔薄白。脉弦滑数。

辨证：肝肾阴虚，肝阳上亢。

治则：滋补肾阴，平肝潜阳。

处方：杞菊地黄汤加味。

枸杞子 10g	杭菊花 10g	生熟地各 10g	山药 10g
山萸肉 10g	丹皮 10g	茯苓 15g	泽泻 10g
白茅根 30g	益母草 30g	川断 15g	桑寄生 20g
菟丝子 10g	怀牛膝 10g	夏枯草 15g	钩藤 10g

每日 1 剂，水煎服。

二诊：1992 年 11 月 20 日。服上方 7 剂后住本院肾内科病房，诊断为：①慢性肾功能不全；②慢性肾小球肾炎；③肾性高血压。入院检查血清肌酐 450.84μmol/L，血尿素氮 15.66mmol/L，予包醛氧淀粉 1g/d，硝苯地平 10mg、3 次/日治疗，并继服上方 1 周。自觉头痛头晕明显减轻，今查血清肌酐 450.84μmol/L，血尿素氮 13.2mmol/L。舌质淡边红，脉弦数。

处方：守方加丹参 30g，再服 14 剂。

三诊：1992 年 12 月 4 日。今日出院，无特殊不适。血压 130/90mmHg。血清肌酐 397.8μmol/L、血尿素氮 11.7mmol/L。守方再服 28 剂；病情稳定，近查血清肌酐 424.32μmol/L、血尿素氮 12.8mmol/L。欲返当地，嘱其带方以后通信治疗。

处方：生黄芪 50g　　　山药 10g　　　益母草 20g　　　白茅根 30g
　　　枸杞子 10g　　　怀牛膝 10g　　　桑寄生 20g　　　杜仲 10g
　　　川断 15g　　　鸡血藤 30g　　　夏枯草 15g　　　金钱草 30g
　　　石韦 15g

1993 年 2 月 22 日来信述，一直服上方，无自觉症状，近查血清肌酐 318.24μmol/L、血尿素氮 13.53mmol/L，尿蛋白（＋），红细胞大量。原方稍事加减再服。

（《祝谌予验案精选》）

【诠解】　本案因慢性肾小球肾炎发展为肾性高血压、慢性肾功能不全，临床见症以头痛头晕、视物模糊不清、腰膝酸软、血压增高、脉弦滑数等肝肾阴虚、水不涵木、虚阳上亢为主，祝老治疗用杞菊地黄汤滋补肝肾之阴入手，加川断、寄生、菟丝子补益肾气；益母草、白茅根、丹参、丹皮活血和络；怀牛膝、夏枯草、钩藤平肝潜阳熄风。祝老认为生黄芪、山药、益母草、白茅根四药有消除尿蛋白、改善肾功能的作用。盖生黄芪配山药可补益脾肾，固涩肾精，充实腠理，防止尿蛋白从肾中渗漏；益母草配白茅根活血和络，利尿消肿，调整免疫。脾肾气旺，气血流通，则尿蛋白可除，肾功能可复。

邓铁涛医案

医案 1（水泛土沉肾为病，浮肿重症妙手愈）

杨某，女，32 岁，干部。

因慢性肾小球肾炎复发并慢性肾功能衰竭 1 个多月而于 1968 年 1 月转来我附属医院住院治疗。患者 2 年多前发现慢性肾小球肾炎，曾两次发作全身浮肿，经西医治疗浮肿消退。去年 11 月底第 3 次发作，再次入该县人民医院住院，经西药治疗 1 个多月，病情未缓解，且出现腹水，遂转来我院治疗。时症见全身重度浮肿，腹大如裹水状（腹水征阳性），每日小便仅半小杯（量约 40ml），尿色如浓茶，面及皮肤㿠白，精神萎靡，眩晕，少气，声低乏力，不欲食，时恶心，腰膝酸软，舌暗红、苔白灰浊，脉沉细弱稍数。

诊断：水肿证（肾病型慢性肾小球肾炎并慢性肾功能衰竭）。

辨证：脾肾阳虚，水湿泛溢。

处方：附子 12g　　黄芪 18g　　白芍 12g　　白术 15g

茯苓皮 30g　姜皮 15g　　大腹皮 12g　猪苓 12g

陈皮 4.5g　　桂枝 10g

每日 1 剂，水煎服。另用甘遂末 1g 装空心胶囊，晨早用白粥一次送服，并结合西药对症治疗，浮肿消退后（时体重减轻 10kg），改予健脾补肾收功。

处方：党参 15g　　黄芪 25g　　白术 12g　　云苓 15g

怀山药 15g　薏苡仁 12g　肉桂^焗 1.5g　牛膝 15g

菟丝子 12g　甘草 4.5g

治疗 5 个月后浮肿完全消退，精神胃纳转佳，肾功能恢复正常，尿蛋白（±）。出院后，嘱继续服用四君子汤合自拟消尿蛋白饮以根治。追踪 12 年未再发病，尿蛋白阴性，治愈后一直全日上班。近 3 年出现高血压，但经县医院小便常规及肾功能检查均正常而排除肾性高血压。

（《邓铁涛医案与研究》）

【诠解】 本案为慢性肾小球肾炎晚期肾功能衰竭期，首诊症见乏力、恶心、腰酸，中医辨证为脾肾阳虚，治疗当以健脾益肾、温阳利水为法，邓老方用温肾健脾之附子、白术、芍药、黄芪为主药，佐以温阳利水之五皮饮、桂枝、猪苓等药收工；二诊浮肿消退，利尿药久用有伤阴之弊，暂停用，辅以健脾之四君子汤益气健脾、温肾助阳。全方药症相符，故收良效。方中用到甘遂末装胶囊服，是为中药剂型的一种改良方法，甘遂味苦性寒有毒，有泄水逐饮、破积通便功效，且《本草衍义》云"此药专行于水，攻决为用"，又有《汤液本草》谓"甘遂可以通水，而其气直透达所结处"。且现代药理研究，甘遂能刺激肠管、增强肠蠕动，产生泻下作用，且对人体有利尿作用，从而用于治疗水肿一类水液代谢异常的疾病。甘遂性峻烈，易伤胃气，除外中药健脾益气，另用白粥送服可顾护胃气。

医案 2（脾肾两虚血泛溢，标本兼顾重补气）

萧某，女，80 岁，中国香港居民。

初诊：1993 年 10 月 11 日。眩晕，怠倦乏力，食欲差，大便黑色 1 年，自 1992 年底患者日渐消瘦，时有眩晕，胃纳渐减，1993 年 2 月因眩晕加重，面色苍白，怠倦甚，食欲差，大便黑色，即送医院治疗。血红蛋白 47g/L，而尿素氮明显增加。尿常规有红细胞、白细胞，大便隐血（＋＋＋）。西医诊断为慢性肾衰竭合并消化道出血，严重贫血。反复 X 线照片以及纤维胃镜、灌肠造影皆无法找到出血部位，只在同位素检查中，发现回盲部有缓慢血液聚集。西医治以止血剂及输血，但大便隐血仍不能控制。输血不及 1 个月，血红蛋白又下降至 70g/L。加用中药如高丽参、归脾汤、补中益气汤、十全大补及紫地合剂、白及粉等，中西结合治疗 3 个月余，大便隐血经常在（＋＋）～（＋＋＋）之间，先后输血 11 次，每次 1000ml，而且血红蛋白仍续日下降，9 月 23 日查血红蛋白 70g/L。患者有高血压 30 余年，糖尿病史 20 余年，长期西药监控。

诊查：精神萎靡，眩晕怠倦，面白少华，声低气短，动则气喘，畏寒肢冷，口淡，胃纳不振，小便频数不清，大便数日 1 次，量少色黑，唇淡，舌淡、胖嫩而无苔，脉微细。

辨证：气不摄血，脾肾皆虚。

治则：补气健脾，固肾止血。

处方：高丽参^{另炖服}15g　　党参15g　　　黄芪30g　　　怀山药80g

山茱萸10g　　黄精18g　　　粟米须30g　　阿胶^{烊化}6g

鹿角胶^{烊化}6g　　三七末^{炒至深黄色去火气,冲服}3g

三七末去火气法：将炒后之三七末放冰箱6小时，或密封瓶装放水中半日。

二诊：停服其他中西药，服药6天，患者胃纳稍强，夜能入睡，大便转咖啡色，隐血（＋）。效不更方。

三诊：连服1个月，患者精神好转，胃纳增，眩晕减，大便隐血时为（＋）或呈（－）。

处方：按上方去三七末，加花生衣9g。

服药1周后，大便隐血阴性。上方每日1剂，连服3个月，患者胃纳佳，睡眠好，已无眩晕气短，大便正常，血红蛋白维持在108g/L以上，体力日渐恢复，至能栽花浇水，做些轻体力活动，遂改为每周照原方服药1剂以巩固疗效，1994年5月，患者体力复原，已能参加各种户外活动，于是停药，追踪1年精神体力均佳。

（《中医临床家·邓铁涛》）

【诠解】　慢性肾功能不全并消化道出血，其原因多由肾炎、肾盂肾炎、高血压病、糖尿病所致，后期血尿素氮、肌酐持续增高，胃肠黏膜由于毒素的刺激、缺血缺氧等原因导致弥漫性出血。这种消化道出血与溃疡病、胃炎所致的出血有本质的区别，后者以胃热十居八九，前者以脾胃俱虚、气不摄血为主，治疗当补气、固肾、止血为先。本例西医西药治疗已不效，靠反复输血维持，临床治疗难度较大，曾考虑剖腹探查出血原因，因患者年老，肾功能差兼有贫血，故不敢手术。在邓老接手诊治前，虽服归脾汤、补中益气之属，但始终未能对证，故疗效不佳。归脾汤，对于脾不统血之患者，可能生效。十全大补汤过温动血，补中益气汤虽能治气虚，但其重点在于升发脾胃之阳气，次方"走"多于"守"，故于消化道出血者，虽有气虚亦不相宜，甚至得到相反的效果，不可不知。上述处方，以独参汤益气固脱补五脏，人参"守"多于"走"，且选择性较温的高丽参以峻补之，实为主药。党参、黄芪、怀山药以辅佐高丽参以健脾；怀山药、山茱萸、玉米须以固肾；黄精、阿胶、鹿角胶以补血止血；三七末止血为使药。三七末所以要炒至黄色，是邓老多年临床经验。三七生用冲服活血多于止血，若将之炒至老黄冲服则止血多于活血；若切片煎服，虽亦能活血但偏于补血矣。方中怀山药80g，根据邓老经验，对于糖尿病患者，重用怀山药，以上再加玉米须30g，往往有降糖之效果。处方用药，该重该轻，用之得法，往往速效。其后所以用花生衣以代三七末，因花生衣止血生血之效果有时在三七之上也，但活血则远不及三七矣。

方药中医案

（气阴两虚浊毒聚，益气滋阴护胃气）

谭某某，男，9岁。

患儿于1岁9个月时，患急性肾小球肾炎，以后转为慢性肾小球肾炎，曾用中西医治疗，疗效不显。近3年来家长失去信心，未予治疗。1976年12月底患儿发烧、咳嗽，以后出现嗜睡、鼻衄、恶心、呕吐、尿少。于1977年1月3日急诊入院。入院时体检：明显消瘦，皮肤干燥，鼻翼煽动，呼吸困难，心律不齐。实验室检查：血尿素氮76.89mmol/L，血红蛋白58g/L。诊断为慢性肾小球肾炎，尿毒症，酸中毒，继发性贫血。入院后立即采取紧急措施，输液、纠正酸中毒及脱水，予抗生素，同时予中药真武汤、生脉散加味方。

处方：附片6g   炒白芍12g   炒白术9g   茯苓9g

        干姜6g   党参12g   麦冬9g   泽泻9g

        竹茹9g   甘草6g

治疗后病情稍有改善，但仍处于嗜睡衰竭状态，同时鼻衄，呕吐咖啡样物。

1977年1月6日：血红蛋白降至45g/L，当时曾予输血。

1977年1月7日：患儿情况转重。不能饮食，恶心呕吐频频发作，服药十分困难，大便1日数次，呈柏油样便，并有呕血，呼吸慢而不整，14～18次/分，心率60～80次/分。当时用可拉明、洛贝林、生脉注射液，并向家属交代病情，危在旦夕。

1977年1月8日：病情越来越严重，请方老会诊。

处方：人参^{另煎兑入}6g　　党参15g　　　黄芪15g　　　细生地24g

　　　　苍白术各6g　　五味子6g　　　丹皮6g　　　茯苓15g

　　　　泽泻6g　　　　淡竹茹9g

服上方1剂，患儿症状即有好转，心率转为84次/分。以后继服上方3剂，恶心呕吐基本控制，已有食欲，能进少量饮食。

1977年1月12日：患儿又出现发热，大便溏泄且有完谷不化现象，又请会诊，考虑此属饮食不节所致，前方加葛根9g、川连1.5g，病房同时给黄连素、青霉素、制霉菌素。

1977年1月17日：会诊时情况稳定，食纳增加，大便仍为日3~4次，体温38.0℃。由于患儿情况好转，病房改危重通知为危重。

1977年1月24日：会诊时患儿气虚现象已基本控制，当前以补肾阴为主，由于肾虚，所以同时考虑"胃乘心侮"的问题，因此改为麦味地黄汤合竹叶石膏汤同进。并建议病房停止抗生素。服用5剂后，体温逐渐下降至37.3℃。

1977年2月3日：再会诊，为了加强补肾养肝作用，仍用麦味地黄汤合竹叶石膏汤外，再加三甲复脉汤，服药后两天，体温逐渐下降至正常范围。

1977年2月9日：再请会诊，由于体温正常，患儿今日食量微差，故去三甲复脉汤，改用麦味地黄汤合竹叶石膏汤、加味枳术丸，继服本方多剂，情况良好，精神、饮食、睡眠、大小便基本正常，无明显自觉症状，完了如常。在用中药治疗过程中，除因患儿二氧化碳结合力总在低值，曾用碳酸氢钠纠正酸中毒外，未作其他特殊处理。由于患儿自觉症状已经消失，因此于3月6日要求出院。出院时实验室检查：血尿素氮20.11mmol/L，尿蛋白（+++），血红蛋白58g/L。出院后3月31日来我院门诊，仍用参芪麦味地黄汤加竹茹、益母草、白茅根，嘱每次1剂，不用其他中西药物。4月21日门诊复查，血红蛋白上升至95g/L，血尿素氮23.49mmol/L，仍守前方不变。6月22日再来门诊复查，血尿素氮下降至8.12mmol/L，血红蛋白上升为100g/L，尿蛋白为（++）。由于患儿无任何症状，玩乐如常。因此以上方改制为蜜丸常服。

1978年4月4日：再来门诊复查，血红蛋白130g/L，血尿素氮9.18mmol/L，尿蛋白仍有痕迹。1979年9月患儿母亲来告，已经入小学上学，基本治愈。并随访至1991年，患者母亲告知，谭某某已经参加工作。

（《方药中对慢性肾功能衰竭的认识和诊治经验（续）》）

【诠解】 初次会诊时患儿呈嗜睡状态，时有恶心、呕吐，呼吸深长而慢，脉沉细微弱而迟，舌质嫩润有齿痕、苔薄白干、中心微黄。按辨证论治五步分析，患儿症状主要呈恶心呕吐，进食困难，呕血便血，按中医理论这些症状应属于胃气败绝之象，因此第一步定位在脾胃；患儿呈嗜睡状态，脉沉细无力而迟，舌嫩有齿痕、尖微赤、中心微黄，属气阴两虚，结合患儿全身情况属气阴两竭，因此第二步定性为气阴两竭。分析发病全过程，患儿肾病已久，当前主要症状，系继发于原有肾病基础上，必须根据先五脏原则，原发病在肾，因此第三步定位在肾，涉及脾，兼及心肺，证属气阴两竭。由于其发病在肾，根据治病求本原则，因此第四步则应重点在补肾，在配伍上补肾应同时治其所胜及所不胜，因此第五步应在补肾的同时兼治心脾。基于上述分析，故以参芪地黄汤加竹茹为治。

何任医案

（阳虚水泛浊阴递，扶阳降浊调脾肾）

朱某，男，成年。

初诊：1971年7月1日。肾炎已有多年，某院诊断为尿毒症，曾感头晕，呕恶，溲清长，纳滞疲乏，有微热及烦躁症，脉沉。服中草药已久。

辨证：脾肾阳虚，水湿泛滥。

处方：茯苓9g　　　猪苓6g　　　淡竹叶12g　　　新会橘皮4.5g
　　　厚朴6g　　　夏枯草15g　　厚朴花4.5g　　　平地木15g
　　　金匮肾气丸[包]15g

3剂，水煎服。

二诊：1971年7月4日。7月2日测血压117/76mmHg，近两个月晨起空腹时偶有呕恶感，溲清长，纳食不过二两，烦躁似轻瘥，以原方进。

处方：茯苓12g　　　夏枯草11g　　厚朴花4.5g　　平地木15g
　　　金匮肾气丸[包]15g　法半夏9g　　黄连1.5g　　炒枳实6g

猪苓 6g　　　　　青蒿子 4.5g　　姜汁竹茹 12g

5 剂，水煎服。

三诊：1971 年 7 月 11 日。尚有呕恶感，进食少、乏力、烦躁等较前好转。

治则：扶阳降浊。

处方：党参 12g　　　仙半夏 9g　　　平地木 15g　　　白术 9g

　　　茯苓 12g　　　川大黄 4.5g　　黄连 1.5g　　　姜竹茹 12g

　　　炒枳实 6g　　　厚朴花 4.5g　　金匮肾气丸^包 15g

5 剂，水煎服。

（《何任医案》）

【诠解】　肾炎出现尿毒症，常见的病机是水湿泛滥，浊阴上逆，所以症见呕恶、烦躁。这些证候，一般由尿闭塞引起，患者小便清长，是个特点。可见本例病机，既不属阳衰，也不属阴竭，而是脾胃不能运化水湿所致。药用疏理脾肾，促使运化水湿，其中肾气丸确实起到一定的作用。药后，病情缓解，并以扶阳降浊法——党参、白术、茯苓、大黄、生姜，继续调治。该病例治法用法中，见金匮肾气丸包煎之法，金匮肾气丸能温补肾阳、化气行水，用于肾虚水肿、腰膝酸软、小便不利、畏寒肢冷，丸剂包煎用于汤剂中，是为一种特殊的用法，能加强温肾利水功效而不致药味过多。平地木，为紫金牛科植物紫金牛的全株，陕西及长江流域以南多见，归肺、肝经，有化痰止咳、利湿退黄之功效，可用于水肿、淋证、咳嗽等病症。

张镜人医案

（上实下虚浊阻道，扶土运化理中焦）

陈某，男，62 岁。

初诊：1980 年 1 月 30 日。4 年来尿频量多，未予介意。至 1978 年 4 月感头晕乏力，测血压较高，虽经治疗，效果不显。今年 1 月份起症状加重，面色日渐苍白，并见心悸气短，腰脊痛软，下肢轻度浮肿，检尿常规及肾功能均不正常而住进我院。当时查血压 200/96mmHg。尿常规：蛋白（＋＋），血红蛋白 45g/L，血清肌酐 760μmol/L，血尿素氮 24.9mmol/L。拟诊为"慢性肾小球肾炎、肾性高血压、肾性贫血、慢性肾功能衰竭"。入院后病情继续发展，出现嗜睡、呕恶。复查血清肌酐 990μmol/L，血尿素氮 49.9mmol/L，因不愿透析而采用中药治疗。诊见：面色苍白少华，动则心悸气短，头晕腰痛，嗜睡呕恶，口气秽浊，脉象虚弦，舌苔薄黄少润，质偏淡。

辨证：脾肾虚衰，气血暗耗，湿浊内停，肝阳浮越，胃失和降。

治则：健脾化湿，益肾泄浊，佐以和胃清热。

处方：炒白术 9g　　　　丹参 9g　　　　黑大豆 30g　　　赤白芍各 9g

　　　川连 3g　　　　制半夏 5g　　　炒陈皮 5g　　　炒竹茹 30g

　　　炒枳壳 5g　　　炒陈皮 5g　　　薏仁根 30g　　　晚蚕沙^包 9g

　　　罗布麻叶^{后下}15g　六月雪 30g　　徐长卿 15g　　　香谷芽 12g

二诊：1980 年 2 月 7 日。泛恶已减，仍嗜睡昏沉，口气秽浊，脉虚弦，舌苔黄、质淡少润，营血不足，气阴亦亏，痰浊中阻，清阳不展，再守前法。

处方：上方加皮尾参（另煎代茶）9g、干菖蒲 6g、炙远志 3g、广郁金 9g。中药治疗 1 个月余，肾功能稍见改善，自觉症状好转，于 1980 年 3 月 6 日出院，继续门诊治疗。11 月 18 日复查血红蛋白 57g/L，血清肌酐 680.8μmol/L，血尿素氮 30.3mmol/L，纳食均佳，生活自理，直至 1981 年底，因肺部感染未及时控制，病情变化而死亡。

（《古今名医临证金鉴·水肿关格·张镜人》）

【诠解】　慢性肾病迁延不愈，常损伤肾脏功能，导致肾衰。究其发病之端，莫不因于风邪湿热。客风易散，湿热难除。逗留的湿热，中侵伤脾，下注伤肾，累及脾肾气阴，日久气损及阳，阴损及血。脾愈虚则运化无权，肾愈虚则开阖失司，水湿困聚，浊阴不从下窍而出，凌逆上冲，多见面色萎黄暗滞、口气秽臭、纳呆呕恶、嗜睡神昏、小便不利等症。正虚邪实，切忌滋腻塞补、泄利攻逐。惟宜生晒参或皮尾参以益气阴，炒当归或紫丹参以和营血，并用川连温胆汤以化湿泄浊，徐长卿、六月雪清热解毒，晚蚕沙走浊道而使之归清，黑大豆补肾利水，尤所必须。正邪兼顾，每可缓解症状，延长生命。上例，肾功能已濒衰竭，采用中药治疗，维持达 2 年，已超过国外文献报道 112 例血清肌酐大于 884μmol/L，平均仅能存活 210 天的统计。此乃中医药石之功。

杜雨茂医案

（家族肾病危难医，祛湿调气理顽疾）

翟某，女，48 岁。1994 年 7 月 6 日初诊。

病史：精神不振，伴乏力、低热、尿频数月，加重近 1 个月。半年前自感精神不振，下肢乏力，未予重视。近 1 个月来更感全身无力，精神不支，时而发热恶寒，手足不温，食欲不振，小便不利，大便正常。经医院检查：肾功能：血清肌酐 225μmol/L，血尿素氮 11.2mmol/L，二氧化碳结合力 25.5mmol/L，血尿酸 431mol/L。血常规：白细胞 8.2×10^9/L，血红蛋白 103g/L，血小板 95×10^9/L。血沉：87mm/h。尿常规（－）。诊断为遗传性慢性肾衰竭失代偿期。因此患者家族有遗传性肾衰竭疾病，其姑母、弟弟均患有此病，曾经北京某医院确诊为"遗传性肾衰"。

中医诊察：患者面色萎黄无华，口唇暗淡，舌淡红暗、苔黄腻，脉细弦。余症状如上述。

辨证：据病情分析属中医关格病早期。其肾脾亏虚之象显露，湿热内郁，三焦气机不畅，气滞血瘀，若不及时治疗则"上关下格"之证即很快出现。

治则：益肾温阳，健脾化浊，疏调三焦，佐以活血化瘀。

处方：

桑寄生 15g	川牛膝 12g	制附子^{先煎}10g	西洋参 6g
白术 12g	茯苓 15g	柴胡 10g	黄芩 10g
虎杖 10g	泽泻 15g	丹参 24g	红花 9g
牡丹皮 12g			

清水煎，每日 1 剂，早晚分服。

二诊：1994 年 9 月 2 日。上药服后自觉各症减轻，故守方续服，共服药 56 剂。现觉精神及乏力明显好转，已不发热恶寒，手足转温，食欲增进，面色较前转荣润，小便畅利。舌淡红而鲜、苔白微腻，脉细缓。肾功能检查指标各项均转正常。

此后患者为了巩固疗效，仍坚持来诊，间断服药（1个月中服药10剂）。仍宗初诊之法方，出入化裁，其减去的药有黄芩、柴胡、川牛膝，增加的药有黄芪、当归、川芎、炒杜仲等，至1998年底病情稳定，仅血尿素氮有时略有小的波动，但可生活自理及从事轻工作。停药2年，饮食调养。

（《杜雨茂奇难病临证指要》）

【诠解】 遗传性肾脏病临床较为少见，一般可分为遗传性肾小球病与肾小管病、囊性疾病和先天畸形几类。根据其病理和临床表现主要包括常染色体多囊肾病、其他囊肿性肾病、Alport综合征及其他家族性肾小球疾病、Fabry病、薄基底膜病、先天性肾病综合征、近端肾小管损害及Fancon综合征、脂蛋白肾病、指甲－髌骨综合征等。此类疾病的特点大致可概括为：①临床体征和症状特殊，病理检验明显；②有一些患者临床症状和体征甚少，甚至无明显症状，仅是实验室检验和肾穿刺病理检验异常；③大都用过西药和部分中成药治疗，效果不明显；④病势缠绵，久治乏效，少数患者可危及生命，与非遗传性的同类肾病患者疗效之差别甚大；⑤本病患者在外感、感染或过度劳累后病情易于反复波动和加重。

中医学认为肾为人体先天之本，脾为后天之本，此二脏为气血化生、精血固摄、水液代谢之枢要。遗传性肾病的发生多缘于先天禀赋不足，抗御外邪的功能失调，或肾脏在生理上有某些异样或缺陷而致。肾气亏损在先，肾之气化不及中州，加之后天给养不足则脾气亦虚，进而气化不及下焦州都，则水湿邪热内生，血行久遏而致血瘀。诸邪内郁，气机紊乱，变证纷杂。不循经而妄溢，可见血尿，水湿内停外泛而见水肿；肾脾失于固摄之能，精微下泄而呈蛋白尿；升降气机逆乱而致关格。治疗本病应从上述机制入手，分析病因病机，参考西医理化检验结果，辨证施治，对于部分患者的治疗尚有一定的效果。

本例为家族性肾衰，其遗传性很明显，临床表现很特殊，仅有肾功能指标失常和慢性发展加重及肾衰竭的症状出现，但尿常规检验正常，无肥胖、指（趾）畸形、精神发育障碍等"家族性间质性肾炎"病的体征和症状。据中医辨证为关格病早期，其肾脾气阴亏虚，尤其是肾阳不足为著，并且湿热内郁，三焦气机不畅，气滞血瘀。药用桑寄生、川牛膝、制附子以补益肝肾，温阳化瘀；西洋参、白术、茯苓、泽泻益气健脾，渗利湿邪；柴胡、黄芩、虎杖疏调三焦，清热降浊；丹参、红花、牡丹皮合川牛膝、虎杖活血化瘀，疏通经脉气血。如此使正复邪却，气化功能恢复，升清降浊有序，病有好转之望。药进近 2 个月而肾功能复常，继续服药巩固而扩稳定。

何炎燊医案

（水亏木亢火冲逆，滋肾清肝釜抽薪）

王某，男，48 岁，干部。

患高血压病已 10 多年，因工作繁忙，未能及时防治。1976 年 3 月 2 日突然眩晕不止，呕吐频频，继而发热神烦，被送入医院救治。患者体形瘦弱，面色苍黑。目绕红丝，唇焦色瘀，神情烦躁，时有错语，频呼头痛如劈，眩晕不支，时作干呕，口秽喷人，便秘腹满，小溲短涩而赤，脉弦劲细数（102 次/分），舌质干红瘦敛，苔薄黄。体温 37.9℃，血压 202/128mmHg。X 线片：主动脉延长迂曲，心影膨隆。尿检：蛋白（＋＋），红细胞（＋＋＋），白细胞（±），颗粒管型（＋）。血中尿素氮 78mmol/L，二氧化碳结合力 18mmol/L。诊断为高血压，慢性肾功能不全，氮质血症。西药补碱、降压，主要由中医治疗。中医辨证：中年脏阴渐亏，烦劳操持，肾阴更耗，肝阳失所涵养，则上逆为患。头痛，眩晕，干呕，神迷，乃"诸逆冲上，皆属于火"也。拟大补阴丸滋肾阴以泻火，羚羊钩藤汤平肝阳以降压，合崩大碗清除血氮。

处方：生地 30g　　　龟甲 30g　　　黄柏 15g　　　知母 15g

　　　羚羊角 4.5g　　钩藤 12g　　　桑叶 15g　　　夏枯草 18g

　　　茯苓皮肉各半 30g　白芍 24g　　　菊花 9g　　　竹茹 18g

水煎服。另用崩大碗鲜者 500g，凉开水洗数遍，捣取自然汁，约大半碗，分多次服。

次日，血压下降至 190/112mmHg，热退（体温 37.2℃），神志稍清，干呕亦减，能进食稀粥，小便乃短赤辣痛，前方加茅根 50g。守方至第 5 天，血压降至 172/102mmHg，头痛眩晕均减，小便量稍多。尿检：蛋白（＋＋＋），红细胞

（＋＋），颗粒管型（＋）。肝阳渐戢，转方以补肾阴清相火为主。

　　处方：生地 30g　　　怀山药 18g　　　山萸肉 18g　　　茯苓 24g

　　　　　丹皮 15g　　　泽泻 15g　　　　龟甲 30g　　　　黄柏 12g

　　　　　茅根 30g　　　女贞子 15g　　　旱莲草 15g　　　车前 15g

　　每日加服鲜崩大碗汁如前。

　　此后诸恙递减，血尿素氮每周检测 1 次，逐渐降低（65→48→39mmol/L）。1 个月后，急于工作，要求出院。血压仍偏高，尿检仍不理想。盖冰冻三尺，非一日之寒也。

　　患者出院后，长期服六味丸，每星期仍服崩大碗汁两次，至岁末始停，计服崩大碗将 50kg。其后 10 年间，偶有不适，辄常饮崩大碗汁。至 1986 年 1 月，正在机关办公，猝然跌仆而厥，急送医院，已不及救，盖心肌梗死也。

（《中国百年百名中医临床家丛书·何炎燊》）

　　【诠解】　本案患者辨证为肝肾亏虚，肝阳上逆冲头，故患者表现头痛、眩晕、干呕、神迷。临证中，何老对于此类型的患者通常先采用滋阴重剂大补阴丸随症加减，待病情缓解后再运用六味地黄丸合二至丸加龟甲、黄柏之属，临床常获佳效。在临证中，何老喜用岭南药材崩大碗，何老认为："该药甘淡而寒，善祛湿清热、凉血解毒，鲜者捣汁尤良。数十年来，吾莞民间，用作夏月清凉饮料。"而何老把该药应用于临证曾有一番说辞。沦陷期间，何老识一外科疡医，用插药线法治痛疮久溃不敛者，颇有实践。何老询其能治内科否。笑曰："吾粗犷不知书，凭祖传单方治外证以糊口，未尝习内科也。然有出白疹者（即肠伤寒），医用温补致危，下血神昏，狂躁谵妄，我采鲜崩大碗数斤，捣汁与服，增救数人。"此君半农半医，口讷诚朴，治病不多取值，愈病亦不求报。何老以其言可信，认为崩大碗既能治肠伤寒之严重毒血症，而血中增高之尿素氮，亦血中之邪毒也，试用崩大碗治之，果然有效。故推此法，用之内服，用之灌肠，治疗尿毒症，已不下百例。晚期尿毒症预后不良，崩大碗虽无回天之力，然亦可减轻患者痛苦，延长患者生命也。

张琪医案

（阴阳气血俱已虚，扶后天以助先天）

邹某，女，34 岁。1992 年 5 月 15 日初诊。

主诉：持续性蛋白尿 5 年，乏力半年。

现病史：5 年前因腰痛查尿常规：尿蛋白（＋＋＋），于尚志市人民医院诊断为慢性肾小球肾炎，间断服用中药治疗，持续尿蛋白（＋＋＋）。半年前因乏力，发现血清肌酐升高 300μmol/L，诊断为慢性肾衰竭，服中药及对症治疗后乏力减轻，血清肌酐逐渐升高，为求系统治疗而慕名来诊。

初诊：面色㿠白无华、乏力倦怠、食少纳呆，腹胀便溏，时有呕恶，腰酸，双下肢无力，舌质淡有齿痕，脉沉细。实验室检查：肾功能：血尿素氮 21mmol/L，血清肌酐 424μmol/L。血红蛋白 65g/L。

西医诊断：慢性肾小球肾炎，慢性肾衰竭。

中医辨证：脾肾虚衰，阴阳气血俱虚。

治则：健脾养血，化浊。

处方：红参 10g 白术 15g 茯苓 15g 甘草 10g

   当归 15g 白芍 15g 半夏 15g 陈皮 15g

   何首乌 15g 砂仁 10g 苍术 10g 紫苏 15g

水煎服，日 1 剂。

二诊：服上方 10 剂，呕恶便溏消失，腹胀减轻，舌质淡有齿痕，脉沉细。继续服上药。

处方：红参 15g 白术 15g 茯苓 15g 甘草 10g

   当归 15g 白芍 15g 半夏 15g 陈皮 15g

   何首乌 15g 砂仁 10g 苍术 10g 紫苏 15g

水煎服，日 1 剂。

三诊：又服前方 14 剂，周身较前有力，食欲增强，面色较前转润，患者信心较前增强。继续服前方加熟地黄 20g、山茱萸 20g、枸杞子 20g。

处方：红参 15g 白术 15g 茯苓 15g 甘草 10g

当归 15g	白芍 15g	半夏 15g	陈皮 15g
何首乌 15g	砂仁 10g	苍术 10g	紫苏 15g
熟地黄 20g	山茱萸 20g	枸杞子 20g	

20 剂，水煎服，日 1 剂。

四诊：连服 1 个月后，患者周身有力，食欲转好，面色及口唇较前红润，血红蛋白 90g/L，肾功能：血尿素氮 158mmol/L，血清肌酐 284μmol/L。后以此方配制冲剂，服药两个月，病情稳定，能从事一般家务劳动。

（《张琪肾病医案精选》）

【诠解】 张老认为，在慢性肾衰竭的治疗过程中，通过调理脾胃使胃纳脾运的功能得以恢复，可以后天补先天，促进脾肾功能的恢复。脾胃功能正常，可使气血生化有源，使贫血状况得以改善，同时脾胃健也能够更充分地发挥药效，为慢性肾衰竭治疗提供重要保证。方用归芍六君子汤加减可益气健脾、养血敛阴，主要用于慢性肾衰竭以贫血表现为主者。本方即常用方药六君子汤加当归、白芍、何首乌、砂仁而成。张老以多年临床经验认为，慢性肾衰竭病位虽在肾，然以阴阳俱虚者居多，此时用温补刚燥之药，则使阴虚愈甚。临床出现诸如五心烦热、咽干鼻衄等症，此时若纯用甘寒益阴之品，则阴柔滋腻，有碍阳气之布化，影响脾之运化功能，腹胀满、便溏、呕逆诸症亦加重，且脾胃受损则药力难达病所。这时必须抓住健运脾胃、升清降浊、调理阴阳这个关键环节。因此选用气味中和之六君子调理脾胃，资助化源，补益气血，最为适宜。但此方人参甘温，白术苦温，虽有茯苓之淡渗、甘草之甘平，但仍偏于燥，且重于补气，故于原方加入当归、白芍二药。白芍酸苦微寒，敛阴养血，当归为补血润药，两药一则可以调剂六君子汤之偏于燥，二则助六君子以补血，使补血与补气并重，脾胃得以调动。进食增加，营血化源得复，体现了张老善用"欲求阴阳和者，必求之于中气"之原则，临床颇见效验。同时，并用何首乌以助归、芍益精血，用砂仁以温运健脾。

吕仁和医案

（脾肾两虚水无制，扶土升清伏水邪）

任某，男，36 岁。

于 1975 年 2 月 10 日因外感发热，咽喉疼痛，扁桃体肿大，体温 37.6℃，血压 170/110mmHg。尿常规：蛋白质（＋），脓细胞少。化验血象：血红蛋白 86g/L，红细胞计数 $4.1×10^{12}$/L，白细胞计数 $10.6×10^9$/L，嗜中性粒细胞 81％，淋巴细胞 19％。肝功：白蛋白 31g/L，球蛋白 18g/L。血清总胆固醇 8.12mmol/L。酚红试验 2 小时排泄量 49％。X 线检查：左肋膈角有少量积液。西医诊为尿毒症。虽用大剂量泼尼松、双氢克尿噻、氨苯蝶啶等利尿剂，水肿不消，日益加重。小便每日量 300ml，病情十分危重，于 1975 年 5 月 1 日请余会诊。

检查：脉沉细数，舌苔薄白、舌质红，面色㿠白，精神萎靡，颜面及下肢浮肿，肢体发凉，腹部膨隆，头目昏眩，嗜睡少食，恶心呕吐，小便不利。证属脾肾两虚，水湿泛滥，阻滞中焦所致。拟订下列治疗方案，嘱遵其服之。

处方：1. 六君子汤加味以健脾和胃止呕：陈皮 9g，半夏 9g，茯苓 30g，甘草 6g，党参 15g，白术 9g，砂仁 9g，泽泻 15g，薏苡仁 30g，白蔻仁 9g，山药 30g。

2. 益气温阳利水：黄芪 30g，仙灵脾 9g，巴戟天 9g，肉苁蓉 9g，当归 15g，白术 9g，茯苓皮 30g，冬瓜皮 30g，玉米须 30g，车前子（布包）15g，川牛膝 15g。

3. 六味地黄汤加壮阳之品以善其后：生地、熟地各 18g，茯苓 30g，泽泻 15g，山药 30g，丹皮 9g，山茱萸 9g，巴戟天 9g，肉苁蓉 9g，仙灵脾 9g，车前子（包煎）15g，玉米须 30g，砂仁皮 6g，川牛膝 15g，生姜 3 片。

先用处方 1 服至 30 剂，恶心呕吐已止，精神好转，能进食。每餐可进一碗饭。尿量每日在 1000ml 以上，腹水减轻，下肢水肿已消，尿常规：蛋白（＋）～（＋＋＋），红细胞（－）～（＋），管型颗粒（＋）～（＋＋）。尿素氮 17.1mmol/L。

次用处方 2 服 20 余剂，腹水全消，每日可进食 500g。两下肢转温，但感体倦乏力。

后用处方 3 补肾壮阳以巩固疗效。于 1975 年 8 月 13 日尿蛋白转阴性，其他化验均正常，治愈出院。

1 年后患者来登门拜谢，身体安康，坚持工作。

（《内科疾病名家验案评析·吕仁和》）

【诠解】 吕老所治任某，证属脾肾两虚，水湿泛滥，阻滞中焦，治以健脾和胃止呕，以六君子汤加味，益气扶脾，湿使浊得去，小便得下。待呕吐停止，尿量增加，水肿减轻后，加用黄芪、肉苁蓉、仙灵脾、巴戟天等药，以益气温阳利水。待腹水全消，下肢转温后改用六味地黄汤，以阴阳双补。

三、虚实夹杂

赵绍琴医案

（尿毒消渴两顽疾，治有主次双金法）

李某，女，34 岁。1989 年 10 月 29 日初诊。

患慢性肾小球肾炎（间质性）已 10 年，近半年来恶心呕吐，烦躁不安，小便增多，后赴县医院医治，诊断为尿毒症、肾性尿崩症。经中西医结合治疗效果不明显，专程从外地来京求赵老医治。诊时见：面色暗滞，口干且渴，时恶心呕吐，腰酸乏力且疼痛，便频数而量较多，大便干结，舌黄苔白且干，脉濡滑且数；化验：血尿素氮 38.7mmol/L，肌酐 884μmol/L，空腹血糖 13.9mmol/L；尿蛋白（＋＋＋），尿糖（＋＋＋＋），血压 180/110mmHg。

辨证：湿热蕴郁，蓄久化热，深入血分，气阴受损。

治则：应先以清化湿热、凉血化瘀方法，饮食当慎，防其恶化。

处方：荆芥 6g　　　防风 6g　　　生地榆 10g　　　赤芍 10g

丹参 10g　　　茜草 10g　　　半夏 10g　　　白芷 6g

茅芦根各 10g　　　大黄 2g

二诊：服药 10 剂，症状见轻，又服 10 剂，化验检查尿素氮 18.2mmol/L，肌酐 451μmol/L，尿蛋白（＋＋＋），尿糖（＋＋＋＋），恶心呕吐未作，腰痛乏力消失，仍心烦梦多，头晕目眩，血压偏高，舌红苔黄且干，脉弦劲且数，再以原方加赭石10g、竹茹10g。

三诊：服上方20余剂，查血尿素氮13.9mmol/L，肌酐318μmol/L，血糖（空腹）10mmol/L；尿蛋白（＋），尿糖（＋＋＋），口干且渴，尿量仍多，脉舌如前，改用益气养阴、凉血化瘀方法。

处方：黄芪30g　　　沙参10g　　　五味子10g　　　茯苓10g

　　　山药10g　　　荆芥炭10g　　　防风6g　　　　白芷6g

　　　生地榆10g　　茜草10g　　　茅芦根各10g　　半夏10g

　　　大黄2g

服药30剂，原有症状基本消失，饮食二便正常，精神较佳，面色红润，每日早晨1磅（约454g）牛奶，清淡饮食，仍每日坚持慢步行走2小时，并已半日工作。查血尿素氮10.95mmol/L，肌酐327μmol/L，尿蛋白（±），尿糖（±），血糖5.5mmol/L，血红蛋白100g/L。仍用前法，改上方黄芪为50g，加补骨脂10g，继续服。于1990年5月30日，又来京复诊，查血尿素氮11.39mmol/L，肌酐327μmol/L，尿蛋白（－），尿糖（－）。血糖4.4mmol/L，血红蛋白95g/L，血压120/80mmHg。

又观察治疗半年余，病情稳定，恢复全日工作，无其他不适感。以后定期来京复查取药。

（《赵绍琴临证验案精选》）

【诠解】　此患者尿毒症较重，又合并有糖尿病，二者在治疗上互相矛盾，颇难下手。尿毒症当以清化湿热、凉血化瘀为主，而糖尿病则应以益气养阴、扶正补虚为主。赵老根据患者的脉、舌、色、症及化验指标，综合分析认为：邪气实为主要矛盾，因此先以清化湿热、凉血化瘀去除邪气，待病情稳定后，又以益气养阴、凉血化瘀、分途调理为大法，相互兼顾，取效甚佳，使尿毒症、糖尿病这两个顽症均获得比较满意的疗效。

方药中医案

（浊毒上泛正气虚，益气达表奏良功）

于某某，女，55岁。1985年8月2日入院。

患者 1984 年 7 月出现尿频、尿急、尿痛，经治疗症状缓解。同年 9 月又出现疲乏、纳差、恶心，次年 3 月因劳累后加重，并伴上肢麻木，皮肤瘙痒，查血压 170/110mmHg，血尿素氮 14.6mmol/L，诊为"慢性肾衰"，经治无效而入我院治疗。入院时见腰酸，胫软，上肢麻木，纳差，恶心，皮肤极度瘙痒。舌淡，脉沉细稍数。查血尿素氮 34.9mmol/L。

中医辨证：病在脾肝肾，性属气阴两虚，兼夹湿热瘀血。

治则：脾肝肾气阴两补，佐以清热利湿化瘀。

处方：参芪麦味地黄汤加味（方药附后）。

经治两月后，11 月 8 日方老会诊：患者疲乏、腰酸、胫软、恶心呕吐均有减轻，但仍瘙痒难忍，坐卧不宁，并见通体皆有搔痕。方用补中益气汤合桂枝汤。

处方：黄芪 30g　　　苍白术各 10g　　青陈皮各 10g　　党参 15g

　　　柴胡 10g　　　升麻 15g　　　当归 12g　　　　甘草 6g

　　　桂枝 12g　　　白芍 12g　　　生姜 10g　　　　大枣 10g

服 3 剂后，瘙痒明显减轻，继以上方加减服至 11 月 22 日，皮肤瘙痒基本消失。

两月后又见皮肤瘙痒，查脉沉细稍数，舌淡稍胖有齿痕、苔薄白。证兼阴虚，予补中益气汤、桂麻各半汤、生脉散加生石膏复方，服后瘙痒消失。遂以气阴两补为主治疗，病情稳定，瘙痒未再复发。

（《方药中教授辨治慢性肾衰尿毒性皮炎的经验》）

【诠解】 参芪麦味地黄汤（方老经验方）：党参 15g，黄芪 30g，天麦冬各 10g，五味子 10g，生地 30g，苍白术各 10g，山萸肉 10g，丹皮 10g，泽泻 30g，怀牛膝 15g，车前子 30g，竹茹 10g，黄连 8g。方老认为：皮肤瘙痒，此止彼发，来去不定，应定性为风。再诊时结合患者全身情况：舌淡胖嫩润、脉沉细、恶风寒，说明肝肾阴虚已有好转，目前偏在肺脾气虚，邪气欲自表外达而不能，因此治当因势利导，在补益脾肺的基础上佐加辛温，以助邪外出。方用补中益气汤合桂枝汤。

慢性肾功能衰竭患者由于代谢产物潴留，尿素从汗腺排出，刺激皮肤，常引起尿毒性皮炎。表现为肌肤甲错，干燥脱屑，奇痒难忍。搔抓破溃后，容易继发感染，加重肾功能损害。因此，能有效地治疗尿毒性皮炎，消除皮肤瘙痒，亦是慢性肾功能衰竭治疗的重要一环。患者本属气阴两虚，经用参芪麦味地黄汤治疗后，阴虚得以纠正，而气虚仍明显，由于肺脾气虚，无力鼓动邪毒外出，且卫表不固又易招致外邪，因此患者突出表现为瘙痒，故治用益气疏表，而获显效。

何任医案

（肾虚内热合湿邪，古方加减出新意）

金某，男，21岁。

初诊：1971年12月3日。慢性肾小球肾炎，尿毒症。肢面水肿，小便欠常，舌红少苔，脉滞而沉，尿常规有蛋白、白细胞。

治则：以益肾阴为主，方选六味地黄汤原方加减。

处方：干地黄9g   泽泻6g   茯苓皮12g   牡丹皮4.5g

       山茱萸6g   山药12g   白茅根30g   陈蒲壳15g

       续断6g   冬瓜子9g   冬瓜皮9g   川桂枝4.5g

7剂，水煎服。

二诊：1971年12月6日。药后自感轻舒。面浮略除，舌色转淡，脉滞。续以原旨为治。

处方：干地黄9g   泽泻6g   茯苓皮12g   牡丹皮4.5g

       山茱萸6g   山药12g   白茅根30g   陈蒲壳15g

       续断6g   川桂枝4.5g   夏枯草12g   地骷髅9g

3剂，水煎服。

（《何任医案》）

【诠解】 中医学认为尿毒症是由于"外邪入侵，内伤脾肾"，体内水液不能疏通，浊邪内壅所致。起初多为脾肾阳虚，病久阳损及阴，可致肝肾阴虚。该例亦即如此，既有脾肾运化水液异常引起的肢面水肿，小便不利，脉濡而沉，又有肾阴不足的舌红少苔。故以六味地黄丸滋养肝肾，复入桂枝通阳化气、温化水饮，水饮内停则宜从小便解散，用冬瓜皮、陈蒲壳、白茅根利水消肿。其中：白茅根味甘性寒而不碍胃，利水而不伤阴，并能消红白细胞，故水肿、尿中蛋白等均好转。陈蒲壳：是以葫芦科葫芦属植物于立冬前后，摘下果实，剖开，掏出种子，分别晒干，果皮称为蒲壳，陈久者为陈蒲壳，其性味甘平，能利尿、消肿、散结，常与猪苓、茯苓、泽泻等药同用治疗水肿、腹水、颈淋巴结结核等疾病，或面目浮肿、大腹水肿等症，还可以治疗晚期血吸虫病形成腹水的病症。地骷髅：为十字花科植物菜菔的老根晒干而成，具有宣肺化痰、消食利水的功效，能治痰多咳嗽、食积气滞、脘腹痞闷胀痛、水肿喘满等，《现代实用中药》认为其能"利尿退肿"，《分类草药性》中认为其能"止咳化痰，消肿气、面积，治痢疾"。该患者药后诸症渐好转，再调理巩固之。

张镜人医案

（正亏邪聚清窍闭，主次分明辨证佳）

陈某某，男，62岁。1980年1月31日初诊。

主诉：发现尿多4年，1个月来头晕，恶心，浮肿。

病史：患者4年来发现尿频、尿量较多，未予重视。2年前发现高血压。1978年底因头晕加重，腰酸，心悸，面色苍白而就诊，检查发现肾功能不全。曾在外院治疗，病情尚平稳。今年初症状再次加重，今日因头晕，下肢轻度浮肿，恶心呕吐，腰酸痛，心悸，气短乏力而入住我院，入院后病情继续发展，肾功能继续恶化，出现昏沉、嗜睡而请会诊。舌苔薄黄少润、质偏淡，脉虚弦。检查：血压：200/96mmHg，血红蛋白45g/L，血清肌酐990μmol/L，血尿素氮51mmol/L。

辨证：脾肾两亏，气血暗耗，湿浊内停，胃失和降。

西医诊断：慢性肾小球肾炎，慢性肾功能衰竭，肾性贫血，肾性高血压。

中医诊断：肾衰、关格。

治则：益气养营，祛湿化浊，清热开窍。

处方：炒白术9g　　丹参9g　　黑大豆30g　　赤芍9g

白芍 9g	川连 3g	制半夏 5g	炒陈皮 5g
炒竹茹 5g	炒枳壳 5g	米仁根 30g	晚蚕沙[包] 9g
六月雪 30g	徐长卿 15g	香谷芽 12g	罗布麻叶[后下] 15g

7 剂。

二诊：1980 年 2 月 7 日。泛恶已减，口苦，口气秽浊，嗜睡，脉虚弦，苔薄黄、质偏淡。脾肾气虚，营血不足，湿浊中阻，清阳少展，仍守前法。

处方：上方减赤白芍，加干菖蒲 9g、水炙远志 5g。7 剂。

三诊：1980 年 2 月 14 日。面浮，口气秽浊，昏沉嗜睡，口干，略有泛恶，脉虚弦数，舌苔黄腻、质色转红、少润泽。脾肾气阴亏损，营血不足，痰热中阻，胃浊上泛，拟益气阴、清湿热、化痰浊、和胃气。

处方：皮尾参[另煎] 9g	丹参 9g	生白术 9g	黑大豆 30g
川连 3g	干菖蒲 9g	炙远志 5g	制半夏 5g
炒陈皮 5g	香谷芽 12g		

14 剂。

四诊：1980 年 2 月 28 日。精神较振，泛恶及口气秽浊均减，胃纳尚可，溲时尿道隐痛，脉虚弦数，苔厚黄腻、质淡红。脾肾两虚，气血亏损，三焦气化失调，湿浊中阻，仍拟益气血、化湿浊。

处方：上方去郁金，加苍术 5g、甘草梢 3g、泽泻 12g。

随访：患者因不愿透析治疗，而以服用中药为主，辅以中药灌肠（生牡蛎 30g、生大黄 9g、六月雪 30g、皂荚子 9g、徐长卿 15g），治疗月余症状逐步减轻，神智好转出院。在门诊继续治疗，病情稳定，血红蛋白上升，肌酐、血尿素氮有所下降。直至 1981 年底，因饮食不慎而发作，且合并肺炎未能及时控制，病情变化而死亡。

（《国医大师临床经验实录·张镜人》）

【诠解】　本案病程迁移已久而成关格重症。此时脏腑亏损以极，气营不足，痰湿瘀浊互结而致阴阳错乱。现患者痰浊上蒙心神，已成险症，故急以化痰开窍、祛湿泄浊以达邪，兼以益气和营固本。此案例并配合中药灌肠使病情获得改善。笔者认为，本病采用中药治疗为主的综合治疗，对延缓肾功能不全的恶化有一定疗效。

叶任高医案

（浊毒内蕴水妄行，中西结合取佳效）

陈某，女，39岁。

患者于 1999 年 6 月，因全身水肿、恶心、呕吐，到某医院就诊，血检示：血清肌酐：1320μmol/L，血尿素氮 34.5mmol/L。诊为慢性肾小球肾炎、肾功能衰竭、尿毒症期。按西医常规治疗，并给予血液透析，每周 3 次，一旦暂停透析则食欲不佳、恶心、呕吐，水肿加重。经治疗半年后，病情仍无明显好转，因家庭经济困难，无法坚持继续透析治疗，即来寻求中西医结合治疗。当时症见神疲乏力，纳差，恶心，呕吐，全身轻度浮肿，尿少，每天尿量约 600ml，舌淡、苔白，脉沉而弱。血清肌酐 897μmol/L，血尿素氮 25.5mmol/L，血压 155/96mmHg。B 超检查示：双肾大小尚在正常范围内。

辨证：脾肾两虚，浊毒内停。

治则：补脾益肾，化浊排毒。

处方：肾衰方加减治疗。

党参 20g	白术 10g	黄芪 15g	茯苓 12g
当归 9g	川芎 6g	赤芍 9g	丹参 12g
大黄[后下]9g	山茱萸 7g	陈皮 7g	大腹皮 10g

水煎服，1 日 1 剂。

二诊：1 个月后复诊，自觉症状减轻，食欲好转，尿量增加，每日约 1000ml，血清肌酐 886μmol/L，血尿素氮 21.4mmol/L，血压 145/96mmHg。每周血透由 3 次减少到 1 次。效不更方，继续给予前方，减去陈皮，加益母草 15g。水煎服，1 日 1 剂。共 30 剂。

三诊：再次复诊时，患者自觉症状明显减轻，呕吐消失，水肿消退，食欲好转，尿量增加，每日约 1300ml，血清肌酐 780μmol/L，血尿素氮 19.3mmol/L，血压 140/85mmHg。已自行停止血透。

处方：中医：治疗守前方，去大腹皮，女贞子10g、旱莲草12g。

西医治疗：①维生素 B_6 10mg，1日3次；②维生素 C 0.1g，1日3次；③依那普利10mg，1日2次；④复合维生素 B 1粒，1日3次；⑤叶酸5mg，1日3次；⑥凯思立，1粒，1日3次；⑦口服碳酸氢钠1g，1日3次。

其后按以上方案加减调治，半年后血清肌酐 530μmol/L，血尿素氮 17.6mmol/L；1年后血清肌酐335μmol/L，血尿素氮17.4mmol/L。至今已坚持治疗3年余，精神及体力均较好，无明显不适，仍坚持上班。近日复查示：血清肌酐275μmol/L，血尿素氮14.6mmol/L，，$CO_2 - CP$ 正常。嘱其继续控制饮食，注意休息，预防感冒，加强配合。

（《叶任高对尿毒症患者减撤透析治疗的临床经验》）

【诠解】 按照中医的理论，尿毒症以正虚为本、浊毒为标，治疗宜扶正排毒。叶师以"肾衰方"为基础随症加减治疗。方中党参、白术、黄芪、茯苓补气健脾以固本，脾气健运则湿浊自化；当归养血，川芎、赤芍、丹参活血祛瘀，大黄排毒泻浊。全方合用，共奏扶正祛邪、排毒化浊之功，扶正而不滞邪，祛邪而不伤正。

现代研究表明，通过大黄的泻下作用，可使一部分氮质从肠道清除出去；大黄具有活血化瘀作用，与川芎、赤芍、丹参等同用，可改善患者的高黏、高凝状态；大黄中含有许多人体必需氨基酸，能纠正肾衰时的脂质紊乱；大黄具有保护残存肾单位，延缓病变肾单位病，改善肾功能和微循环，干扰肾脏中前列腺素的合成，减弱肾血管对缩血管物质的反应性，降低血压，降低毛细血管通透性，扩张末梢血管，抑制残存肾单位的代偿性肥大，降低血浆比黏度、血小板聚集性和黏附性，降低血浆纤维蛋白原，改善红细胞变形能力，抑制肾小球系膜细胞的异常增生，对系膜细胞有直接作用；能拮抗细胞因子刺激系膜细胞增生的作用，大黄素在体外能抑制系膜细胞 IL-6 的产生，抑制系膜细胞癌基因表达，降低低密度脂蛋白的刺激系膜细胞异常增殖，抑制肾小球系膜细胞分泌的和细胞膜相关的纤维连接蛋白，并能拮抗肿瘤坏死因子对肾小球系膜细胞纤维连接蛋白产生的刺激作用。笔者认为，运用中西医结合的治疗手段，有可能使尿毒症患者的病情得到控制，甚至脱离透析。但病例不多，有待继续深入观察和研究。

张琪医案

（脾肾两虚浊毒蕴，先天后天两相滋）

吴某，男，39 岁。1990 年 12 月 25 日初诊。

主诉：持续性蛋白尿 5 年，双下肢浮肿半年。

现病史：患者于 5 年前体检时发现尿蛋白（＋＋＋），无浮肿，未引起重视。半年前出现双下肢浮肿，查尿蛋白（＋＋＋），血压 170/105mmHg，血清肌酐 364μmol/L，于当地医院给以对症治疗，浮肿减轻，为求系统治疗而来就诊。

初诊：面色㿠白，肢体轻度浮肿，脘腹胀，不思饮食，大便日 4～5 次，舌淡胖，腰痛膝软，畏寒，夜尿频多，脉沉弱。实验室检查：尿常规：尿蛋白（＋＋＋），颗粒管型 1～3 个/HP，潜血（＋）。肾功能：血清肌酐 445μmol/L，血尿素氮 27.9mmol/L。血红蛋白 70g/L。血压 170/95mmHg。

中医辨证：脾肾两虚，湿浊内停。

西医诊断：慢性肾小球肾炎，慢性肾衰竭。

治则：益气健脾，补肾活血。

处方：

黄芪 30g	党参 20g	山药 20g	山茱萸 20g
白术 20g	当归 20g	何首乌 20g	菟丝子 20g
补骨脂 15g	女贞子 20g	淫羊藿 15g	炮姜 20g
白豆蔻 15g	肉桂 7g	丹参 15g	红花 15g
益母草 30g			

水煎服，日 1 剂。

二诊：服上药 14 剂，肢体浮肿消失，脘腹胀、不思饮食减轻，大便 2～3 次/日，舌淡胖，腰痛膝软，畏寒，夜尿频多，脉沉弱。续上方加减。

处方：

黄芪 30g	党参 20g	山药 20g	山茱萸 20g
白术 20g	当归 20g	何首乌 20g	菟丝子 20g
补骨脂 15g	女贞子 20g	淫羊藿 15g	炮姜 20g
白豆蔻 15g	丹参 15g	红花 15g	草果仁 15g

水煎服，日 1 剂。

三诊：以上方加减治疗 4 个月，大便每日 1 次成形，全身有力，食欲增进，脘腹胀满俱除，腰仍稍痛，但较治疗前大减，已无畏寒现象，脉沉滑，舌润，尿蛋白（＋），血清肌酐 230mmol/L，血尿素氮 85mmol/L，精神体力俱如常人。

（《张琪肾病医案精选》）

【诠解】　本病例辨证为脾肾阳虚。病机为湿邪不化，耗伤气血。治则宜温补脾肾以助化源，少佐活血化湿浊之品。本病例虽属肾衰竭失代偿期，但临床上无明显慢性肾衰竭湿浊毒邪留滞的症状，仅表现为腰酸腰痛、乏力倦怠、夜尿频多、畏寒肢冷以及原发肾病症状如高血压、水肿等症。治疗上一般是以扶正治本为其原则，以补脾益肾为主，再结合他证兼以利湿消肿、活血化瘀等。脾与肾关系甚为密切，是先天与后天相互滋生、相互促进的关系，脾肾必须保持协调。"肾如薪火，脾如鼎釜"。肾中命火为脾土之母，张景岳认为："命火犹如釜底之薪，肾阳不足不能温化可导致泄泻、水肿等疾，命门火衰，不能生土，釜底无薪，不能腐熟。"此期重在恢复正气，扶正祛邪，使肾功能得以恢复，常用脾肾双补方治疗，使阴阳调济以助肾气，而恢复肾之功能，助化源益气补血。慢性肾衰竭其病本在于脾肾两虚，此方为固本之药，妙在又加入丹参、当归、益母草、山楂活血之品，使其改善肾之血流量，补消合用，其效颇佳。

此类型切忌用大黄苦寒泻下伤脾，所以一见肾衰竭，便认为大黄为降肌酐、血尿素氮之要药，不知苦寒伤脾，愈用愈促使病情恶化，宜引起重视。大黄具有清解血分热毒，使血中氮质潴留得以改善。另外，大黄还具有调节新陈代谢的作用，既能促进营养物质的消化吸收，又能促进体内代谢废物的排泄。慢性肾衰竭，由于肺脾肾功能失调，膀胱气化失司，湿浊不得下泄通利，酝酿成痰，血瘀化热，使原有痰瘀水湿更加严重。因此本病中晚期症情复杂，寒热夹杂，虚实并见，若能正确掌握大黄的剂量和用药方法及合理的配伍，可达到祛瘀安正的目的。

吕仁和医案

医案 1（多种肾疾致肾衰，辨证准确效非凡）

患者，男，64 岁。1994 年 7 月 31 日初诊。

病史：患者于 1970 年因膀胱癌行部分膀胱（2/5）切除术，术后行正规化疗，出院时尿蛋白（＋＋）。1997 年 B 超示双肾萎缩，左肾多发性囊肿。放射性核素肾图示左肾功能差。既往有高血压病史 30 年，血压波动在（160～180）/100mmHg。刻下症：见口干、口苦，大便不畅，舌体胖、苔薄腻，脉弦。检查血糖正常，血清肌酐 212.16μmol/L，尿糖（＋＋＋），尿蛋白（＋＋＋）。

中医辨证：阴虚血瘀，痰浊内停。

治则：养阴活血、化浊通腑法。

处方：葛根 10g 佩兰 10g 猪苓 30g 泽兰 12g

   泽泻 12g 茵陈 20g 石韦 30g 黄连 10g

   丹参 30g 红花 10g 桃仁 10g 厚朴 6g

   熟大黄 10g

每日 1 剂，水煎服。

二诊：1998 年 12 月 18 日。服中药 21 剂，血清肌酐降至 150.28μmol/L，停服药物。近期又自感乏力，头晕，耳鸣，腰腿酸软，偶有抽搐，便干，血清肌酐 291.72μmol/L，尿蛋白（＋＋），尿糖（＋＋）。

辨证：气血阴虚，肝郁气滞，胃肠结滞。

治则：益气养血，疏肝理气，和胃泄浊。

处方：生黄芪 10g 当归 10g 牡丹皮 30g 丹参 30g

   川葛 15g 天麻 6g 香附 10g 乌药 10g

   陈皮 10g 半夏 10g 山药 15g 熟大黄 10g

   木香 10g

隔日 1 剂，水煎服。

三诊：2001 年 1 月 15 日。两年来患者一直按此方加减治疗，隔日 1 剂，血清肌酐维持在 221μmol/L 左右，现患者仍疲乏，头晕，耳鸣，腰膝酸软，便干，偶有皮肤瘙痒，抽搐，血清肌酐为 257.24μmol/L。

辨证：肾元虚衰，湿热浊邪内灼血分。

治则：益气养血，活血凉血，泄浊解毒。

处方：生黄芪 30g 当归 10g 牡丹皮 20g 丹参 20g

玄参 30g	生地黄 20g	猪苓 30g	白鲜皮 30g
川芎 30g	槐角 20g	酒大黄^{后下}10g	枳壳 10g
枳实 10g	赤芍 10g	白芍 10g	

隔日 1 剂，水煎服。用药 14 剂后，大便通畅，皮肤瘙痒诸症减轻。随访至今，病情稳定。

（《吕仁和临床经验集》）

【诠解】 该患者有膀胱癌切除病史，同时又存在糖尿病、高血压病等，其慢性肾衰竭实际上是多种病因所致。2000 年 3 月尿中又查出癌细胞，可以说病情复杂，治疗难度很大。但吕教授不避凶险，根据具体病情依然给予养阴活血、化浊通利治法，由于辨证选方得宜，所以应手取效。复诊患者已停药多时，导致了病情进展，并出现了乏力、头晕、耳鸣、腰腿酸软、偶有抽搐、便干等一系列症状，是肾元已虚、气化不行、湿浊邪毒内生、气血亏虚的同时，更兼阴虚，有胃肠结滞，所以吕教授又给予益气养血、疏肝理气、和胃泄浊治法，病情趋于稳定。后吕教授又以患者皮肤瘙痒症状突出，认为有湿热灼于血分，故而投用牡丹皮、丹参和赤芍、白芍对药以养血凉血、活血化瘀，加用白鲜皮以祛湿止痒，取得了良好的疗效。考虑如此重症患者能长期存活，中医药功不可没。这提示中医药治疗包括多囊肾在内的多种疾病所致的肾衰竭，尤其是早中期肾衰竭方面，确实具有较大优势。我们完全可以期望中医药在延缓慢性肾衰竭病程进展和推迟透析方面，能发挥巨大作用。除了自觉症状的改善以外，如何保护残存肾单位，延缓慢性肾功能进行性减退，才是中医药治疗慢性肾衰竭的目标，才是评价中医药临床效果的基本依据。

医案 2（浊毒内聚成关格，升清降浊通肾彰）

王某，男，71 岁。2006 年 3 月 25 日初诊。

因神疲乏力 1 年余，加重 4 个月伴肤痒、恶心来诊。患者于 2005 年 2 月 11 日因劳累后出现神疲乏力，到中国人民解放军总医院就诊。检查：血红细胞 $3.4×10^{12}/L$，血红蛋白 9.3g/L；尿红细胞满视野，异形 70%～80%；血清肌酐 108.3μmol/L，血尿素氮 7.1mmol/L，24 小时尿蛋白定量 0.36g。患者因素体健康，对身体状况未予重视，自认为加强运动即可康复。至 12 月因过度劳累后神疲乏力加重，并出现肤痒、恶心、抽筋、尿少、便秘症状。查尿常规：红细胞满视野，尿蛋白（＋＋）；血生化：肌酐 267.8μmol/L，血尿素氮 14.0mmol/L。住院经肾穿刺病理诊断为：IgA 肾病（Lee 氏分级Ⅲ级），肾小管－间质损害。患者仍未重视。2006 年 3 月 6 日神疲乏力加重。复查血生化：肌酐 447.7μmol/L，血尿素氮 20.44mmol/L，尿酸 484.5μmol/L（检查前 3 日未忌肉食）。3 月 12 日复查血清肌酐 368μmol/L，血尿素氮 16.52mmol/L，24 小时尿蛋白定量 0.69g（检查前 3 日忌肉食）；血红细胞 3.2×10^{12}/L，血红蛋白 9.1g/L，白细胞 3.8×10^9/L。血压 130/80mmHg（已口服施慧达 2.5mg，每日 1 次，倍他乐克 12.5mg，每日 1 次）。患者面色晦暗，舌胖暗淡、边有齿痕、舌苔黄腻，脉沉弦滑。既往于 1978 年于北京友谊医院行右肾盂切开取石术。因肝火旺间断服用龙胆泻肝丸多年。

西医诊断：①肾功能衰竭（氮质血症）；②IgA 肾病（Lee 分级Ⅲ级）；③肾小管－间质损害；④肾性高血压；⑤肾性贫血；⑥高尿酸血症。

中医诊断：关格。

中医辨证：气血亏虚，血脉瘀阻，浊毒内留。

治则：益气养血，活血通脉，和降浊毒。

处方：生黄芪 30g　当归 10g　陈皮 10g　半夏 10g

红花 10g　桃仁 10g　莪术 10g　水红花子 10g

熟大黄 10g　生甘草 10g　生薏苡仁 30g　土茯苓 30g

14 剂，每日 1 剂，水煎，早晚分服。

医嘱：忌食肉类，戒烟酒，每日牛奶 500ml 分早晚服，降血压药继服，低盐饮食，轻缓活动，保持情绪稳定。

二诊：2006 年 4 月 8 日。恶心好转，肤痒改善，饮食增加，血压稳定。仍有脘痞、便秘、咽痛。舌胖暗淡、苔薄黄，脉沉弦滑。尿常规：潜血（＋＋＋），红细胞 250 个/HP，蛋白（＋）。症状提示气机阻滞，外感风热。

处方：宗初诊方加炒枳壳 10g、炒枳实 10g、牛蒡子 10g 以行气去滞、疏风清热。

三诊：2006 年 4 月 28 日。患者 4 月 24 日复查血清肌酐 368μmol/L，血尿素氮 15.2mmol/L。脘痞、便干、咽痛好转，精神、饮食继有改善，睡眠可。舌红苔白，脉沉细。尿常规：红细胞满视野，蛋白（＋）。

处方：4 月 8 日继续服用 14 剂，每日 1 剂水煎，分早晚服用。

四诊：2006 年 5 月 13 日。自觉活动后疲乏，偶有心悸、头晕，舌胖暗淡，脉沉细无力。示心气不足。

处方：初诊方加太子参 30g 以加强补益心气之力。

五诊：2006 年 6 月 3 日。患者面色好转，无明显不适，纳眠佳，二便可。舌胖暗淡、边有齿痕、苔腻略黄，脉滑。示有湿浊。

处方：宗 5 月 13 日方加萆薢 10g 以助清利湿浊。

六诊：2006 年 6 月 17 日。患者病情稳定，无特殊不适主诉，舌暗、苔腻略黄，脉弦细数。示气滞血瘀未解。

处方：宗 6 月 3 日方加丹参 15g、川芎 15g 以加强行气活血、通活肾脏经络的作用。

七诊：2006 年 7 月 8 日。患者面色好转，病情稳定。舌暗、苔腻略黄，脉细数。6 月 24 日查血生化：肌酐 244μmol/L，血尿素氮 15.77mmol/L，尿酸 486.1μmol/L。尿常规：红细胞满视野，蛋白（＋）。血常规：红细胞 3.9×10^{12}/L，血红蛋白 9g/L。

处方：宗 6 月 17 日方加佩兰 10g 以芳化湿浊。

八诊：2006 年 8 月 19 日。患者病情稳定，纳眠佳。舌红苔黄，脉数。血生化：肌酐 148.1μmol/L，血尿素氮 7.73mmol/L，总蛋白 82.4g/L，白蛋白 42.5g/L，尿酸 355.7μmol/L。尿常规：潜血（＋＋＋），蛋白（－）。血常规：红细胞 4.3×10^{12}/L，血红蛋白 12.2g/L。血压 130/80mmHg。

处方：予 7 月 8 日方继续服用。

医嘱：继续忌肉类食品包括肉汤，戒烟酒，牛奶每日 500ml 分早晚服，低盐饮食，调畅情志。

九诊：2007 年 6 月 30 日。患者病情稳定。舌胖暗红，脉滑数。血生化：肌酐 107.6μmol/L，血尿素氮 8.33mmol/L，尿酸 474.2μmol/L。尿常规：潜血

（＋＋＋），蛋白（±）。

处方：宗2006年7月8日方继续服药治疗。

（《吕仁和教授治疗疑难肾病验案》）

【诠解】 吕教授认为，本患者虽然有3种病因，然而损害的病位都在肾，病机病理基本相同，3种因素导致微小癥瘕积聚形成，瘀阻经脉，耗伤气血，损伤肾体，复加过度劳累，使肾体虚衰，浊毒不能正常排出，留于血脉。从检查所见可知病情严重，来势凶猛，与患者过度劳累有关；因患者素体强健，肾体损伤时间尚短，癥瘕积聚微小，伤害肾体轻浅，其癥瘕易于消解，肾体易于恢复，病情可能缓解。处方中用当归补血汤益气养血，扶正祛邪；活血通脉用桃仁、红花、莪术、水红花子破结化瘀，消解微小癥瘕积聚，既有利于通脉，又可起到"血行风自灭"的作用。再以生薏苡仁、土茯苓清利三焦水道，陈皮、半夏配熟大黄和降胃气、通腑泄浊。4月8日患者出现气机阻滞、外感风热症状，方中加入炒枳壳和炒枳实各10g、牛蒡子10g行气去滞、疏风清热。5月13日患者活动后心悸气短，示心气有伤，故加太子参以益气养心。6月3日加入萆薢以助清利湿浊。6月17日用6月3日方加川芎、丹参加强行气活血以通活肾络，加上忌食肉类、轻缓活动、稳定情绪，减少伤损肾体的因素。至8月19日复查，血清肌酐、血尿素氮、血尿酸、血常规、尿常规均接近正常。1年后复查，上述指标未见反弹，保持稳定状态。

周仲瑛医案

（久病顽疾身俱损，妙手回春复生机）

梁某，女，72岁。2004年3月3日初诊。

患者有高血压、糖尿病、高脂血症、慢性肾功能不全、类风湿性关节炎、白内障病史多年。2001年体检时发现肾功能不全，曾服六味地黄丸1年余，今年体检时病情加重。近半年来纳差、恶心、纳谷不香，寐差，仅睡3~4个小时，心慌善惊，口干偶有泛酸，腰酸痛，大便每日3~4次，质稀，尿量尚可，尿次较频，周身怕冷，视物模糊，舌质红、苔薄黄腻，脉小弦滑。实验室查示：血尿素氮为 14.08mmol/L，尿酸为 587μmol/L，肌酐为 212μmol/L，胆固醇为 6.83mmol/L，三酰甘油为 5.15mmol/L，血沉为 32mm/h，低密度脂蛋白为 3.49mmol/L，风湿因子（＋），B 超示双肾体积偏小。眼底检查见动脉硬化。血压 156/98mmHg。

辨证：脾肾两虚，湿浊内郁。

处方：藿香叶 10g   紫苏叶 10g   黄连 3g   吴茱萸 3g

   法半夏 10g   炮姜炭 3g   炒苍术 6g   炒白术 10g

   潞党参 10g   怀山药 12g   炒六曲 10g   猪苓 12g

   茯苓 12g   泽兰 12g   泽泻 12g   仙灵脾 10g

   巴戟天 10g   黄柏 6g   鬼箭羽 15g   菟丝子 12g

   桑寄生 15g   丹参 12g   夜交藤 20g

日 1 剂，水煎服，每日 2 次。

二诊：2004 年 3 月 11 日。药后关节疼痛减轻，胃中嘈杂、时痛，头晕，寐差，大便近二三日转实，尿量多，口干不苦，食纳改善，舌质黄，脉细。仍从湿浊中阻、脾肾两虚治疗。

处方：藿香叶 10g   黄连 3g   吴茱萸 3g   法半夏 10g

   炮姜炭 3g   潞党参 10g   炒白术 6g   炒苍术 10g

   怀山药 12g   炒六曲 10g   猪苓 12g   茯苓 12g

   泽兰 12g   泽泻 12g   仙灵脾 10g   巴戟天 10g

   黄柏 6g   鬼箭羽 15g   鹿衔草 15g   桑寄生 15g

   丹参 12g   夜交藤 20g

日 1 剂，水煎服。

三诊：2004 年 3 月 18 日。停用西药降压药 1 周，血压稍升，测血压 140/70mmHg。胃中嘈杂，疼痛烧心，肠鸣，大便时溏，尿多泡沫，夜晚足浮，纳差，苔黄质暗紫，脉小弦滑，脾肾两虚，湿浊中阻，胃失和降，当脾肾同治、化湿和胃。

处方：藿香叶 10g   紫苏叶 10g   黄连 4g   吴茱萸 3g

   法半夏 10g   石楠藤 20g   潞党参 10g   生白术 12g

   太子参 10g   怀山药 12g   猪苓 12g   茯苓 12g

泽兰 12g	泽泻 12g	仙灵脾 10g	巴戟天 10g
黄柏 6g	鬼箭羽 15g	鹿衔草 15g	丹参 12g
夜交藤 20g	煅瓦楞子 20g		

每日 1 剂。

四诊：2004 年 4 月 23 日。胃中间有隐痛；烧心，嗳气，尿多、沫不多，大便日 3~4 次，质可，苔淡黄质暗，脉小弦滑。复查生化：肌酐为 147.2μmol/L，血尿素氮为 10.5mmol/L，尿酸为 417μmol/L，三酰甘油为 4.2mmol/L，胆固醇为 7.0mmol/L，血糖为 9.3mmol/L。近测血压多在（140~150）/（70~80）mmHg。以 3 月 18 日方去石楠藤、夜交藤、煅瓦楞子加罗布麻叶 20g、炒杜仲 15g、土茯苓 25g、生黄芪 15g、老鹳草 15g，每日 1 剂。

五诊：2004 年 5 月 21 日。复查肾功能已恢复正常，血压 138/82mmHg。自觉胃部仍有不适感，纳谷一般，大便日 2~3 次、质软不烂，苔薄黄、质略暗，脉细滑，仍以前方加减，补益脾肾、化湿和胃调理善后，后仍来多次复查肾功能未见反复。

（《周仲瑛临证医案精选》）

【诠解】 患者有高血压病史多年，复患糖尿病，出现代谢紊乱，高脂血症，继发心、肾及眼动脉硬化，心肌供血不足，肾功能不全及视力损害，多病杂陈，虚实并见，寒热错杂，治疗甚为棘手。脾居中州，为升降之枢，运化水湿，升清降浊，今脾虚不能为胃行其津液，水聚成肿，清气不升，浊气不降，清浊相混，胃失和降。《丹溪心法》指出："惟脾虚不能行水，脾虚不能治水……于是三焦阴阳气道不通，四海闭塞，于是结滞，经络壅塞，水渗皮肤，注于肌肉而发水肿矣。"《中藏经》云："水者肾之制也，肾着人体之本也。肾气壮则水还于肾，肾气虚则水散于皮肤。"可见脾肾两脏的虚损在本病中的发病作用是十分重要的。

叶景华医案

（本虚标实关格显，祛邪扶正综合调）

黄某某，女性，56 岁，农民。

初诊：1990 年 2 月。头晕乏力，面色少华，口干口苦，大便秘结，皮肤瘙痒，无浮肿。体检：血压正常。门诊化验：血常规：血红蛋白 68g/L，红细胞 2.34×10^{12}/L，尿蛋白（＋），红细胞 1216 个/HP，血清肌酐 560μmol/L，血尿素氮 37mmol/L，舌质淡暗、苔薄黄腻，脉细，否认有肾炎史。根据以上病史及化验报告，诊断为慢性肾衰、尿毒症期。肾性贫血原因不明，收住入院。经检查，排除糖尿病、痛风及胶原系统等疾病。诊断为慢性肾小球肾炎，尿毒症期，因农民没医保，故要求中医药治疗。

辨证：为本虚标实，脾肾亏虚，湿热瘀毒内蕴。

治则：祛邪，清热利湿，化瘀排毒。

处方：黄柏、黄连、陈皮、制大黄、川贝、赤芍、王不留行子、茯苓、生白术、鹿含草、皂角刺、土茯苓。

中药灌肠：生大黄、生牡蛎、蒲公英。中药肾衰膏脐疗。

静脉滴注：茵栀黄、黄芪针。

二诊：湿热已解，胃纳增加，面色少华，神疲乏力，舌质淡红、苔薄白，脉细。

处方：党参、黄芪、白术、怀牛膝、茯苓、王不留行子、川贝、制大黄、陈皮、鹿含草、皂角刺、淫羊藿、当归。

灌肠方、脐疗、黄芪静滴同上。

1 个月后复查肾功能，血清肌酐下降到 480μmol/L，血尿素氮 26mmol/L，血红蛋白下降至 64g/L，但精神好转，口苦缓解，纳食增加，大便日行 2 ~ 3 次，小便顺畅，血压稳定。以后 5 年长期服用中药，间断灌肠及肾衰膏脐疗外治，没有外感等其他疾患，血清肌酐控制在 480 ~ 560μmol/L 之间，能参加工作，生活自理。偶尔有 1 次牙龈肿痛，发热，血清肌酐急剧上升至 720μmol/L，血尿素氮也上升至 34mmol/L，血红蛋白下降至 54g/L。即给予青霉素静滴及中药清热解毒治疗：金银花、蒲公英、黄柏、制大黄、土茯苓、丹皮、赤芍、生甘草等治疗，症状缓解，但血清肌酐、血尿素氮不下降，建议血管造瘘术，准备透析，本人同意造瘘以备用。继续中药口服治疗 5 年。

2002 年，因严重贫血，电解质紊乱，接受血液透析治疗，该患者尿毒症期应用中医药治疗共计 12 年后，血清肌酐上升至 1300μmol/L，接受透析，目前透析 5 年仍在维持中，一般情况可。

（《叶景华祛邪为主治疗尿毒症的经验》）

【诠解】　叶老认为慢性肾衰病变过程中，变化多端，但本虚与邪实是一对矛盾，始终贯穿在病变过程中，有时以邪实为主，有时以正虚为主，辨证须掌握病情标本，权衡轻重缓急，根据"急则治其标，缓则治其本"的原则进行治疗。叶老称表邪为"增恶因素"，也是叶老认为祛邪为主观点的精华，如外邪致发热、咳嗽、咽痛为主症，同时有大便秘结、纳呆、腹胀、恶心呕吐、浮肿尿少，上不能进食，下不能排便的"关格"症状；也有血压恶性增高，头晕目眩致虚火痰浊夹瘀毒上扰清窍等邪实表现。这些均可使慢性肾衰患者病情加重，肾功能急剧下降。总之本病，阴阳气血俱虚为本虚，标实主要为湿、浊、瘀、毒、壅滞。叶老长期的临床经验独辟蹊径，以祛邪为主，攻补兼施，取得了良好的临床疗效，提高患者生活质量，使患者推迟进入透析期。叶老非常重视人体的统一性、完整性及其与自然界的相互关系，认为人体是一个有机的整体，在功能上是相互协调、相互为用的，在病理上是相互影响的。慢性肾衰的疗程一般较长，难以在短期内取得显著效果，故在漫长的治疗过程中需要患者和医生的密切合作，叶老不仅善用药物，而且善于了解患者心意，运用心理治疗。通常通过深入浅出、恰到好处地疏导，使患者解除抑郁的心情，树立治病的信心，坚持长期服药治疗，嘱患者哪类药物不能吃，哪类食物要多吃，不厌其烦地关照，增加了医患之间的信任和信心，以达到事半功倍的疗效，更体现了整体治疗的中医特色和一位名老中医的高尚医德。

慢性肾功能衰竭的治疗没有特定的治疗方法，通常采取"大包围"的方法。中医在慢性肾功能衰竭的治疗上有一定的特点，通过中药不同剂型的发展，通过辨证论治，不同药物的口服、灌肠、浴足、贴敷等方法大大扩展了慢性肾功能衰竭的治疗方法，从而提高患者的生活质量，延缓病情的进展。其中，叶老所用肾衰膏制法为：丁香、肉桂、生大黄、炮山甲、水蛭、王不留行子按 1:1:2:2:2:2 的比例研末，甘油调糊，搓成桂圆大小，用时贴脐部。功能：扶正解毒，利湿泄浊，化瘀解毒。

陈以平医案

医案 1（外感久病正气败，拨乱反正斡三焦）

患者，女，43 岁。于 2007 年 6 月 11 日初诊。

患者于 2005 年 7 月体检时发现尿蛋白（＋＋＋），血清肌酐 172.0mmol/L，未引起重视。2006 年 7 月复查血清肌酐 348.0mmol/L，血红蛋白 106g/L；尿蛋白（＋＋＋），红细胞（＋＋）；24 小时尿蛋白定量为 3.8g。遂至沪上某三甲医院就诊，予行肾活检术，病理报告提示：IgA 肾病晚期，13 个肾小球中 9 个小球性硬化、2 个小球节段硬化。给予每日静脉冲击甲基泼尼松龙 200mg，连续治疗 3 天后改为泼尼松 20mg 每日口服，同时予前列地尔注射液静脉滴注。因疗效不明显，3 个月后逐渐撤减泼尼松直至停用。此后予开同、双嘧达莫、叶酸、生血素、碳酸氢钠片、碳酸钙片等对症治疗。患者肾功能未得到有效控制；2007 年 6 月 9 日查：血清肌酐 406.0μmol/L，血尿素氮 19.0mmol/L，尿酸 512.0μmol/L；血红蛋白 110g/L。为寻求进一步治疗，慕名来陈师处就治。

初诊：症见疲乏无力，腰膝酸软，时有头晕，纳食不香，夜尿 1～2 次，大便每日一行，质偏硬，夜寐尚安。查舌质偏红、舌苔薄黄，脉象细弦。

辨证：浊毒壅塞三焦，气虚血瘀。

治则：斡旋三焦，补肾活血，佐以泻浊。

处方：

柴胡 9g	黄芩 12g	白术 12g	白芍 20g
枸杞子 15g	菊花 12g	黄芪 30g	葛根 15g
川芎 15g	黄精 20g	杜仲 15g	金蝉花 15g
积雪草 30g	制大黄 15g	藤梨根 30g	

二诊：2007 年 9 月 24 日。服中药 65 剂后复诊，复查血清肌酐 350.0μmol/L，血尿素氮 21.3mmol/L；血红蛋白 114g/L；尿常规：尿蛋白（＋），红细胞（－）；B 超提示双肾体积较正常值略小，右肾 86 mm×43 mm×41 mm，左肾 93 mm×40 mm×36 mm。诉腰酸，夜尿 1 次，24 小时尿量约 2000ml 左右，大便略干，日行 1 次。舌质略红，苔薄。血压 135/90 mmHg。各项指标均较前好转。

处方：继以原意治疗并酌加补肾养血之品：桑螵蛸 15g、鸡血藤 30g、巴戟天15g。

三诊：1个月后复诊，诉咽部不适，痰黏难咯，晨起刷牙时有恶心感，时感疲倦。舌质偏暗、苔薄黄，脉细。复查肾功能：血清肌酐376.0μmol/L，血尿素氮17.0 mmol/L，尿酸440.0μmol/L；尿常规：尿蛋白（＋），红细胞（－）。证属湿热不清，气机受阻，三焦不利，再予清利三焦、调畅气机，佐以清肺化痰之法。

处方：柴胡9g　　黄芩12g　　白术12g　　白芍20g

枸杞子15g　　菊花12g　　黄芪30g　　葛根15g

川芎15g　　黄精20g　　杜仲15g　　蝉花15g

积雪草30g　　制大黄15g　　半夏10g　　陈皮6g

象贝9g　　桑白皮30g

四诊：上方服用1个月后晨起恶心已除，但黏痰未化，口淡无味，大便溏薄。舌质暗、苔薄腻微黄，脉细。复查血清肌酐364.0μmol/L，血尿素氮23.1mmol/L，尿酸494.0μmol/L；尿常规：尿蛋白微量，红细胞（－）。热象渐平，湿浊未清。酌加行气化湿。

处方：柴胡9g　　黄芩12g　　白术12g　　白芍20g

菊花12g　　黄芪30g　　葛根15g　　川芎15g

黄精20g　　杜仲15g　　蝉花15g　　积雪草30g

制大黄15g　　紫苏15g　　川朴花6g

至2008年3月4日复诊时，上方坚持服用3个月，症情平稳，咽中黏痰减少，无恶心不适，大便渐实，日行1~2次，尿量可，夜尿2次。舌质偏暗、苔薄微黄，脉细。查：血清肌酐330.0μmol/L，血尿素氮23.7mmol/L，尿酸459.0μmol/L。效不更方，继续巩固治疗。

此后患者以上方加减服用，2008年8月随访肾功能：血清肌酐306μmol/L，血尿素氮22.1mmol/L，尿酸415.0μmol/L。症情平稳，目前仍随访治疗中。

（《陈以平教授诊治中重症IgA肾病学术思想研究》）

【诠解】　斡旋三焦以求拨乱反正中重症IgA肾病中医治疗策略之初探。综观IgA肾病的发病全程，无论是病变初起因肺系外感或肠道染毒等外邪致病；或是病中因复感诸邪而使病变加重；或病程中出现脾肾虚损、水湿泛滥及瘀血阻络等证；甚至病程迁延，浊毒纠结，直至出现肾阳虚衰、肝肾阴虚、阴阳两虚等危重证候，其病变机制总关上、中、下三焦功能紊乱，上下、内外邪毒弥漫，正邪、虚实交错混杂。根据这一病变机转，陈师提纲挈领地指出，斡旋三焦、分消内外弥漫之邪毒；燮理水火，和解虚实一时之偏颇，是为解决 IgA 肾病，尤其是中重症 IgA 肾病这一复杂疾病之要道。具体到潜方用药，陈师更是匠心独运，以小柴胡汤为主，曼妙加减，随症化裁，并适时辅以免疫抑制剂等西药，使很多病理分型较重甚或已经出现肾功能减退的中重症 IgA 肾病患者病情得到有效的控制，肾功能得到很大程度的改善，或是在很长的一段时间内残余肾功能得到了有效的保护，并在治疗过程中将免疫抑制剂等西药顺利撤减，使患者的生存质量得到了显著的提高。

古今学者对于"三焦"结构的认识虽多有争议，但对其"水谷之道路，气之所终始"以及"上焦如雾""中焦如沤""下焦如渎"等功能、行为特征的认识基本上是一致的。正如《中藏经·论三焦虚实寒热生死顺逆脉证之法》所言："三焦者，人之三元之气也，号曰中清之腑，总领五脏、六腑、营卫、经络、内外、左右、上下之气也。三焦通，则内外、左右、上下皆通也。其于周身灌体，和调内外，营左养右，导上宣下，莫大于此也。"陈师在临证中，亦非常重视三焦气化功能的维护，并提出"少阳枢机"是三焦气化功能得以维系的关键所在。

"少阳"在《黄帝内经》中的含义有三：一言阳气之多少，《素问·阴阳类论》云"一阳为游部……一阳者，少阳也"；二言手少阳三焦和足少阳胆之经脉；三言脏腑，是指胆腑与三焦腑。概而言之，少阳是人体之阳气出入游行的场所，散于全身，发挥温和煦养各部的功能，以上下内外疏通畅行为宜，郁滞则为害；手少阳三焦经从上向下纵贯上、中、下三焦，足少阳胆经属胆隶肝，肝胆相合主疏泄，调畅气机。可见少阳气机实为全身气机升降之枢纽，其在结构上外应腠理而通于肌肤，内连膈膜而包裹上下诸脏，在功能上主持枢机，协调诸脏之气及一身水火的升降出入。在临床实践中，陈师以和解少阳的代表方剂——小柴胡汤为主方加减出入，每获良效，正是"少阳证治关乎三焦之腑，柴胡之剂贵在转运机枢"这一独到见解的有力印证。

针对 IgA 肾病，尤其是中重症 IgA 肾病的核心发病机制为三焦气机水火交织纷纭这一重要认识，陈师集调畅气机、益气活血、清热利湿诸法于一方，宗小柴胡汤本义，博观约取，创制新方，冠名"肾和"，即是通过斡旋三焦、燮理水火，以期拨乱反正、重达新的阴阳对立统一的和谐关系。全方以柴胡、黄芩、枸杞、菊花、白术、白芍等药味组成。方中以柴胡为君，借其辛平升发之性，既疏利胆腑，更畅达三焦，使转枢利、气机和、膜腠畅，则元气得以伸张，郁邪得以外达；臣以黄芩，借其苦寒之性，清理郁积之相火；再佐轻清之菊花疏散上焦之热；配白芍益阴柔肝，《药类法象》云其为补中焦之药，更因其能停诸湿而益津液，以使小便自行，再合白术温中健脾以化中焦之湿，共成治理中焦之态势；辅用甘平之枸杞，补肾益精，养肝补血，以安下焦之虚亏。全方寒温并用、攻补兼施，顾及三焦，而重在通达气机以疏解上中之郁结，和解少阳而重开滞堵之枢机。

临证中更圆机活法，随症化裁，巧以变通：有湿热之象显著者，加用苍术、薏苡仁、猪苓、茯苓等清利湿热、淡渗水湿；有脾肾虚损之证显著者，重用黄芪、山药、黄精、杜仲、巴戟天、山茱萸等健脾益肾；治疗全程，尤重活血化瘀之法，常以葛根、川芎、芍药等品为必备；更伍大黄，可行滞以活血，而终成逐瘀散结之功。

综观全方应机立法，相反相成，调畅气机，和解少阳，益气活血，健脾益肾，协同达到疏利膜腠以和表里，燮理水火以平寒热，扶正祛邪以衡虚实之目的。其治在少阳，功在三焦；拨逆乱而归正途，畅郁滞以期调达，终使气化行而水道通，水湿归渠，血行脉内，湿热瘀毒之胶结随之而解。

医案2（气阴两虚浊毒蕴，妙用蝉花治肾衰）

叶某，男，60岁。1998年11月10日初诊。

自述于10余年前曾出现下肢、眼睑浮肿，并查尿常规：尿红细胞（＋＋＋），尿蛋白（＋）。经服用利尿药并给予青霉素治疗后好转，后每于感冒及劳累后即出现下肢浮肿，一直未行系统治疗。2个月前突然出现浮肿加重，并恶心，口干咽痛，心烦失眠，小便涩痛色赤，随赴龙华医院就诊，现除上症外，兼腰酸无力，舌红苔腻，脉弦滑，测血压为160/110mmHg，查尿常规：尿蛋白500mg/dl，尿红细胞20个/HP。血清生化示：血清肌酐215μmol/L，血尿素氮

12.56mmol/L，血钙 1.98mmol/L，分析患者系慢性肾小球肾炎长期迁延，未得有效控制而发展为慢性肾功能不全。根据其临床表现，诊断为气阴两虚、湿浊内阻，治以益气养阴、利湿泄浊。

处方：生地 12g　　炙龟甲 12g　　女贞子 15g　　旱莲草 15g

生蒲黄 9g　　蝉花 15g　　　紫苏 22g　　　党参 30g

丹参 30g　　荠菜花 30g　　丹皮 12g　　　生薏苡仁 30g

薏仁根 30g

服药 14 剂后，患者自述症状减轻，胃肠道无明显不适，守方治疗 2 周后，患者症情平复，查尿常规已基本正常，血生化示：血清肌酐 142μmol/L。血尿素氮 8.6mmol/L，嘱其随时复诊，每月服六七剂中药以延缓病情进展，至今无明显不适。

（《陈以平教授巧用蝉花经验》）

【诠解】　蝉花是我国传统的名贵中药材，是一些蝉的土栖若虫受到蝉拟青霉等真菌寄生的产物。《本草图经》曾有记载："今蜀中有一种蝉，其蜕壳上有一角，如花冠状，谓之蝉花。西人有资至都下者，医工云入药最奇。"其性味甘寒无毒，《证类本草》记载"蝉花能解痉、散风热"，《本草纲目》中亦记载"蝉花可治疗惊痫瘛疭，夜啼心悸，功同蝉蜕"。沪上名医陈以平，自 20 世纪 80 年代即发表以冬虫夏草治疗慢性肾功能衰竭的文章，虽经冬虫夏草治疗可取得良效，但考虑虫草价格之昂贵与天然药源之稀少，经过博览群书，精勤实践，终于发现了应用蝉花作为虫草的代用品治疗慢性肾功能衰竭，具有降低血、尿肌酐，提高内生肌酐清除率，改善血清蛋白含量，减少尿蛋白的排出等功能。对早、中期慢性肾功能不全患者疗效确切。并经进一步研究证实：蝉花对肾间质小管病变有较好疗效，能保护肾小管细胞 Na^+-K^+ ATP 酶，减轻细胞溶酶体和细胞脂质过氧化损伤，改善肾血流动力学，减轻内皮细胞的损伤和血液凝固性。蝉花与冬虫夏草同属真菌，两者只是寄主不同，其多糖成分及虫草酸含量相近。根据现代药理研究，蝉花含有肝糖、虫草酸、多种必需氨基酸、D-甘露醇及多种生物碱等有效物质，具有抗肿瘤和调节免疫的作用。方中用到荠菜花，为十字花科植物荠菜的花序，全国各地均有分布和栽培，性味甘凉，归大肠经，有凉血止血、清热利湿的功效。

其他肾系疾病

一、胡桃夹综合征

陈以平医案

（脉络瘀阻证）

顾某，女，6岁。

因尿频于外院查尿常规：红细胞（＋＋），白细胞 5～6 个/HP，蛋白（－）。外院予抗生素口服治疗后，多次复查尿常规白细胞消失，尿红细胞波动于（＋）～（＋＋）。以中药口服治疗 2 个月，疗效不显。于 2008 年 6 月 19 日转至陈以平教授门诊求治。患儿自发现镜下血尿以来，无尿痛，无腰痛，无浮肿，纳可，舌质淡红、苔薄黄，脉细数。就诊后复查尿常规：红细胞 171 个/ul，白细胞 6 个/ul，蛋白（－）。24 小时尿钙正常。尿相差红细胞形态检查示非肾性血尿。B 超提示：左肾静脉受压（左肾静脉受压比 1：5.4），左肾静脉直径最宽处血流速度 12.6cm/s。诊为胡桃夹性血尿。

中医辨证：尿血（脉络瘀阻）。

治则：活血化瘀，凉血通络。

处方：生地黄 12g　　穿山甲片 6g　　当归 12g　　赤芍 12g

　　　生蒲黄 9g　　　川芎 6g　　　　生黄芪 15g　　葛根 15g

　　　白茅根 30g　　牡丹皮 6g　　　黄芩 6g

3 个月后复查尿常规：红细胞 56 个/ul，白细胞 5 个/ul，蛋白（－）。B 超示：左肾静脉受压（左肾静脉受压比 1.2：4.3），左肾静脉直径最宽处血流速度

16.6cm/s。继以前方加减服用 3 个月，于 2009 年 2 月复查 B 超示：左肾静脉受压比 1.6：3.6，左肾静脉直径最宽处血流速度 24.3cm/s。

（《陈以平从瘀论治胡桃夹性儿童血尿经验》）

【诠解】 血尿是儿童常见的泌尿系统症状，其病因复杂繁多。近年来，随着诊断技术的发展，胡桃夹现象引起的儿童血尿的发病率呈逐年上升趋势，成为儿童血尿较为常见的病因。关于本病的治疗，西医目前除极少数重症者予手术治疗外，尚无特殊治疗方法。中医治疗儿童血尿一直是一种较具特色且疗效显著的方法。著名肾病专家陈以平教授在多年的临床经验中从瘀论治胡桃夹性儿童血尿，均取得了满意疗效。

二、前列腺炎

张镜人医案

（脾肾亏虚证）

周某某，男，50 岁。

初诊日期：1998 年 5 月 5 日。

主诉：肉眼血尿约 1 周。

病史：上月下旬自感神疲乏力，腰酸。4 月 29 日出现肉眼血尿，无疼痛。尿常规：红细胞（+++）。B 超检查及前列腺液检查提示：前列腺炎，精囊炎。经西医抗感染治疗后，尿血减轻，尿常规：红细胞（+）。口苦，下肢无力。舌脉：舌淡红、苔黄腻，脉细弦。

西医诊断：前列腺炎，精囊炎。

中医诊断：尿血。

辨证：脾肾两虚，湿热下注，络脉损伤。

治则：健脾化湿，佐以益肾清热。

处方：炒白术 10g　　陈佩梗 10g　　生熟米仁各 12g　　炒黄芩 10g

　　　　连翘 10g　　　银花藤 30g　　怀牛膝 10g　　　　荠菜花 30g

贯众炭 10g	川萆薢 10g	生草梢 3g	乌蔹莓 30g
桑寄生 15g	炒川断 15g	蛇舌草 30g	炒陈皮 5g
香谷芽 12g			

水煎服，1 日 1 剂，早晚分服。14 剂。

二诊：1998 年 5 月 24 日。2 周来未见血尿，尿常规（－），腰酸，下肢乏力略见减轻。脉细弦，舌根黄腻、舌淡红。药证相符，继守前法。

处方：炒白术 10g	陈佩梗 10g	生熟米仁各 12g	炒黄芩 10g
连翘 10g	银花藤 30g	荠菜花 30g	乌蔹莓 30g
贯众炭 10g	生草梢 3g	川萆薢 10g	怀牛膝 10g
仙鹤草 30g	炒川断 15g	桑寄生 15g	白花蛇舌草 30g
白茅根 30g	香谷芽 12g		

14 剂，水煎服。

三诊：1998 年 6 月 5 日。诸症均平，精神已振，腰酸已除，胃纳已增，尿检无异常。脉细弦，舌根薄黄腻、舌淡红。诸症已除，守上法以资巩固。

处方：炒白术 10g	陈佩梗 10g	生熟米仁各 30g	连翘 10g
银花藤 30g	荠菜花 30g	乌蔹莓 30g	贯众炭 10g
生草梢 30g	川萆薢 10g	怀牛膝 10g	仙鹤草 30g
炒川断 15g	炒杜仲 15g	白茅根 30g	白花蛇舌草 30g
香谷芽 12g			

14 剂，水煎服。

随访：痊愈，2 年后随访未见血尿。

（《国医大师临床经验实录·张镜人》）

【诠解】 患者脾肾不足，脾运失健，湿热内蕴下注，下焦脉络受损，故当健脾化湿、益肾清热，佐以按络止血之品。尿中带血，不可见血止血，应以清热止血，或化瘀止血，或统摄止血，详辨其因，随症进退才有可能达到比较满意的效果。

三、运动性蛋白尿

赵绍琴医案

（湿热下注证）

臧某，女，25岁。

初诊：近3个月来，经常发现小便混浊，排尿时并无异常感觉。经尿常规化验，蛋白（＋＋＋＋）。后多次验尿，发现晨尿蛋白阴性，日间常为强阳性。经某医院检查，怀疑为运动性蛋白尿，嘱其卧床休息，避免体力活动。行之月余，愈感疲乏无力，验尿蛋白仍为（＋＋＋＋）。诊脉濡滑且数，舌红苔黄且腻，夜寐梦多。热在血分，先用清化方法。并嘱其每日运动锻炼，散步为主，不可依赖卧床。

处方：荆芥6g　　　　防风6g　　　　白芷6g　　　　独活6g

生地榆10g　　炒槐花10g　　丹参10g　　　茜草10g

茅芦根各10g　大黄1g　　　　焦三仙各10g

7剂，水煎服。

二诊：昨日尿常规检验结果：蛋白（＋），白细胞0～2个。每日早晚坚持散步2小时，自觉体力增加。脉仍弦滑，舌红苔白，继用前法进退。

处方：荆芥6g　　　　防风6g　　　　苏叶6g　　　　独活6g

生地榆10g　　炒槐花10g　　丹参10g　　　赤芍10g

茅芦根各10g　焦三仙各10g　水红花子10g　大黄1g

7剂，水煎服。

四诊：药后尿蛋白转阴，活动后也未出现阳性。脉细濡滑，舌红苔薄，仍用前法加减。饮食禁忌与运动锻炼仍须坚持，不可半途而废。

处方：荆芥6g　　　　防风6g　　　　苏叶10g　　　白芷6g

生地榆10g　　炒槐花10g　　丹参10g　　　茜草10g

赤芍10g　　　茅芦根各10g　大黄1g　　　　焦三仙各10g

水红花子10g

7 剂，水煎服。

后以上方加减治疗 3 个月，尿蛋白始终保持阴性。遂停药观察，未见复发。

（《内科疾病名家验案评析·赵绍琴》）

【诠解】 赵老所治臧某案为一例运动性蛋白尿，本病的特点是稍有活动就会出现大量的蛋白尿，而在安静状态下没有蛋白尿出现。按照西医的观点，本病应尽量避免体力活动，卧床静养。但本例患者月余的静养后并未好转，运动后蛋白尿同前，且愈感疲乏无力。根据中医的基本理论，世界是恒动的，人体也是恒动的，生命在于运动，赵老要求患者坚持散步，以促进周身气血的流通，改善肾脏的血液循环，提高机体自身的免疫力，临床证明取得了满意的疗效，很值得我们借鉴。

四、直立性蛋白尿

路志正医案

（水饮内停证）

薛某，14 岁。来我院就诊前月余发现蛋白尿，在儿童医院、友谊医院诊治多次，前后共化验尿 20 余次：晨起或上午尿蛋白（﹣）、（＋）、（±）或（＋），下午（﹣）、（＋）、（＋＋）、（＋＋＋）。除 NPN 偏高（50mg/100ml）外，余皆正常（BP、A/G、ESR 等）。儿童医院诊断为直立性蛋白尿。其主要症状为：头晕，目眩，腰酸，腿软，少腹坠胀，日渐消瘦，咽部常充血、微痛，胃中有停水，叩之空空然，二便尚调，舌质红、苔薄腻，脉沉滑。脉症合参，初步考虑为水饮停聚于中，清阳不升，故头晕目眩；湿热阻滞于下，气机不利，故少腹坠胀；素盛今瘦，亦为水饮内停之证，腰酸腿软则为下元不足之候。祛邪为当务之急，扶正应从缓议。治宜温中化饮以靖中州，渗湿清热而廓下元，用苓桂术甘汤调其中，猪苓、萆薢、六一散治其下，佐以佛手、乌药疏利中下二焦气机。原以为立法处方考虑尚周进药之后当有良验，未料复诊时，患者胃中停水虽减，而脘腹胀痛又增，且手足发热（过去亦常有之），舌红少苔，脉转弦滑。晨起尿蛋白（﹣），当日尿化验蛋白（＋）。余暗忖之，《金匮要略》谓"病痰饮者，当以温药和之"，初诊处方并无不当，何故致此？思之再三，恍然而悟，患者原有咽红一症，此为独处藏奸，早有郁热内伏，故投以温药，水饮得消，而余邪却旋即化热，酿成湿热搏结之候。四肢为诸阳之本，湿热蕴蒸于外则手足发热。阻滞于中则气机痞塞，故胃脘胀痛。法当辛开苦降、清热化湿，遂仿半夏泻心汤意，减去人参、大枣、干姜等温补辛热之品，药用竹茹、半夏、黄芩、黄连、芦根、甘草开痞启塞、清化湿热，佐以败酱草、甘松行气活血，消胀止痛。

药进 3 剂，脘腹痞满胀痛及手足发热均减，但胃脘仍感不适，口渴喜饮，咽红微痛，当日尿化验蛋白已转（－）。因上焦余热未清，故于芩、连、半夏、败酱草、甘草基本方中加入青果、牛蒡子以清肃上焦、利咽止痛，佐以佛手理气和胃。药后咽痛即瘥，口渴亦减，惟饭后胃脘仍感痞塞胀痛，眠差梦多，脉沉弦滑。胃宜降则和，乃于上方中减去青果、牛蒡子、黄连，加入杏仁、枇杷叶、谷麦芽以降气和胃，加北沙参、麦冬养阴益胃，兼以清心。鉴于患者在奔波劳累之后，尿蛋白又增至（＋＋），尿少色黄，腰酸不适，少腹微胀，晨起眼胞微肿，下唇殷红，舌质红，苔中、根部薄腻，脉沉细数，下元虚惫之象渐露，湿热尚待清利，因用北沙参、麦冬、旱莲草、女贞、干地黄、芡实养阴益肾以固下元，并佐土茯苓、败酱草、萆薢、白茅根以清利湿热，尿蛋白迅速转为弱阳性。其后以上方为基础，脘闷不适则加辛开苦降之品，疲乏倦怠则增健脾益气之味，最后以养阴益肾、理气和脾之剂而收功，历 3 个月，诸恙悉平。患者即使打球运动、参加劳动，尿蛋白也始终保持在极微量。

（《内科疾病名家验案评析·路志正》）

【诠解】 中医学的基本理论即整体观念与辨证论治，本案的诊治过程充分地体现了这两点。本证以下元不足为本，水饮内停为标，治疗采用"急则治其标"，从中焦论治，兼顾下焦，待中焦湿热得以清化，转入清肃上焦余热，上中二焦渐得廓清后，则专顾下焦，攻补兼施，最后以平补之剂，养胃益肾，获得满意疗效。另外，本案中初投温中化饮之剂而致湿热搏结，后细察脉症，发现有咽红一症，故改以辛开苦降、清热化湿，而获良效，教育我们当审脉症，不可忽略每一症。

五、白血病继发膜性肾病

陈以平医案
（湿热内蕴证）

叶某，女，24岁。2006年11月16日初诊。

主诉：尿检异常2年，双下肢浮肿3个月。

现病史：患者于2004年3月因急性淋巴细胞白血病在上海长征医院行异基因造血干细胞移植，白血病缓解后发现蛋白尿，肾穿刺诊为非典型膜性肾病（考虑与白血病骨髓移植相关），予甲强龙、他克莫司、普乐可复等治疗。患者尿蛋白波动在2.16g，逐渐停用免疫抑制剂，激素也减到维持量，泼尼松10mg，每日1次口服。刻下：双下肢浮肿，满月脸，面部痤疮；舌质稍红、舌苔薄白腻，脉弦滑。尿常规：蛋白（＋＋＋），潜血（＋）。24小时尿蛋白定量1.98g，血白蛋白49g/L。

西医诊断：慢性移植物抗宿主病，慢性肾小球肾炎。

中医诊断：水肿。

辨证：脾气虚弱，湿热内蕴。

治则：健脾利湿，益气活血。

处方：白花蛇舌草30g　苍术15g　　白术15g　　猪苓30g

　　　茯苓30g　　　苡仁30g　　黄芪30g　　当归15g

　　　党参30g　　　丹参30g　　石斛15g

续服泼尼松10mg，每日1次口服。

二诊：2007年1月31日。24小时尿蛋白定量仍为2.68g，查患者有慢性咽炎病史，经常反复发作，近日再发上呼吸道感染伴咽痛明显，考虑尿蛋白增多与咽炎有关。证属风热上犯，治当佐以清热宣肺。

处方：龟甲12g　　生地12g　　女贞子12g　　旱莲草20g

　　　生蒲黄10g　　苍术15g　　白术15g　　猪苓30g

茯苓 30g	苡仁 30g	米根 30g	山药 30g
党参 30g	丹参 30g	挂金灯 12g	西青果 12g
玄参 12g			

日1剂，水煎取汁300 ml，分早晚2次温服。泼尼松减为5mg，每日1次口服。

三诊：2007年4月19日。24小时尿蛋白定量仍为0.73g，咽炎好转，泼尼松减为5mg，隔日1次口服。

处方：上方去挂金灯、西青果续服。

四诊：2007年6月21日。24小时尿蛋白定量0.33g，患者复发热咽痛，尿蛋白未见增高。

处方：上方加野菊花、西青果、玄参。

五诊：2008年2月14日。24小时尿蛋白定量先后两次查分别为0.35g、0.45g。患者下半年一直在服用上方，自觉症状良好。目前停用泼尼松口服，予膏方加减调理应用。

（《陈以平教授治疗继发性膜性肾病经验》）

【诠解】 急性白血病是造血干细胞的恶性克隆性疾病，发病时骨髓中异常的原始细胞及幼稚细胞大量增殖并抑制正常造血，广泛浸润肝、脾、淋巴结。表现为贫血、出血、感染和浸润等征象。异体骨髓移植是临床上治疗急性白血病的一种有效手段，随着骨髓移植的发展，约有50%人类白细胞抗原（HLA）完全相合的异基因骨髓移植患者发生慢性移植物抗宿主病（cGVHD）。cGVHD常发生在骨髓移植后100天之后，临床表现为系统性疾病，多脏器受累，类似于自身免疫性疾病，常累及皮肤、口、眼、肝脏、上呼吸道等处。由cGVHD所致肾损害由Hiesse于1988年首先报道至今国外报道仅16例，国内仅报道2例，其病理损害以膜性肾病多见。陈教授治疗白血病骨髓移植后继发膜性肾病一贯遵循灵活加减、随证治之的原则，在辨治过程中常常注意治疗其可控性因素，即在治疗白血病骨髓移植后继发膜性肾病的基础上擅长发现其相关可能导致疾病复发或加重的因素，往往得到意想不到的结果。

本例在肾穿刺活检后考虑白血病骨髓移植后继发膜性肾病，在治疗过程中曾应用多种免疫抑制治疗无明显效果。陈教授后来追问患者病史其有多年咽炎病史，遂在应用健脾利湿、益气活血的基础上加用清热解毒利咽的药物，咽炎缓解后病情也渐渐趋于稳定。陈教授认为，慢性肾脏疾病发展的过程中，在不同阶段可出现各种不同的临床表现，及时捕捉与疾病发展密切相关的信息是治疗疾病的关键。陈教授根据不同病情、不同阶段，常常采取不同的治疗方法。本例患者表现一方面正气已亏，另一方面余邪未净。陈教授投方健脾利湿、益气活血固本以鼓舞正气，同时予清热解毒利咽兼清余邪，补清兼施，补而不涩，补中有泻，泻不伤正。后期对于病情相对稳定者，只要临床辨证以正虚为主，邪气渐微者，也常常以膏方，攻补兼施，效果也颇佳，而病至终末期肾衰竭，正气虽虚而邪毒内盛者，则不宜服用膏方，以免助邪留寇。

六、皮肌炎肾损害

祝谌予医案
（肾虚血燥证）

庞某，女性，29 岁，工人。1979 年 4 月 20 日初诊。

主诉：下肢水肿、蛋白尿 2 月余。

患者于 1970 年因居处潮湿发现四肢水肿，步履不稳，继之全身暴露处皮肤紫红肿痛，脱皮、脱发、尿肌酸、肌酐增高确诊为皮肌炎。几年来经皮质激素治疗，皮损恢复，病情好转，但遗有面部及上肢肌肉轻度萎缩。1978 年 10 月结婚。婚后妊娠 4 月，出现下肢水肿，尿液混浊，镜检尿蛋白：（＋＋）～（＋＋＋），白细胞 5～10 个，红细胞满视野。经本院皮肤科、妇产科、内科会诊，认为皮肌炎系结缔组织病，且又并发急性肾小球肾炎，劝其终止妊娠，被患者拒绝，寻中医治疗。

初诊：腰酸膝软，小便混浊，甚至黄赤。下肢可凹性水肿，乏力纳差，晨起恶心，偶或呕吐。尿蛋白：（＋＋＋），红细胞大量。现服泼尼松 5mg/d。舌边红、苔薄黄，脉弦滑。

辨证：肾虚血燥，水湿内停，内热灼络，络伤血溢。

治则：益肾滋阴，利水清热，凉血止血。

处方：方宗六味地黄汤合四生丸加减。

生地 10g	山药 10g	五味子 10g	丹皮 10g
泽泻 10g	茯苓 20g	生荷叶 10g	生艾叶 10g
生侧柏叶 10g	川断 10g	菟丝子 15g	生黄芪 25g

每日 1 剂，水煎服。

二诊：进药 14 剂，腰酸膝软明显减轻，尿色转清，镜检尿蛋白（＋）。白细胞 1～7 个，红细胞大量，但晨起泛恶、呕吐加重，此脾肾两亏，妊娠恶阻，改投补益脾肾、和胃安胎为治。

处方：黄芩 10g	白术 10g	竹茹 10g	陈皮 10g
白扁豆 30g	生地 10g	山药 10g	五味子 10g
丹皮 10g	泽泻 10g	茯苓 15g	生黄芪 15g

每日 1 剂，水煎服。

以上方为主加减化裁。补肾则加川断、桑寄生、菟丝子；利尿则加防己、生苡仁；止血则加四生丸。共治疗 2 个月左右，患者泛恶呕吐已除，腰酸水肿消失，激素停用，尿检正常，至当年 10 月，足月顺产一女婴之，母女均平安。

（《祝谌予验案精选》）

【诠解】　皮肌炎系自身免疫性结缔组织疾病之一。据文献报道，结缔组织疾病并有心肾损害而妊娠者，应视为治疗性流产的适应证，因为妊娠可使皮肌炎病情加重，尤其在合并心肾损害时，常可因其引起妊娠中毒症或心衰而危及孕妇和胎儿的生命。本案为皮肌炎合并妊娠肾炎，水肿明显，尿镜检有大量蛋白和红细胞，且又服用皮质激素，证情复杂，预后堪虞，治疗棘手。祝老从辨证论治的角度，紧紧抓住病者脾肾亏损、胃气不和、血热妄行之病机，始终以益肾健脾、和胃安胎、凉血止血为原则，用生地、川断、桑寄生、菟丝子、山药、五味子滋补肾阴；生黄芪、白术、茯苓、白扁豆健脾益气；生薏苡仁、泽泻、防己利水消肿；丹皮、黄芩、生荷叶、生艾叶、生侧柏凉血清热止血；陈皮、竹茹和胃止呕。方药虽似平淡无奇，然收效出人意料之外，说明中医疗效之好坏，并不取于药贵方奇，关键是辨证准确，用药灵活。

七、肾积水

郑玉清医案
（脾肾阳虚证）

王某，女，55岁，工人。1989年12月19日就诊。

主诉：渐进性腰痛近半年。

病史：近几年来经常腰痛，呈渐进性加重。1989年4月，因腰痛加剧，并伴小腹痛，口干苦，发热37.5～38C°，住进黑龙江中医学院附属医院治疗，住院期间连续检查3次B超，诊断为：右肾囊肿、左肾积水。经抗生素治疗月余，因未见显效而出院改服中药及外敷膏药治疗，症状有所缓解，腰痛减轻。10月因再次发热住入哈医大，经B超、肾脏摄影等项检查，确诊为左肾积水、右肾萎缩，功能丧失，并拟手术切除右肾，因考虑患者当时身体状态欠佳及本人不同意而出院。后虽经多处求医，症状仍渐加重，故于12月19日来余处求诊。检查：患者形体消瘦，面色晦暗。精神倦怠，舌质淡体胖、苔薄白，脉濡数。肾区叩痛，未扪及包块。尿常规示：蛋白（＋），白细胞：1～3个；B超检查示：右肾萎缩，左肾积水，皮质变薄。

诊断：腰痛（肾积水）。

辨证：脾肾阳虚、水泛为痰。

治则：温补脾肾，化气行水。

处方：

桂枝 25g	云苓 25g	白术 15g	甘草 15g
丹参 25g	桃仁 15g	肉桂 7g	香附 15g
白芍 25g	川断 15g	寄生 15g	黄芪 25g

6剂，1日1剂，水煎服。

二诊：1989年12月25日。服药后自觉身体较前轻松，腰痛减轻，尿常规恢复正常，效不更方，继服10剂。

三诊：1990 年 1 月 5 日。患者因日前着凉而感咽喉燥痛，腰痛略反复。舌淡边尖红，脉弦滑。

处方：双花 25g　　连翘 15g　　黄芩 15g　　桔梗 15g

牛蒡子 15g　　玄参 15g　　寸冬 15g　　桂枝 15g

云苓 25g　　白术 10g　　生甘草 15g

四诊：1990 年 1 月 11 日。患者咽喉燥痛感消失，仍感轻微腰痛，B 超检查示：有肾萎缩、左肾积水较前明显减少。更方以温补脾肾、化气行水兼活血。

处方：桂枝 15g　　白术 15g　　云苓 25g　　生甘草 15g

丹参 25g　　桃仁 15g　　红花 15g　　香附 25g

川断 15g　　当归 15g

五诊：1990 年 2 月 6 日。自觉症状基本消失，B 超检查：右肾萎缩，左肾正常。嘱患者避免过劳，改服肾气丸以巩固疗效。半年后追访，查 B 超：左肾正常，右肾萎缩。

（《内科疾病名家验案评析·郑玉清》）

【诠解】　本案为肾积水，乃由于脾肾阳虚、气血水湿痰浊停滞所致。故方用苓桂术甘汤加寄生、川断以温补脾肾，淡渗利湿，通阳化气，又因其积饮深伏于内，佐桃仁、丹参等活血之品以助行水，香附行气以助散水，诸药合用，以奏其效。治疗过程中患者曾外感风热，在给予清热解毒祛风之同时，仍不忘温阳化气行水，以治其本而愈。

八、特发性水肿

周仲瑛医案

（肾虚夹湿证）

陈某，女，42 岁。2004 年 8 月 5 日初诊。

双下肢浮肿 10 余年，多方诊治，排除肝病、肾病及心源性水肿可能，考虑为特发性水肿。近旬水肿加重，下肢重滞不适，腰酸手胀，晨起面浮，尿少，大便日行 2~3 次，近伴尿路感染，舌苔淡黄薄腻，脉细。

辨证：肾虚湿热，气血失调。

治则：行气活血，利水消肿，兼予清利下焦湿热。

处方：炒苍术 10g　　黄柏 10g　　生薏苡仁 15g　　汉防己 12g

　　　猪苓 15g　　　茯苓 15g　　泽兰 10g　　　泽泻 15g

　　　鸡血藤 15g　　路路通 10g　天仙藤 15g　　黑豆衣 10g

　　　地肤子 15g　　车前草 12g　苍耳草 15g　　大腹皮 10g

7 剂，每日 1 剂，常法煎服。

二诊：2004 年 8 月 12 日。下肢浮肿显减，但仍按有轻度凹陷，两腿重滞感缓解，晨起面微胀，大便正常，舌苔淡黄腻、舌质暗，脉细。药已中的，当击鼓再进，以 8 月 5 日方加冬瓜皮 15g、生黄芪 15g 以益气助水行，7 剂。

三诊：2004 年 8 月 19 日。近日来因行走过多，双下肢水肿又甚，按之凹陷，尿量尚可，大便正常，舌苔淡黄腻、舌质暗，脉细滑。劳力耗气，气虚水停，故水肿复甚，仍从行气活血、益气利湿法。

处方：炒苍术 10g　　生白术 15g　　黄柏 10g　　　汉防己 12g

　　　路路通 10g　　黑豆衣 10g　　大腹皮 10g　　泽兰 15g

　　　泽泻 15g　　　鸡血藤 15g　　天仙藤 15g　　楮实子 10g

　　　生黄芪 15g　　猪苓 15g　　　茯苓 15g　　　木瓜 10g

　　　生薏苡仁 15g

14 剂。

四诊：2004 年 9 月 2 日。双下肢浮肿仅剩痕迹，面部浮胀不显，晨起周身关节作响，尿量正常，大便偏烂。舌淡黄腻、舌质暗，脉细滑。再予益气化湿，调和气血。以 8 月 19 日方加油松节 15g、桑寄生 15g，7 剂以善后。

（《周仲瑛临证医案精选》）

【诠解】　人体约有 5% 的体液存留在组织间隙，当机体组织间隙有过多的液体积聚时则称为水肿。特发性水肿多发生于妇女，主要表现为身体下垂部位水肿，原因尚不清楚，一般认为是内分泌功能失调与直立体位的反应所致。中医认为，水不自行，赖气以行，水肿一证，是全身气化功能障碍的一种表现，气虚不能推动水液流通和输布，气滞则津液同行不利，均可停而为水肿。《景岳全书·

水肿》云："肿胀之病，原有内外之分。验之病情，则惟在气水二字以尽之。故凡治此证者，不在气分，则在水分，能辨此二者而知其虚实，无余蕴矣。病在气分，则当以治气为主；病在水分，则当以治水为主。然水气本为同类，故治水者，当兼理气，以水行气亦行也。此中之妙，难以尽言。"周老进一步指出，水与血亦相互倚行，互化互生，水病可致血瘀，血瘀可加重水肿，故古人有"血不利则病水"之说。因此，对于妇女特发性水肿的治疗，除温阳化气、利水渗湿外，要注意补气、行气、活血药物的运用，正如《丹溪心法·水肿》中所云："水肿因脾虚不能制水，水渍妄行，当以参、术补脾，使脾气得实，则自健运，自能升降运动其枢机，则水自行。"

是案以泽兰、泽泻、猪苓、茯苓淡渗利湿，路路通利水消肿。天仙藤配汉防己、黑豆衣、大腹皮、楮实子、地肤子、冬瓜皮以行气利水；其中天仙藤理气行滞，且和血通络利水。汉防己药力迅猛，善走下行，能清湿热、宣壅滞、通经脉、利二便，为行气利水之主药；以鸡血藤补血活血，利水消肿。继以黄芪、白术补气，气旺则推动有力，能助水行；因伴有尿感，故佐以苍术、薏苡仁、黄柏，取三妙丸清利下焦湿热。诸药合用，共奏行气活血、益气利湿之功。

本案中用了一味含有马兜铃酸成分的药物——天仙藤，当前研究肾毒性，发现马兜铃酸具有肾毒性，长期连续服用含马兜铃酸的中成药可能导致肾衰竭。然我们在临床上发现其用于治疗不明原因水肿确有良效，非他药所能取代，宋代《妇人大全良方》中亦载有"天仙藤散"主治"气滞肿胀"所致"子肿"。周老训诫曰：有故无损，毒药治病古即有之，运用得当砒霜亦可生人，关键是辨证要准确、用量要有度，如是自可趋利避害，助医者克制顽痼矣。

九、乙肝相关肾炎

陈以平医案

（肝肾亏虚证）

王某，女，28 岁。初诊日期：2006 年 4 月 25 日。

主诉：体检发现蛋白尿 5 年。

现病史：患者 5 年前体检时发现蛋白尿，因无明显自觉不适症状，故未予重视。此后多次尿检均提示蛋白尿，遂于 2003 年 1 月至天津某医院求治，查 24 小时尿蛋白定量＜1.0g，乙型肝炎病毒检测提示"大三阳"。予肾组织活检，病理检查提示：乙型肝炎病毒相关性肾炎（膜性肾病）。遂以干扰素加中药汤剂治疗，治疗期间尿蛋白（＋）～（＋＋）。2005 年 8 月患者产后 2 月复查尿常规示尿蛋白（＋＋）～（＋＋＋），肾功能始终正常。继续在当地服中药汤剂治疗，疗效不显，转而求治于陈以平教授。就诊时，患者诉泡沫尿，口苦口黏，时伴恶心感，疲劳明显，久立后腰部及双下肢酸楚，夜寐多梦，无明显浮肿；舌体偏瘦、质偏红，舌边有瘀斑，苔薄黄微腻，脉细弦。尿常规：蛋白（＋＋），未见红细胞；24 小时尿蛋白定量 1.34g，血清白蛋白 44.3g/L；肝功能正常。

西医诊断：乙型肝炎病毒相关性肾炎（膜性肾病）。

中医诊断：膏淋。

中医辨证：肝肾不足，湿热瘀毒稽留。

治则：清热化湿，佐以益气健脾滋肾。

处方：苍白术各 12g　　怀山药 20g　　薏苡仁 30g　　薏苡仁根 30g
　　　鸡骨草 30g　　　大枣 15g　　　麦芽 30g　　　当归 15g
　　　党参 30g　　　　丹参 30g　　　郁金 15g　　　茵陈 15g
　　　黄芪 30g　　　　藤梨根 30g　　猪苓 12g　　　茯苓 12g
　　　女贞子 12g　　　旱莲草 20g　　生地黄 10g

另服活血通脉胶囊（主要药物为水蛭）、百奥胶囊（主要成分为白芍总苷）。

二诊：2006 年 5 月 30 日。患者服药 1 个月，自觉口苦口黏症状较服药前有所改善，恶心感已除，仍有疲劳感，久站后腰部酸痛；舌质偏红、舌边有瘀斑、苔薄白微腻，脉细。查尿常规：蛋白（＋＋），红细胞（－）；24 小时尿蛋白定量 1.081g。患者症状及实验室检查指标均较服药前有好转。

处方：效不更方，以上方加狗脊、桑寄生补益肝肾，继续调治。

三诊：2006 年 7 月 4 日。药后口苦已除，腰部酸痛减轻，但久立后腰部仍有不适感，余症平；舌质略红、舌边瘀斑较前略淡、苔薄白，脉细。查尿常规：蛋白（＋＋），红细胞（－）；24 小时尿蛋白定量 0.884g。患者服药后尿中蛋白持续下降，症情平稳，故仍守方续治。

此后患者在当地医院续服上方 1 年，每 1～2 个月复查 24 小时尿蛋白定量，其值逐步下降（0.884g→0.612g→0.428g→0.235g→0.246g），至 2007 年 6 月 16 日复诊时 24 小时尿蛋白定量 0.3g，并诉大便时溏薄，劳累后稍感腰酸，舌质淡、苔薄。湿热之邪已除，脾肾之气尚虚，上方去清热利湿之郁金、茵陈，去益肾养阴之女贞子、旱莲草、生地黄，加金樱子 30g，配合方中山药、薏苡仁补脾肾而固摄，继续调治。2007 年 10 月 22 日复诊，患者无特殊不适，查尿常规：蛋白（－），红细胞（－）；24 小时尿蛋白定量 0.071g。

（《陈以平辨治乙型肝炎病毒相关性肾炎脉案 1 则》）

【诠解】 陈以平教授认为，乙肝病毒感染乃湿热之邪稽留。湿为有形之邪，阻碍气机运行。肝失疏泄，三焦、脾肾升降失常，脾不升清而精微下注，肾不固摄而精微外泄，故见尿中蛋白漏出。肝气郁结，气滞血瘀，故见舌边有瘀斑。长期蛋白尿漏出，必损精血，肝血既亏，其疏泄通达之事又何以济？于是，子病及母，肾气不能固摄，终成顽固性蛋白尿。由此可见，乙型肝炎病毒相关性肾炎初期以湿热邪毒壅阻三焦气机之标实证为主，而在疾病发展变化过程中，气滞血瘀又是必然的结果。邪毒日久不去，耗气伤阴，则终致肝脾肾的虚损。可知本病实邪与正虚并存，虚实夹杂，病位主要在肝、肾、脾。

本案患者既往有乙肝病毒感染，值体健而正气不虚，故有感而未病，为 HBV 携带者，虽一时无临床表现，但一俟正气亏虚则为害。患者妊娠生产后，气血亏虚未复，正气不足，故乙肝病毒乘虚而入；乙肝邪毒伏于血分，留而不去，则形成瘀毒，湿热瘀毒互结，下注于肾，损及肾络，肾失封藏而导致蛋白尿。口苦、口黏、苔薄黄微腻，均为湿热内蕴之象。湿为阴邪，最易损伤人体阳气，热为阳邪，耗液伤津，故邪毒日久不去，耗气伤阴，则终致肝肾亏损。鉴于以上病机，陈以平教授提出乙型肝炎病毒相关性肾炎治疗的 3 个原则。

1. 在治疗肾病之前，必须先进行抗乙肝病毒的治疗，用清肝利胆、清化湿热的药物尤为重要。初诊方中郁金、茵陈、藤梨根、鸡骨草清肝泄热护阴，水蛭活血化瘀，俾湿热毒瘀既去则气机得以调畅。

2. 肝为刚脏，肝体阴而用阳，非柔不克，不宜戕伐太过，此为治疗肝病的重要原则。肝以血为体，养血即养肝之体，敛阴即以柔肝。当归，性辛温，归肝、心、脾经。《景岳全书·大集本草正》云："当归，其味甘而重，故专能补血，其气轻而辛，故又能行血，补中有动，行中有补，诚血中之气药，亦血中之圣药也。大约佐之以补则补，故能养营养血，补气生精……佐之以攻则通，故能祛痛通便、利筋骨，治拘挛、瘫痪、燥、涩等证。"丹参，性微寒，归心、肝经，功能活血祛瘀、养血安神。然其活血之功有余，补血之力不足。以当归伍丹参，则活血养血之功均胜。白芍药，味酸，性微寒，归肝、脾经，功能补血、和血敛阴、柔肝缓急。《本草正义》曰："白芍……益脾阴而摄纳至阴耗散之气，养肝阴而柔刚木桀骜之威，与行气之药，直折肝家悍气者，截然两途，此泻肝与柔肝之辨。"

3. "见肝之病，知肝传脾"，故必先实脾，此为陈以平教授治疗本病的第 3 个原则，可予白术、茯苓、山药、薏苡仁、大枣及麦芽健脾以助化湿，脾健则水谷精微得化，以补精血之不足；"有形之血不能速生，速当补气"，故党参、黄芪在所必用。

以上随症选药组方，共奏荣肝敛阴、燮理气血、固摄尿蛋白之功。二诊见患者服药后口苦口黏逐渐消除，黄腻苔转为薄白微腻苔，提示湿热之邪渐化，热邪已去而湿邪留恋，正气尚未充实，故加入狗脊、桑寄生补益肝肾，祛风除湿。《本草经疏》云："狗脊苦能燥湿，甘能益血，温能养气，是补而能走之药也。"《本草经疏》云："桑寄生味苦甘，其气平和，不寒不热……药性能益血，兼能除湿。"调治 1 年以后，患者再次复诊时，湿热之象基本消除，脾肾之气尚亏虚。对于湿热之邪，古贤云："法当清凉，然到十分之六七，即不可过于寒凉……湿热一去，阳亦衰微也。"湿为阴邪，易伤人体阳气，用寒凉药物使湿热之邪去十之六七，不可过用寒凉，防阳衰微。故予上方去清热利湿之郁金、茵陈。《本经逢原》云："女贞，性禀纯阴，味偏寒滑，脾胃虚人服之，往往减食作泻。"旱莲草味苦、性凉，《得配本草》言其"胃弱便溏、肾气虚寒者禁用"。生地黄味苦、性寒，《医学入门》云其"中寒有癖、易泄者禁"。故去方中寒凉之女贞子、旱莲草、生地黄，以防损伤脾胃之气。方中加入金樱子，《本草经疏》云"金樱子气温，味酸涩，入三经而收敛虚脱之气"。方中配合山药、薏苡仁补脾肾而固摄，继续调治，以收全功。